海城苏氏正骨

——苏继承骨伤特色经验撷粹

苏纪权 李 鑫 苏长庚 **主 编**

全国百佳图书出版单位

中国中医药出版社

·北 京·

图书在版编目（CIP）数据

海城苏氏正骨：苏继承骨伤特色经验撷粹 / 苏纪权，李鑫，苏长庚主编 . —
北京：中国中医药出版社，2023.12
ISBN 978-7-5132-8343-4

Ⅰ . ①海… Ⅱ . ①苏… ②李… ③苏… Ⅲ . ①正骨疗法—中医临床—经验—
中国—现代 Ⅳ . ① R274.2

中国国家版本馆 CIP 数据核字（2023）第 163998 号

中国中医药出版社出版

北京经济技术开发区科创十三街 31 号院二区 8 号楼
邮政编码　100176
传真　010－64405721
北京盛通印刷股份有限公司印刷
各地新华书店经销

开本 710×1000　1/16　印张 13.25　彩插 1　字数 264 千字
2023 年 12 月第 1 版　2023 年 12 月第 1 次印刷
书号　ISBN 978－7－5132－8343－4

定价　78.00 元
网址　www.cptcm.com

服 务 热 线　010－64405510
购 书 热 线　010－89535836
维 权 打 假　010－64405753

微信服务号　zgzyycbs
微商城网址　https://kdt.im/LIdUGr
官 方 微 博　http://e.weibo.com/cptcm
天猫旗舰店网址　https://zgzyycbs.tmall.com

如有印装质量问题请与本社出版部联系（010－64405510）

海城苏氏正骨

——苏继承骨伤特色经验撷粹

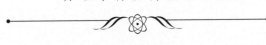

编委会

主　审：苏继承

主　编：苏纪权　李　鑫　苏长庚

副主编：苏久辉　高　博　李　义　于嘉隆　郑大伟

编　委：苏纪武　苏纪权　苏久辉　苏长庚　苏　悦　苏名扬

李　鑫　吴　强　钟　声　高　博　李　义　肖　健

于嘉隆　郑大伟　雷　丽　吴坤鸿　刘学刚　程海龙

艾新法　杨志超　梁　君　王孝勇　金利强　马文韬

苑真毓　苑井宽　王俊峰　张　雷

编委会办公室：李　鑫　肖　健　梁　君　高　博

主编简介

苏纪权，苏氏正骨第三代传承人，博士后，教授，主任中医师。早年师从其父亲苏玉新先生系统学习苏氏正骨手法，继承家学。2001年，硕士毕业于长春中医药大学，中医骨伤专业；2007年，博士毕业于吉林大学，外科学方向；2011年，博士后毕业于中国中医科学院，中西医结合领域；现为辽宁中医药大学、天津中医药大学硕士研究生指导教师。发表学术论文多篇，科研著作多部，获得多项殊荣。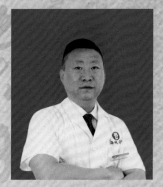

2001年，研制"骨盆骨折槽形固定器"，获得鞍山市科技进步奖二等奖。

2004年，"关节镜结合外固定器治疗胫骨平台骨折临床研究"获得鞍山市科技进步奖一等奖。

2009年，"复方海牡颗粒研究开发"获得鞍山市科技进步奖。

2011年，"骨性关节炎关节软骨细胞修复紊乱及鹿茸多肽对软骨细胞的保护作用研究"获吉林省科技进步奖三等奖。

2011年，"髋关节置换术后早期感染的诊断和治疗"获得中国中西医结合学会骨科微创专业一等奖。

2015年，任世界中医药学会联合会骨伤科专业委员会常务理事。

2016年，师从国医大师刘柏龄教授，为天池伤科第六代传承人。

2016年，任辽宁省康复学会第三届脊柱脊髓专业委员会委员。

2017年，"脊柱畸形矫正方法及手术指征选择新研究"获吉林省科技技术奖一等奖。

2018年，任中国民间中医医药研究开发协会苏氏正骨分会副会长。

2019年，任辽宁省中医药学会流派传承专业委员会副主任委员。

2020年，任中国中医药研究促进会骨伤科分会脊柱专委会副主任委员。

2022年，"基于固本逐瘀中医药防治膝骨性关节炎的诊疗体系构建与应用研究"获得中华中医药学会科技进步奖三等奖。

2022年，任中国民族医药学会非物质文化遗产常务理事。

2023年，"补肾通督治疗腰椎间盘突出症中医药干预方法及规范化治疗方案研究"获得吉林省科技进步奖二等奖。

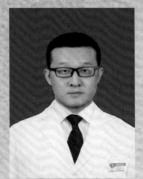

　　李鑫，男，中医副主任医师，博士学历，国家级非物质文化遗产海城苏氏正骨第四代传承人，师承苏氏正骨第三代传人苏继承教授（国家级传承人）。发表SCI论文1篇，核心期刊论文4篇，国家级期刊论文4篇，发表专利1项，担任副主编编写专著2部。

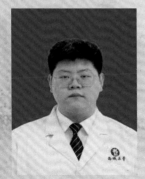

　　苏长庚，男，医师，硕士学历，国家级非物质文化遗产海城苏氏正骨第四代传承人。早年跟随其祖父苏氏正骨第二代传承人苏玉新先生学习苏氏正骨传统技法，后师承其伯父苏继承教授（国家级传承人），传承苏氏正骨的精髓，传承精华，守正创新；编写专著2部。

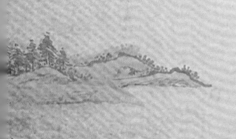

辽宁海城苏氏正骨是中医学骨伤科中的一朵奇葩。苏氏伤科，传承有序，有着近百年的历史，经历三代人的辛苦努力，攻坚克难，从一个小小的相良正骨诊所，发展成为如今的三级甲等中医专科骨伤病医院。"海城苏氏正骨"被评为国家级非物质文化遗产，誉满辽南，辐射东三省，享誉全国。

我与苏继承教授相识多年，其间曾多次前往海城市正骨医院进行业务交流，对"海城苏氏正骨"手摸心会、分神复位的技艺，有着更深刻的了解，中医正骨事业在这里得到延续和发展壮大。在这里传统的夹板固定技艺得以广泛应用，民族医药事业的精髓得以延续，这是难能可贵的。在这里现代的骨科微创技术与中医药相结合，汇通中西，兼容有序，紧扣时代脉搏，以精湛医术更好地服务民生。

海城市正骨医院作为长春中医药大学的第四教学附属医院、长白山天池伤科流派的工作站，以及长春中医药大学国医大师刘柏龄先生的传承工作室，一直承担着我校针灸专业、骨伤专业学生的课间实习、毕业实训的教学工作，对推进天池伤科通经调脏技艺的发展，以及发展刘老"肾主骨"的学术思想做出了卓越的贡献。

《海城苏氏正骨——苏继承骨伤特色经验撷粹》，是苏继承先生在继承父辈宝贵经验的基础上，结合自己四十余年的临床心得体会，整理而成。此书取苏氏特色手法及伤科治疗精粹熔冶于一炉，骨正、筋柔、气血通、功能康，四部层次分明，前后相因，内外用药，各有法度，诚骨伤疾病治疗之大法也，诚取法至高之境，成一家之言，开独创之域也。此书即将付梓之际，特表祝贺，并欣然作序。

长春中医药大学校长、教授、博士生导师

2023 年 1 月于长春

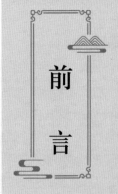

前　言

　　为了更好地贯彻国家对名老中医学术思想的抢救及发掘工作，以及加强对国家级非遗项目"海城苏氏正骨"的进一步保护，我院组织撰写了《海城苏氏正骨——苏继承骨伤特色经验撷粹》，本书与《海城正骨——苏玉新学术思想与临床》一书一脉相承，对苏氏正骨的学术思想体系在继承上有所发展，传承上有所创新。

　　海城苏氏正骨传承近百年，其总体学术思想可概括为"精""气""神""血"。苏继承教授在继承家学的基础上结合自己四十多年的临床心得体悟，在"精""气""神"的思想指导下，临床更加强调气血辨证关系，使"精""气""神""血"辨证体系更加合理化、规范化。以此体系在临床中指导骨正、筋柔、气血通、功能康四个治疗体系，使得临床治疗纲举目张、脉络清晰，有的放矢。

　　本书在编撰上更加注重思想体系的一脉相承性，以及继承上的创新。比如骨正部分：着重介绍了苏氏特有的微创整复技术，以点带面，精益求精。在筋柔部分：着重强调十二经筋在骨伤中用之以柔，经筋维系关节，主司运动，深入挖掘筋的内涵，同时也应用针刀技术结合微创技术松解粘连。在气血通部分：着重气血辨证，以通为用，以通法驭诸法，内外用药，着重介绍了以中药汤剂治疗骨痹病以及骨折迁延愈合的病例，其临床用药，师古不泥古，重剂起沉疴，其黄芪用法，值得我辈学习体会。同时着重介绍了苏氏正骨病根穴埋线治疗神经根型颈椎病、腰椎间盘突出症等特色疗法。功能康部分：着重介绍了苏氏肢体功能康复的标准，以及头颈式、肩肘式、腰背式、髋膝式四部练功法，以助患者肢体功能的恢复。本书第五章着重介绍了苏继承教授的临床中药配伍规律，本章内容如能结合书中案例，细细品味，颇有拨云见日之感。

　　《海城苏氏正骨——苏继承骨伤特色经验撷粹》一书的出版，不仅仅是总结苏继承先生行医四十年的心得体悟，更是苏氏正骨流派传承及学术经验发扬光大的象征。

编　者

2023 年 1 月 29 日

◀ **医家介绍** ▶

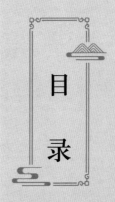

◀ **上篇　学术传承与理论基础** ▶

目录

第一章　精、气、神、血理论基础 007

第一节　精 007

一、精的概述 007

二、精的生成 008

三、精的功能 009

第二节　气 011

一、气的概述 011

二、气的生成 017

三、气的功能 019

第三节　神 024

一、神的概述 024

二、中医学的神 025

第四节　血 026

一、血的概述 026

二、血的生成 027

三、血的循行 028

四、血的生理功能 030

第二章　苏氏正骨对精、气、神、血的认识 031

海
城
苏
氏
正
骨
——
苏
继
承
骨
伤
特
色
经
验
撷
粹

第三章　骨正 037

　第一节　苏氏正骨特色手法复位技术 038

　　一、举臂摇肩法 038

　　二、直拉上提法 038

　　三、抖牵法 039

　　四、抖牵旋按法 040

　　五、内翻捺正法 040

　　六、外翻捺正法 041

　　七、拔伸旋转合拢法 041

　　八、经皮撬拨复位技术 042

　　九、牵引斜扳按压法 049

　　十、膝顶旋腰复位法 050

　第二节　微创骨科的理念 051

　　一、穿针外固定疗法的应用 051

　　二、穿针外固定疗法的评价 054

　　三、苏氏正骨与孟氏疗法的完美结合 057

　　四、微创骨科观念和实用技术 061

　第三节　微创技术的应用 064

　　一、锁骨骨折 064

　　二、小儿肱骨外科颈骨折 065

　　三、儿童肱骨髁上骨折 068

　　四、尺桡骨骨折（儿童孟氏骨折）................071

　　五、桡骨远端骨折 073

　　六、股骨颈骨折 076

　　七、股骨粗隆骨折 079

　　八、股骨干多段骨折 080

　　九、胫骨平台骨折 083

十、胫腓骨骨折 085

十一、踝关节骨折 088

第四章 筋柔 091

第一节 经筋原止，用之以柔 091

一、十二经脉 091

二、十二经筋 094

三、用之以柔 102

第二节 辨证伤筋，论治使柔 106

一、中西医学对筋的认识 106

二、筋伤的病因 110

三、筋伤的病机 113

四、筋伤的分类 114

第三节 推拿理筋，功能为柔 116

推拿理筋法 116

第四节 针刀解筋，气血调柔 125

一、针刀概论 125

二、针刀的临床治疗 130

第五章 气血通 142

第一节 通驭八法，以通为用 142

一、"通"与"通法"的关系 142

二、八法以通为用 143

第二节 痹证折伤，内治使通 148

一、痹证概论 148

二、痹证的论治 149

三、骨折筋伤，论治使通 157

第三节 酒醴膏丹，外治亦通 161

一、医与酒的渊源 161

二、折骨伤筋的药与酒 162

三、苏氏正骨与酒 165

四、膏丹散剂，外治以通痹 167

第四节 吐故纳新，三焦畅通 168

目

录

　　一、苏氏吐纳功法 ……………………………………… 168

　　二、苏氏导引术 ………………………………………… 170

　　三、指导患者吐纳训练 ………………………………… 171

　第五节　穴位埋线，阴阳调通 …………………………… 172

　　一、埋线疗法概述 ……………………………………… 172

　　二、埋线疗法的治疗原理 ……………………………… 173

　　三、埋线疗法的治疗作用 ……………………………… 175

　　四、埋线的常规要求及注意事项 ……………………… 176

　　五、埋线操作技巧 ……………………………………… 176

　　六、埋线的禁忌证 ……………………………………… 177

　　七、埋线后的几点要求 ………………………………… 177

　　八、埋线治疗颈腰椎疾病 ……………………………… 177

第六章　功能康 …………………………………………… 181

　第一节　功能康的理论基础 ……………………………… 181

　　一、精、气、神、血的辨证统一性 …………………… 181

　　二、整体与局部的协调统一性 ………………………… 183

　第二节　功能康复的标准 ………………………………… 183

　　一、"力能通心"断愈合 ……………………………… 183

　　二、肢体康复的判断标准 ……………………………… 183

　第三节　苏氏特色功能锻炼法 …………………………… 184

　　一、头颈式 ……………………………………………… 184

　　二、肩肘式 ……………………………………………… 184

　　三、腰背式 ……………………………………………… 185

　　四、髋膝式 ……………………………………………… 186

第七章　苏继承临床常用药对 …………………………… 187

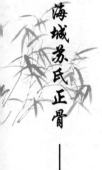

海城苏氏正骨——苏继承骨伤特色经验撷粹

◀ **海城苏氏正骨编写专家简介** ▶

◀ **后　记** ▶

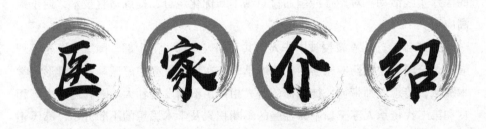

医家介绍

苏继承出身于中医世家，自幼秉承家学，随祖父苏相良先生及父亲苏玉新先生学习正骨医术，年少时受祖辈的熏陶，耳闻目睹骨伤患者的痛苦及康复后的喜悦，他幼小心灵深处埋下了将来要继承祖业的信念，立志做一名治病救人的好医生。年少时熟记背诵《正骨心法要诀》《仙授理伤续断秘方》《汤头歌诀》，熟读《神农本草经》《黄帝内经》，为自己的医学之路夯实了理论基础。从医四十余年，理论与实践相结合，验之于临床，精益求精。四十余年间，业精于勤，孜孜不倦。

苏氏正骨传承至今近百年，已四代。第一代创始人苏相良老先生在长期的骨折筋伤病的治疗过程中，初步形成了正骨四法，即"分神复位法""刚柔固定法""内外用药法""自然练功法"。苏玉新老先生作为第二代的传承人，将"精""气""神"人身三宝作为苏氏正骨四法的思想体系，使苏氏正骨理论日臻完备。

苏继承教授，在继承父辈理论经验的基础上，勤学博采，锐意进取，先后承担并完成国家中医药管理局国家级课题"可调性单臂外固定器治疗桡骨远端骨折临床研究""老年股骨颈骨折优化组合诊疗技术整理与研究"等多部课题。

1991年，带顶骨针复位器治疗胫腓骨不稳定骨折技术，获得辽宁省科技进步奖三等奖。

1992年，由苏继承教授参与整理完成的"苏氏正骨法"被卫生部列为"十年百项成果推广计划"之一。

经过不断完善，海城苏氏正骨现已成为我国较有影响的骨伤流派，是辽宁省传统医药非物质文化遗产。苏氏正骨法在解除患者疾苦、减轻国家和家属负担方面具有重要的作用，具有良好的社会效益。该项研究成果将在同行中具有示范作用，有利于弘扬中医药文化，促进中医骨伤科事业的发展。为了更好的传承，我们总结了诊疗技术和学术思想的理论体系，深入细致地开展海城苏氏正骨挖掘整理工作，保护知识产权（国家工商总局商标局已授权），制定5年保护计划，全面梳理流派发展脉络和历史沿革，以及传承情况，将所获资料进行归类、整理、存档。抓好人才培养和保护基地建设，指导临床医生和医学生的医疗实践活动。对诊疗经验通过总结不断优化组合，提炼适宜技术，便于提高应用。

2000年，苏继承教授被中华人民共和国人事部、卫生部、国家中医药管理局授予全国老中医药专家学术经验继承人。在传承过程中海城苏氏正骨形成学术流派，传承以师带徒，徒传徒，薪火相传，不断发展壮大。随着创始人苏相良和第二代传承人苏玉新临床经验的不断积累及学术思想的不断升华，苏氏正骨的学术思想和临床技能不断发扬光大，有所创新和发展。在苏氏正骨四法学术思想的指导下总结出来的手法，如膝顶旋腰法治疗腰椎间盘突出症、旋腰叩棘法治疗腰椎后关节紊乱症和两臂夹挤法治疗股骨干骨折、骨不连等独特手法，在临床中取得满意的疗效，使很多患者扔掉拐杖，走向新的生活。

2001年，苏继承教授荣获全国"五一劳动奖章"。

2002年，苏继承教授任职院长期间，积极推进医院现代化管理进程，在全院实行微机化管理，开展ISO 9000国际质量认证体系，并坚持持续改进，以人为本，任人为贤，大胆启用中青年业务骨干，锐意进取，团结党委成员，关心职工，做好知识分子工作，为医务人员施展才能搭建舞台。同时，做好党委和工会工作，加强党组织建设。作为民营企业家积极为政府分忧，为群众解愁，做好社会公益事业，积极响应政府各项号召，贯彻执行党的方针政策，为我院全体党员起到示范作用。积极培养骨伤科人才，承担长春中医药大学、辽宁中医药大学毕业生的实习工作及各地人员的进修。

同年，苏继承教授任医院科协主席后带领科技工作者开展"讲""比"活动，推动技术进步，大力开展科普工作，开展海城苏氏正骨手法业务考核，提高临床医师传统正骨手法学习，开展中医药饮片、汤药在临床的应用，对骨折术后患者的骨折愈合延缓、不愈合及预防术后关节粘连诊疗进行了更加深入的研究。

2003年，苏继承教授带领科研团队，攻坚克难，研制了骨盆骨折槽型固定器，该项成果获得了全国医药卫生优秀成果一等奖。

2006年，成功组建国家中医药管理局二级生物力学实验室，对揭示手法整复、骨科复位固定器，以及中医药治疗骨关节损伤及力学、生物学作用机理大胆改革创新，与中国中医科学院骨伤科研究所共同开发研制"步态分析仪"。指导下级医师开展科技攻关，指导科研和论文撰写，指导实习生、进修医师完成后期教学任务。整理挖掘骨伤科的整复、固定手法、传统用药、功能训练等实用诊疗技术，并不断加以优化，使之成为适宜技术，指导本院和基层医院、专科医院开展骨伤科治疗与康复。学习苏玉新中西医结合微创理念治疗骨伤科疾病的经验，不断完善并加以传承，积极寻求一种疗效肯定、治疗系统化、人文、绿色的治疗方法。

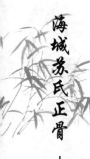

海城苏氏正骨——苏继承骨伤特色经验撷粹

2007 年，"中医中药中国行"大型科普宣传活动，传承祖国中医国粹，传播中医文化，营造我省中医药发展的良好社会环境，代表辽宁省中医机构参加了国家中医药管理局举办的"中国中医药展"，我院的老年骨折病重点专科被中华中医药学会骨伤分会评为"骨伤科名科"。以苏氏正骨法治疗股骨干多段骨折课题被列为辽宁省科技厅课题。苏继承作为苏氏正骨第三代传人，"海城苏氏正骨"被列为鞍山市非物质文化遗产；"苏玉新诊疗技术、学术思想传承研究"被列为海城市科技局重点科研项目；并主编了《现代骨伤流派名家——苏氏正骨苏玉新》《实用骨伤科系列丛书——骨科康复技术》。参编了《骨伤科微创技术案例评析》学术专著等。

2008 年，我院成功举办"正骨大师苏玉新从医四十五年学术研讨会"，中国医学科学院北京协和医院骨科主任邱贵兴院士等专家学者 400 余人来院，肯定了苏玉新老院长在医院发展建设过程中所做出的无可比拟的贡献；也肯定了"海城苏氏正骨"作为现代骨伤流派，在我国中西医结合骨伤科事业中所起的重要作用。

2012 年，骨折复位器疗法治疗体系及临床应用研究，获得了北京市科学技术奖二等奖。

2014 年，在苏继承院长的努力下，中医正骨疗法"海城苏氏正骨"被中华人民共和国文化部列为国家级非物质文化遗产。

同年成立了长白山通经调脏二级工作站，与天池伤科流派开展业务交流。加强了与长春中医药大学的深度合作，成为长春中医药大学临床教学医院。

2015 年，海城市首个全国基层名老中医药专家传承工作室建设项目（全国基层名中医传承工作室），在医院揭牌启动。工作室以医院为依托单位，投入相应的人员、经费、设施，继承、研究、推广名老中医药专家的学术观点和临床经验，并为基层医疗机构培养高质量的青年中医药人才。

2016 年，建成老中医专家临床经验资料库，资料类型丰富，包含老中医专家医案、处方、学习笔记、读书临床心得、论文等原始资料，并具有较高的学术价值。

2016 年，苏继承参编全国中医药行业高等教育"十三五"创新教材《微创骨科学》。

2016 年，苏继承教授拜国医大师刘柏龄教授为师，成为天池伤科流派第六代传承人。并作为国家中医药管理局天池伤科流派传承工作室二级工作站主要负责人。

2017 年 12 月，海城市正骨医院成立国医大师刘柏龄海城工作室，成为传承工作室常设机构。

2018 年 5 月 16 日，《中国文化报》刊载文化和旅游部关于公布第五批国家级非物质文化遗产代表性项目代表性传承人的通知：中医正骨疗法（海城苏氏正骨）流派代表人苏继承是国家级非物质文化遗产项目"海城苏氏正骨"代表性传承人。同年成为国家中医药管理局重点专科建设学术带头人；全国基层名老中医药专家。

通过建立苏继承基层名老中医药专家传承工作室，整理、继承、推广名老中医药专家学术观点和临床经验，探索名老中医药专家学术经验传承及推广的有效方法和创新模式，培养一批高层次的中医药人才，促进中医药事业的发展。传承工作室先后取得省市级以上科研成果 3 项，其中"超膝关节多功能外固定架""踝关节骨折外固定架""三维立体角度定位器"等项目获得国家实用新型专利授权。全国基层名老中医药专家苏继承定期指导乡镇医生进行病例讨论，组织传承工作室成员进行教学查房。重点对年轻医生进行苏氏正骨技术培训，典型病例整理，收集完善资料。

2020 年，接到辽宁省中医药管理局中医药综合处关于《辽宁省中医药管理局关于遴选辽宁省辽派中医学术经验和技能活态传承项目的通知》。在苏继承教授领导下组建辽派中医活态传承项目"海城苏氏正骨"项目工作组，确定项目负责人：苏继承教授，制定项目组计划，填报"辽派中医"活态传承创新项目申报书。

2021 年 6 月，辽宁省中医药管理局批准医院开展"辽派中医学术经验和技能活态传承"项目及"辽宁省名中医传承工作室"项目建设。规范与制定流派优势病种的诊疗。

苏继承教授推进中医药的继承、创新和传统医学、现代医学协同发展，弘扬中医药文化，加强技术队伍建设，充分发挥中医药的医疗保健作用。他牢固树立科教兴院的办院思想，鼓励扶持学科带头人，开展学术研究和引进新技术、新疗法，组织开展脊柱外科、关节镜外科、手、显微外科和人工关节置换术等。持续收集整理名老中医学术思想、临床经验，并进行系统研究，建立高效的传承方法和个体化诊疗体系，使医院学术水平居于省内领先地位。传承祖国中医国粹，传播中医文化，营造我省中医药发展的良好社会环境，努力为人民群众提供中医药服务，为创建和谐中医卫生事业做出更大贡献。

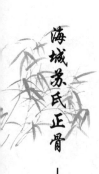

海城苏氏正骨——苏继承骨伤特色经验撷粹

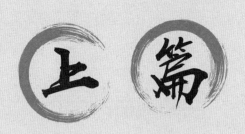

学术传承与理论基础

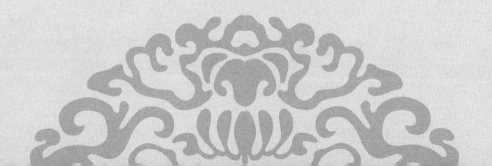

第一章 精、气、神、血理论基础

"海城苏氏正骨"作为国家级非物质文化遗产之一，传承至今近百年，苏继承教授作为苏氏正骨的第三代传人，除全面继承祖辈"精""气""神"的正骨思想理论外，还发展了气血辨证，使得苏氏正骨理论体系日臻完善。本章将全面系统地介绍其"精""气""神""血"理论。

第一节 精

一、精的概述

中医学精气血津液学说中精的概念，滥觞于中国古代哲学气一元论中的"精气说"。

在中国古代哲学思想发展史上，气的概念演变过程中，《老子》论道时曾说"其中有精，其精甚真"，但未加说明。《易传》则明确地将"气"范畴的含义规定为"精气"，提出"精气为物"的思想，认为精气是构成天地万物和人类的细微原始物质，"一阴一阳"是精气运动变化的根本规律，也是"精气"化生的天地万物和人的生命运动变化的根本规律。"一阴一阳之谓道"（《易·系辞上》）。"咸，感也。柔上而刚下，二气感应以相与，止而悦，男下女，是以亨利贞，取女吉也。天地感而万物化生。圣人感人心而天下和平。观其所感，而天地万物之情可见矣"（《周易·咸·象》）。阴阳二气交感相与，精气方能化生万物，万物才能发展变化。"天地氤氲，万物化醇。男女构精，万物化生"（《易·系辞下》）。《管子》在《易传》"精气为物"思想的基础上，提出"精气说"，明确指出"一气能变曰精"（《管子·心术下》），"精也者，气之精者也"，"下生五谷，上为列星。流行于天地之间，谓之鬼神。藏于胸中，谓之圣人。是故民气，杲乎如登于天，杳乎如入于渊，淖乎如在于海，卒乎如在于己"（《管子·内业》）。以《管子》的心术、内业篇为代表的精气说，认为精气是最细微而能变化的气，是最细微的物质存在，是世界的本原，是生命的来源，也是圣人智慧的来源。《庄子》把精解为细微之义，属于有形之列。"夫精，小之微也"，"夫精粗者，期于有形者也"（《庄子·秋水》），也是把精气视为细微的物质存在。

《管子》精气学说中的精、精气与气一元论的"气"范畴的含义相同。精、精气即是气，是形成天地万物和人类的精微物质，是最细微的物质存在。精气说是一种接近原子论的唯物主义思想。

精在中医学上，其义有五。

（一）泛指构成人体和维持生命活动的基本物质

"夫精者，身之本也"（《素问·金匮真言论》）。"人生系命于精"（《类经》）。精包括先天之精和后天之精。禀受于父母，充实于水谷之精，而归藏于肾者，谓之先天之精；由饮食物化生的精，称为水谷之精。水谷之精输布到五脏六腑等组织器官，便称为五脏六腑之精。泛指之精又称为广义之精。

（二）指生殖之精

生殖之精，即先天之精。系禀受于父母，与生俱来，为生育繁殖，构成人体的原始物质。"两神相搏，合而成形，常先身生，是谓精"（《灵枢·决气》）。

（三）指脏腑之精

脏腑之精，即后天之精。其来源于摄入的饮食物，通过脾胃的腐熟运化而化为精微，并转输到五脏六腑，故称"五脏六腑之精气"（《灵枢·大惑》）。

（四）指精、血、津、液的统称

"精有四：曰精也，曰血也，曰津也，曰液也"（《读医随笔·气血精神论》）。实为生命物质气、血、精、津、液的概称。

（五）指人体正气

"邪气盛则实，精气夺则虚"（《素问·通评虚实论》）。"邪气有微甚，故邪盛则实；正气有强弱，故精夺则虚。"（《类经》）

总之，在中医学的精气血津液学说中，精或称精气是一种有形的、多是液态的精微物质。其基本含义有广义和狭义之分。广义的精，泛指构成人体和维持生命活动的精微物质，包括精、血、津、液在内。狭义的精，指肾藏之精，即生殖之精，是促进人体生长、发育和生殖功能的基本物质。

二、精的生成

人之精根源于先天而充养于后天，"人之始生，本乎精血之原；人之既生，由乎水谷之养。非精血，无以立形体之基；非水谷，无以成形体之壮"（《景岳全书·脾胃》）。从精的来源言，则有先天与后天之分。

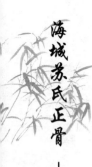
海城苏氏正骨——苏继承骨伤特色经验撷粹

（一）先天之精

人之始生，秉精血以成，借阴阳而赋命。父主阳施，犹天雨露；母主阴受，若地资生。男女媾精，胎孕乃成。"一月为胞胎，精气凝也；二月为胎形，始成胚也"（《颅囟经》），即所谓"人始生，先成精"（《灵枢·经脉》），"精合而形始成，此形即精也，精即形也"（《景岳全书·小儿补肾论》）。父母生殖之精结合，形成胚胎之时，便转化为胚胎自身之精，此即禀受于父母以构成脏腑组织的原始生命物质。"胎成之后，阳精之凝，尤仗阴气护养。故胎婴在腹，与母同呼吸，共安危"（《幼幼集成》）。胚胎形成之后，直至胎儿发育成熟，胎在胞中，全赖气血育养。胞中气血为母体摄取的水谷之精而化生。因此，先天之精，实际上包括原始生命物质，以及从母体所获得的各种营养物质，主要秘藏于肾。

（二）后天之精

胎儿月足离怀，出生之后，赖母乳以长气血，生精神，益智慧。"妇人乳汁乃冲任气血所化"（《景岳全书·妇人规》）。脾胃为水谷之海，气血之父。"水谷之精气为营，悍气为卫，营卫丰盈，灌溉诸脏。为人身充皮毛、肥腠理者，气也；润皮肤、美颜色者，血也。所以水谷素强者无病"（《幼幼集成》）。"以人之禀赋言，则先天强厚者多寿，先天薄弱者多夭。后天培养者，寿者更寿；后天斫削者，夭者更夭"（《景岳全书·传忠录》）。脾胃为人生后天之根本，人之既生，赖水谷精微以养，脾胃强健，"饮食增则津液旺，自能充血生精也"。脾胃运化水谷之精微，输布到五脏六腑而成为五脏六腑之精，以维持脏腑的生理活动。其盛者藏于肾中，"肾者主水，受五脏六腑之精而藏之，是精藏于肾，非精生于肾也。譬诸钱粮，虽储库中，然非库中出，须补脾胃化源"（《杏轩医案》）。"肾者，主蛰，封藏之本，精之处也"（《素问·六节藏象论》）。人体之精主要藏于肾中，虽有先天和后天之分，但"命门得先天之气也，脾胃得后天之气也。是以水谷之精本赖先天为之主，而精血又必赖后天为之资"（《景岳全书·脾胃》）。两者相互依存，相互促进，借以保持人体之精气充盈。

三、精的功能

精是构成人体和维持人体生命活动的精微物质，其生理功能如下。

（一）繁衍生殖

生殖之精与生俱来，为生命起源的原始物质，具有生殖以繁衍后代的作用。男子二八而天癸至，精气溢泻；女子二七而天癸至，月事应时而下。精盈而天癸至，则具有生殖能力。男女媾精，阴阳和调，胎孕方成，故能有子而繁衍后代。俟至老年，精气衰微，天癸竭而地道不通，则丧失了生殖繁衍能力。由此可见，精是繁衍后代的物质基础，肾精充足，则生殖能力强；肾精不足，就会影响生殖能力。故补肾填精是治疗不育、不孕等生殖功能低下的重要方法。

（二）生长发育

人之生始于精，由精而成形，精是胚胎形成和发育的物质基础。人出生之后，尤赖精的充养，才能维持正常的生长发育。随着精气由盛而衰的变化，人则从幼年而青年，由壮年而步入老年，呈现出生长壮老已的生命运动规律。所以说"人之血气精神者，所以奉生而周于性命者也"（《灵枢·本脏》）。这是补肾以治疗五软五迟等生长发育障碍和防治早衰的理论依据。

（三）生髓化血

肾藏精，精生髓，脑为髓海。故肾精充盛，则脑髓充足而肢体行动灵活，耳目聪敏，所谓"髓海有余，则轻劲多力"（《灵枢·海论》）。精盈髓充则脑自健，脑健则能生智慧，强意志，利耳目，轻身延年。故防治老年性痴呆多从补肾益髓入手。

"肾生骨髓"（《素问·阴阳应象大论》），髓居骨中，骨赖髓以养。肾精充足，则骨髓充满，骨骼因得髓之滋养而坚固有力，运动轻捷。齿为骨之余，牙齿亦赖肾精生髓而充养，肾精充足则牙齿坚固而有光泽。

精生髓，髓可化血，"人之初生，必从精始……血即精之属也，但精藏于肾，所蕴不多，而血富于冲，所至皆是"（《景岳全书·血证》）。精足则血充，故有精血同源之说。用血肉有情之品，补益精髓可以治疗血虚证。

（四）濡养脏腑

人以水谷为本，受水谷之精以生。饮食经脾胃消化吸收，转化为精。水谷精微不断地输布到五脏六腑等全身各组织器官之中，起着滋养作用，维持人体的正常生理活动。其剩余部分则归藏于肾，储以备用。肾中所藏之精，既贮藏，又输泄，如此生生不息。"肾者，主受五脏六腑之精而藏之，故五脏盛乃能泄，是精藏于肾而非生于肾也。五脏六腑之精，肾实藏而司其输泄，输泄以时，则五脏六腑之精相续不绝"（《怡堂散记》）。中医有"久病必穷肾"之说，故疾病末期常补益肾之阴精以治。

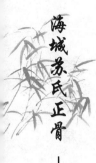

海城苏氏正骨——苏继承骨伤特色经验撷粹

第二节 气

一、气的概述

气在中国哲学史上是一个非常重要的范畴。寰宇茫茫，生物吐纳，有一种有形无形而存在的东西，中国古代哲学称之为气。气是中华民族独有的、普遍的范畴，既是客观存在的实体，又是主观的道德精神，是一个涵盖自然、社会、人生的范畴。在中国传统哲学中，气通常是指一种极细微的物质，是构成世界万物的本原。古代唯物主义哲学家认为"气"是世界的物质本原。东汉·王充谓："天地合气，万物自生。"（《论衡·自然》）北宋·张载认为："太虚不能无气，气不能不聚而为万物。"（《正蒙·太和》）而古代唯心主义哲学家则认为气是由世界的精神本原派生出来的。南宋·朱熹是宋代理学的集大成者，他提出以理为宇宙本体，以气为构成万物之材料的理本气末、理先气后说，认为："天地之间，理有气。理也者，形而上之道也，生物之本也；气也者，形而下之器也，生物之具也。"（《朱文公全集·卷五十八》）"未有天地之先，毕竟也只是理……有理便有气，流行发育万物。"（《朱子语类·卷二》）

《黄帝内经》继承和发展了先秦气一元论学说，并将其应用到医学中来，逐渐形成了中医学的气学理论。中医学的气学理论在中医学术思想中占有特殊重要的地位。说中医学的理论体系是建立在气学理论之上的，也并不为过。

中国古代哲学家在探讨宇宙本原和万物生成问题的时候，也论述了人的起源问题。中医学把先秦气论思想应用到医学中来，对气范围的含义作了多方面、多层次的规定和分析，形成了以生理之气为核心的气论思想，不仅促进了中医学理论体系的形成和发展，而且对中国传统哲学气范畴和气论思想的发展也做出了重要贡献。

人类是整个世界的特殊组成部分，是自然的产物。人与自然有着密切的关系。在中国哲学史上，周、秦以前称"天"或"天地"为自然，从《淮南子》始方有宇宙的观念，"往来古今谓之宙，四方上下谓之宇"（《淮南子·齐俗训》）。宇宙便是物质世界，便是自然界，宇宙观即世界观。天人关系问题是中国古代哲学特别是《黄帝内经》时代哲学领域激烈争论的重大问题之一。中医学从天地大宇宙、人身小宇宙的天人统一性出发，用气范畴论述了天地自然和生命的运动变化规律。因此，在中医学中，气的概念既有哲学含义，又有医学科学的含义。其内涵错综复杂，不可单一、片面地理解。

（一）气的哲学含义

气是一种肉眼难以相及的至精至微的物质。气和物是统一的。故曰："善言气者，必彰于物。"（《素问·气交变大论》）气是世界的本原，是构成宇宙的元初物质，是构成天地万物的最基本元素。"太虚寥廓，肇基化元，万物资始，五运终天，布气真灵，总统坤元，九星悬朗，七曜周旋，曰阴曰阳，曰柔曰刚，幽显既位，寒暑弛张，生生化化，品物咸章。"（《素问·天元纪大论》）《黄帝内经》称宇宙为太虚，在广阔无垠的宇宙虚空中，充满着无穷无尽具有生化能力的元气。元气（即具有本原意义之气）敷布宇宙，统摄大地，天道以资始，地道以资生。一切有形之体皆赖元气生化而生成。元气是宇宙的始基，是世界万物的渊源和归宿。气是构成宇宙的本始物质，气本为一，分为阴阳，气是阴阳二气的矛盾统一体。"清阳为天，浊阴为地。地气上为云，天气下为雨；雨出地气，云出天气。"（《素问·阴阳应象大论》）"天气"是自然界的清阳之气，"地气"是自然界的浊阴之气。阴气浊重，降而凝聚成为有形的物体，构成了五彩缤纷的大地；阳气清轻，升而化为无形的太虚，形成了苍莽的天宇。天地阴阳之气，上升下降，彼此交感而形成天地间的万事万物。"本乎天者，天之气也；本乎地者，地之气也。天地合气，六节分而万物化生矣。"（《素问·至真要大论》）总之，气是物质性的实体，是构成自然万物的最基本元素。

天地之气动而不息，运动是气的根本属性。气是具有动态功能的客观实体，气始终处于运动变化之中，或动静、聚散、或氤氲、清浊，或升降、屈伸，以运动变化作为自己存在的条件或形式。天地运动一气，毂万物而生。《黄帝内经》称气的运动为"变""化"，"物生谓之化，物极谓之变"（《素问·天元纪大论》），"物之生，从于化；物之极，由乎变。变化之相薄，成败之所由也"（《素问·六微旨大论》）。自然界一切事物的变化，不论是动植物的生育繁衍，还是无生命物体的生化聚散，天地万物的生成、发展和变更、凋亡，无不根源于气的运动。"气有胜复，胜复之作，有德有化，有用有变。"（《素问·六微旨大论》）气有胜复作用，即气本身具有克制与反克制的能力。气这种胜与复、克制与反克制的作用，是气自身运动的根源。气分阴阳，阴阳相错，而变由生。阴阳相错又称阴阳交错，阴阳交感，即阴阳的相互作用是气运动变化的根本原因。换言之，阴阳的对立统一是气运动变化的根源和宇宙的总规律，故曰："阴阳者，天地之道也，万物之纲纪，变化之父母，生杀之本始。"（《素问·阴阳应象大论》）气的阴阳对立统一运动，表现为天地上下、升降、出入、动静、聚散、清浊的相互交感，这是气运动的具体表现形式。《黄帝内经》以"升降出入"四字概之，故曰："气之升降，天地之更用也……升已而降，降者谓天；降已而升，升者谓地。天气下降，气流于地；地气上升，气腾于天。故高下相召，升降相因，而变作矣。"

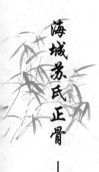

"出入废，则神机化灭；升降息，则气立而孤危。故非出入，则无以生、长、壮、老、已；非升降，则无以生、长、化、收、藏。"（《素问·六微旨大论》）

气是构成宇宙的物质基础，气聚而成形，散而为气。形和气是物质存在的基本形式，而形和气的相互转化则是物质运动的基本形式。物之生由乎化，化为气之化，即气化。形气之间的相互转化就是气化作用的具体表现。气生形，形归气，气聚则形生，气散则形亡。形之存亡由乎气之聚散。气充塞于太虚之中，一切有形之物的生成和变化乃至消亡，无不由于气的气化作用。所谓"气始而生化……气终而象变"（《素问·五常政大论》）。《黄帝内经》不仅在气化理论的基础上提出了气和形相互转化的思想，而且用阴阳学说阐明形气转化的根源。"阳化气，阴成形"（《素问·阴阳应象大论》），阳动而散则化气，阴静而凝则成形。阴阳动静的相互作用，是气化成形和形散为气两种方向相反的运动过程的根本原因。气至大无外，至细无内。大者，有形之物与太虚之气之间；小者，每一有形之物内部，都存在着形化为气和气化为形的气化作用。中医学的形气转化理论在中国古代哲学史上产生了深远的影响。

总之，在中医学中气的哲学含义：气是一种至精至微的物质，是构成宇宙和天地万物的最基本元素，运动是气的根本属性，气的胜复作用即气的阴阳对立统一，是物质世界运动变化的根源。气和形及其相互转化是物质世界存在和运动的基本形式。天地万物的发生、发展和变化，皆取决于气的气化作用。

（二）气的医学含义

中医学将这一气学理论应用到医学方面，认为人是天地自然的产物，人体也是由气构成的，人体是一个不断发生着形气转化的升降出入气化作用，运动着的有机体，并以此阐述了人体内部气化运动的规律。

中医学从气是宇宙的本原、是构成天地万物的最基本元素这一基本观点出发，认为气是构成人体的最基本物质，也是维持人体生命活动的最基本物质。生命的基本物质，除气之外，尚有血、津液、精等，但血、津液和精等均是由气所化生的。在这些物质中，"精、气、津、液、血、脉无非气之所化也"（《类经》）。所以说，气是构成人体和维持人体生命活动的最基本物质。

1. 气是构成人体的最基本物质 关于人的起源和本质，中医学认为人和万物一样，都是天地自然的产物。要探讨人的起源和本质，必须首先研究人在宇宙中生存的场所和与人关系最为密切的自然环境。"言人者求之气交。帝曰：何谓气交？岐伯曰：上下之位，气交之中，人之居也。"（《素问·六微旨大论》）气交是人生活的场所，是下降的天气和上升的地气相互交汇的地方。在这里，由于阴阳的运动变化，有四季之分、寒暑之别，既有天之六气的影响，又有地之五行生克的作用。人就是生活在这样的环境之中。

人既然生活在气交之中，就必须和宇宙万物一样，都是由气构成的，都是天地形气阴阳相感的产物，是物质自然界有规律地运动变化的结果。故曰："人以天地之气生，四时之法成……天地合气，命之曰人。"（《素问·宝命全形论》）但是，人能应四时而知万物，有高度发展的意识和思维，又是万物中最宝贵的，所以说："天复地载，万物悉备，莫贵于人。"（《素问·宝命全形论》）气是一种至精至微的物质，是构成自然万物的原始材料。人和自然万物一样，也是天地自然之气合乎规律的产物。因此，气也是构成人体生命的最基本物质。

精是生命的基础。中医学在强调气是构成人体的最基本物质，承认生命物质性的同时，又进一步指出生命是由精气直接形成的。精气先身而生，具有遗传特性。来源于父母的先天之精气相合，形成了原始的胚胎，转化为胚胎自身之精气，成为人体生长发育和繁衍后代的物质基础，新的生命活动——"神"就开始了。"人之始生，何气筑为基？何立而为楯？……以母为基，以父为楯，失神者死，得神者生也。"（《灵枢·天年》）这种"母基""父楯"的说法，简明而形象地说明了人的生命是由精气形成的，由胚胎而逐渐发育成形体。其具体过程为"人始生，先成精，精成而脑髓生，骨为干，脉为营，筋为刚，肉为墙，皮肤坚而毛发长，谷入于胃，脉道以通，血气乃行。"（《灵枢·经脉》）"血气已和，荣卫已通，五脏已成，神气舍心，魂魄毕具，乃成为人。"（《灵枢·天年》）男女天癸既充，精气溢泻，月事以时下，男女相合，两精和畅，胎孕乃成。父母之精合而成形，由胚胎而形成躯体的脑髓、骨骼、血脉、筋肉、皮肤、毛发、五脏六腑。随着人身形体的形成，新的生命活动也就开始了，人的生命功能亦随之产生了。

2. 气是维持人体生命活动的最基本物质 气化作用是生命活动的基本特征。人的生命功能来源于人的形体，人的形体又依靠摄取天地自然界的一定物质才能生存。生命活动是物质自然界的产物，人类必须同自然界进行物质交换，才能维持生命活动。"天食人以五气，地食人以五味。五气入鼻，藏于心肺，上使五色修明，音声能彰。五味入口，藏于肠胃，味有所藏，以养五气，气和而生，津液相成，神乃自生。"（《素问·六节藏象论》）气与味（味由气化生，味亦是气），即空气、水、食物经口鼻进入人体后，经过一系列的气化过程转化为机体各部分的生命物质（五脏六腑之精气）和生命功能。人体一方面依靠生命功能不断地摄取自然物质并使之转变为机体的组成部分，构成生命活动的物质基础；另一方面在发挥生命功能的过程中，又不断地消耗自己，产生废物，通过汗、尿、便等形式排出体外。故曰："鼻受天之气，口受地之味。其气所化，宗气、营、卫，分而为三。由是化津、化液、化精、化血，精复化气，以奉养生身。"（《景景室医稿杂存》）总之，人体通过五脏六腑呼吸清气，受纳水谷，将其变为人体生命活动需要的气血津液等各种生命物质，由经脉而运送至全身。新陈代谢后的废物和水液则通过汗、尿、便而排出体外。这一过程就是形气转化的气化作用过程，既有有形物质向气的转化，如饮食经脾胃的腐熟运化而为水谷精微，化为营卫之气；又有气向有形物质的转化，如营气在心肺的作用下化而为血液。形气相互转化的气化过程，包括了物质和能量的相互转化过程。

精神活动是在全部生命功能的基础上产生出来的更为高级的功能活动。中医学认为人的感觉、思维等精神情志活动，也是由物质机体所产生的一种气的活动。"五脏者，所以藏精神魂魄者也。"（《灵枢·卫气》）"人有五脏化五气，以生喜、怒、悲、忧、恐。"（《素问·阴阳应象大论》）感觉也是一种精神现象，形体感官和充盛的精气是产生视、听、嗅、味等感觉的物质基础。故曰："其血气皆上于面而走空窍，其精阳气上走于目而为睛，其别气走于耳而为听，其宗气上出于鼻而为臭，其浊气出于胃，走唇舌而为味。"（《灵枢·邪气脏腑病形》）由精气而构成人的形体，由形体而产生人的生命功能——神。神是人身形体的功能和功用。由此可见，五脏精气是精神情志活动的物质基础。

中医学按气—形—神的逻辑结构，论述了物质与运动、机体与功能和肉体与精神的关系，即形体物质与生命功能之间的关系，也就是形神关系。中医学认为气是世界的本原物质，气具有永恒运动的属性，故物质世界处于永恒运动变化之中。整个世界就是一个由气到形，由形到气，即形气转化的循环往复的无穷过程。人的生命活动也是如此。父母之精相合构成人的形体，精为生命物质——气的一种，"精乃气之子。"（《脾胃论·省言箴》）气化为精。"精者，身之本也。"（《素问·金匮真言论》）实即气为身之本。身即形体，气化为形，形以气充，气为形体之本，形为生命之根。"吾之所赖唯形耳，无形则无吾矣。"（《景岳全书·治形论》）天地是大生化之宇，人体为小生化之器。人的生命赖形体而存在，若形体散解，则生命活动也随之终止。故曰："器者生化之宇，器散则分之，生化息矣。"（《素问·六微旨大论》）气始终处于形气转化的气化作用之中，人体则是一个不断发生气化作用的机体，这种气化作用表现为人的生命功能。生命功能来源于人的形体，形体又赖天地自然的物质而生存。所以生命活动是物质自然界的产物，是天地之间的一种自然现象。中医学将自然界物质运动的变化规律、人体的一切生命活动和生理功能统称为神。就人的机体与生命功能而言，神则是对人体一切生命活动和生理功能（包括精神意识思维活动）的称谓。形与神俱，生命物质存在于机体之内，人的机体则显露出生命功能。精神意识思维活动是在全部生命功能的基础上产生出来的更为高级的功能活动，也是生命物质的产物，也是气的气化作用的表现。如是神根于形，形根于气，即功能源于形体，形体源于生命物质——气。中医学从形神关系方面进一步论证了气是人体生命的本原的基本观点。

人是自然界的产物，禀天地之气而生，依四时之法而成。天地阴阳五行之气内化于人体,构成了人体生理之气。生理之气是维持人体生命活动的物质基础,其运动变化也是人体生命的活动规律。人与天地相应,人体与自然界不仅共同受阴阳五行之气运动规律的制约,而且许多具体的运动规律也是相通应的。天地之气有阴阳之分,人体之气亦有阴阳之分,故曰:"人生有形,不离阴阳。"(《素问·宝命全形论》)"阴平阳秘,精神乃治","阴阳离决,精气乃绝。"(《素问·阴阳应象大论》)人体之气和自然之气的运动变化服从统一的规律,"人之常数"亦即"天之常数"(《素问·血气形志》)。"天地之大纪,人神之通应也。"(《素问·至真要大论》)

综上所述,气是真实存在而至精至微的生命物质,是生命活动的物质基础,负载着生命现象。人生所赖,唯气而已。"唯气以形成,气聚则形存,气散则形亡","气聚则生,气散则死。"(《医门法律》)所以说,气是构成人体和维持人体生命活动的最基本物质。诚然,中医学在论述人体的生命活动时,气这个概念常常同时具有生命物质和生理功能两种含义,但并不是认为除物质性的气之外,还存在一种非物质的纯功能之气。因为气是极为微细的物质,其形态之小,目力难以视及,至多能觉察其混沌的云雾状态(如水汽等)。只有通过它的运动,才能表现出气的存在。故曰:"善言气者,必彰于物。"(《素问·气交变大论》)人体任何生理功能都必须以一定方式存在的物质作基础,都不能脱离一定的物质结构。人体生命物质的气是通过人体脏腑组织的功能活动而表现出来的。换句话说,人体脏腑组织的生理功能就是生命物质的气的功能表现。由于中医学把人体当作一个运动着的行为过程来把握,主要是从功能方面来揭示脏腑经络的本质,主要是通过生理功能和病理现象来感知生命物质的存在。因此,中医学中的气不仅有生命物质的含义,而且常常有功能的含义。但这并不意味着,中医学的气可以既表物质,又表功能。

运动是物质的根本属性,"气为动静之主"(《医学六要》)。结构是基础,功能是表现。因此,在中医学中,气是物质与运动、结构与功能的辨证统一。其基本含义,在宇宙,则为构成世界万物的基本元素;在人体,则为构成人体和维持人体生命活动的最基本物质。中医学从哲学高度回答天地万物的本原时,则精、精气与气同义。从医学科学角度探讨生命物质的运动变化时,则精、精气与气虽有联系,同为构成人体和维持人体生命活动的基本物质,但其含义不尽相同。气与精、精气相比较而言,气是无形可征的(指气以散的运动形式存在时),肉眼所不能见的极微小的物质颗粒,言气必彰于物,只有通过生命运动现象,脏腑经络的生理功能才能把握气的存在及其运动变化。而精、精气则是有形的,多呈液态,肉眼可及的极微细的精微物质,也可以认为,精、精气是气以聚而成形,以运动形式存在的一种形态。气属阳,主动,贵运行有序而不乱;精、精气属阴,主静,贵宁谧秘藏而不妄泄。

二、气的生成

人体之气，就生命形成而论，"生之来谓之精"，有了精才能形成不断发生升降出入的气化作用的机体，则精在气先，气由精化。其中，先天之精可化为先天之气；后天之精所化之气与肺吸入的自然界的清气相合而为后天之气。先天之气与后天之气相合而为人体一身之气。

人体的气，源于禀受于父母的先天之精气和后天摄取的水谷精气与自然界的清气，通过肺、脾胃和肾等脏腑生理活动作用而生成。

（一）气的来源

构成和维持人体生命活动的气，其来源有二。

1. 先天之精气　这种精气先身而生，是生命的基本物质，禀受于父母，故称之为先天之精气。父母之精气相合，形成了胚胎。所谓"方其始生，赖母以为之基，坤道成物也；赖父以为之楯，阳气以为捍卫也"（《素问注证发微》）。先天之精是构成生命和形体的物质基础，精化为气，先天之精化为先天之气，形成有生命的机体，所以先天之气是人体之气的重要组成部分。

2. 后天之精气　后天之精气包括饮食物中的营养物质和存在于自然界的清气。因为这类精气是出生之后，从后天获得的，故称后天之精气。气由精化，后天之精化而为后天之气。

呼吸之清气，是通过人体本能的呼吸运动所吸入的自然界的新鲜空气，又称清气、天气、呼吸之气。"喉主天气"（《素问·太阴阳明论》），"天气通于肺"（《素问·阴阳应象大论》）。人体赖呼吸运动，使体内的气体在肺内不断交换，实行吐故纳新，参与人体气的生成。故曰："天食人以五气，五气入鼻，由喉而藏于心肺，以达五脏。"（《类经》）

水谷之精气，又称谷气、水谷精微，是饮食物中的营养物质，是人赖以生存的基本要素。胃为水谷之海，人摄取饮食物之后，经过胃的腐熟，脾的运化，将饮食物中的营养成分化生为能被人体利用的水谷精微，输布于全身，滋养脏腑，化生气血，成为人体生命活动的主要物质基础。故曰："人之所受气者谷也。"（《脾胃论·脾胃虚传变论》）"人以水谷为本，故人绝水谷则死。"（《素问·平人气象论》）如初生婴儿，一日不食则饥，七日不食则肠胃枯竭而死。可见人类一有此身，必资谷气入胃，洒陈于六腑，和调于五脏，以生气血，而人资之以为生。

人自有生以后，无非天地之为用。非水谷，无以成形体之壮；非呼吸，无以行脏腑之气。所以说："人一离腹时，便有此呼吸……平人绝谷，七日而死者，以水谷俱尽，脏腑无所充养受气也。然必待七日而死，未若呼吸绝而即死之速也。"（《医旨绪余·原呼吸》）

（二）生成过程

人体的气，从其本源看，是由先天之精气、水谷之精气和自然界的清气三者相结合而成的。气的生成有赖于全身各脏腑组织的综合作用，其中与肺、脾胃和肾等脏腑的关系尤为密切。

1. 肺为气之主 肺为体内外之气交换的场所，通过肺的呼吸吸入自然界的清气，呼出体内的浊气，实现体内外之气的交换。通过不断的呼浊吸清，保证了自然界的清气源源不断地进入体内，参与了人体新陈代谢的正常进行。

肺在气的生成过程中主要生成宗气。人体通过肺的呼吸运动，把自然界的清气吸入于肺，与脾所运化的水谷精气，在肺内结合而积于胸中的上气海（膻中），形成人体的宗气。"夫合先后（指先天之气和后天之气）而言，即大气之积于胸中，司呼吸，通内外，周流一身，顷刻无间之宗气者是也。"（《医宗金鉴·删补名医方论》）

宗气走息道以行呼吸，贯心脉而行气血，通达内外，周流一身，以维持脏腑组织的正常生理功能，从而又促进了全身之气的生成。

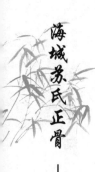

肺司呼吸，"吸之则满，呼之则虚，一呼一吸，消息自然，司清浊之运化"（《类经图翼·经络》）。宗气赖肺呼吸清气而生，待其生成之后，则积于胸中，走息道而行呼吸。肺通过呼吸，排出浊气，摄取清气，生成宗气，以参与一身之气的生成。肺借呼吸吸入自然之清气，为一身之气提供物质基础，赖以化生宗气进而化生一身之气。肺之呼吸是气的生成的根本保证，故曰"诸气皆生于肺"，"肺主气，气调则营卫脏腑无所不治"（《类经·藏象类》）。肺为呼吸橐籥，虚如蜂窠，吸之则满，呼之则虚，受脏腑上朝之清气，禀清肃之体，性主乎降。"人身之气，禀命于肺。肺气清肃，则周身之气莫不服从而顺行。"（《医门法律》）升降出入，无器不有。人体是一个不断发生着升降出入的气化作用的机体。"升降者，里气与里气相回旋之道也；出入者，里气与外气相交接之道也。"（《读医随笔·升降出入论》）而肺则集升降出入于一身，呼则升且出，吸则降且入。"肺之一呼吸，以行脏腑之气"（《医易一理》），从而维持全身气机的动态平衡。故曰："气周流一身，循环无端，出入升降……总统于肺气。"（《金匮钩玄·附录》）总之，肺脏通过呼吸运动，吐故纳新，吸清呼浊，化生宗气，进而生成一身之气，并总统一身之气机的升降出入运动，从而保证了气之生生不息。故有"肺主一身之气"（《医门法律·明胸中大气之法》），"肺为气之主"之说。

2. 脾胃为气血生化之源 胃司受纳，脾司运化，一纳一运，生化精气。脾升胃降，纳运相得，将饮食化生为水谷精气，靠脾之转输和散精作用，把水谷精气上输于肺，再由肺通过经脉而布散全身，以营养五脏六腑、四肢百骸，维持正常的生命活动。脾胃为后天之本，在气的生成过程中，脾胃的腐熟运化功能尤为重要。"人之所受气者谷也，谷之所注者胃也。"（《脾胃论》）"胃司受纳，脾司运化，一纳一运，化生精气，津液上升，糟粕下降，斯无病也。"（《明医杂著》）脾升胃降，纳运相得，才能将饮食化生为水谷精气。因为人在出生之后，依赖食物的营养以维持生命活动。所以李中梓说："婴儿既生，一日不食则饥，七日不食则肠胃涸绝而死。经云：安谷则昌，绝谷则亡，胃气一败，百药难施。一有此身，必资谷气，谷入于胃，洒陈于六腑而气至，和调于五脏而血生，而人资之以为生也，故曰后天之本在脾。"（《医宗必读》）脾为五脏之轴，胃为六腑之首，脾胃合为后天之本，气血生化之源，在气的生成过程中起着中流砥柱的作用。脾胃在气的生成过程中，不仅化生水谷精气，提供物质基础，参与宗气的生成，而且又能滋养先天之精气。

3. 肾为生气之源　肾有贮藏精气的作用，肾的精气为生命之根，生身之本。肾所藏之精气，包括先天之精气和后天之精气。实际上，先天之精气和后天之精气在肾脏中是不能截然分开的。故曰："先天之气在肾，是父母之所赋；后天之气在脾，是水谷所化。先天之气为气之体，体主静，故子在胞中，赖母息以养生气，则神藏而机静。后天之气为气之用，用主动，故育形之后，资水谷以奉生身，则神发而运动。天人合德，二气互用，故后天之气得先天之气，则生生而不息；先天之气得后天之气，始化化而不穷也。"（《医宗金鉴·删补名医方论》）可见，肾精的盛衰，除先天条件外，和后天之精气的充盛与否也有密切关系。肾脏对精气，一方面不断地贮藏，另一方面又不断地供给，循环往复，生生不已。肾所藏的先天之精气充盛，不仅给全身之气的生成奠定了物质基础，而且还能促进后天之精气的生成，使五脏六腑有所禀受而气不绝。所以说："父母媾精时，一点真阳，先身而生，藏于两肾之中，而一身之元气由之以生，故谓生气之原。"（《医门法律》）

总之，气的生成，一者靠肾中精气、水谷精气和自然界清气供应充足；二者靠肺、脾、肾三脏功能的正常。其中以脾、肺更为重要。故临证所用补气治法，主要是补脾、肺两脏之气。

三、气的功能

气是构成人体和维持人体生命活动的最基本物质，它对于人体具有十分重要的多种生理功能。故曰："气始而生化，气散而有形，气布而蕃育，气终而象变，其致一也。"（《素问·五常政大论》）"气者，人之根本也。"（《难经·八难》）"人之生死，全赖乎气。气聚则生，气壮则康，气衰则弱，气散则死。"（《医权初编》）气的生理功能主要有以下几个方面。

（一）推动作用

气的推动作用，指气具有激发和推动的功能。气是活力很强的精微物质，能激发和促进人体的生长发育，以及各脏腑、经络等组织器官的生理功能；能推动血液的生成、运行，以及津液的生成、输布和排泄等。

气是维持人体生命活动的最基本物质。气自身具有运动的能力，"气有胜复，胜复之作，有德有化，有用有变"（《素问·六微旨大论》）。气的这种胜复作用，即克制与反克制作用。气是阴阳的矛盾统一体，阴阳是气本身内在的矛盾要素。"一阴一阳之谓气"，"阴阳者，以此气之动静而言也"（《吴延翰集·吉斋漫录》）。"阴阳者，气之二体"，"其推行之本，则固合为气，和而不相悖害。"（《张子正蒙注》）气的克制与反克制作用，亦即阴阳的矛盾运动，是"变化之父母，生杀之本始。"（《素问·阴阳应象大论》）气本身的相互作用，是推动生命活动的根本动力。"气血，人身之二仪也，气为主而血为配。故曰：气化即物生，气变即物易，气盛即物壮，气弱即物弱，气正即物和，气乱即物病，气绝即物死。是气之当养也明矣。"（《医方考·气门》）"人之生死由乎气。"（《医门法律·先哲格言》）

人体的脏腑经络，赖气的推动以维持其正常的功能。如血液在经脉中运行于周身，其动力来源于气。"气为血之帅，血随之而运行"（《血证论·吐血》），"血为气之配，气升则升，气降则降，气凝则凝，气滞则滞"（《格致余论·经水或紫或黑论》）。津液的输布和排泄赖气的推动，"气行则水行，气滞则水滞"（《医经溯洄集·小便原委论》）。气的这种动力作用，是由脏腑之气所体现的，如人体的生长发育和生殖功能，依赖于肾气的推动；水谷精微的化生赖脾胃之气的推动等等。三焦为原气通行之道路，上焦如雾，中焦如沤，下焦如渎。三焦囊括了整个人体最主要的新陈代谢功能，其自我完成的能动过程是通过气化作用实现的。"经脉者，行血气，通阴阳，以荣于身者也。"（《冯氏锦囊秘录》）构成经络系统和维持经络功能活动的最基本物质，谓之经络之气。经络之气为人体真气的一部分。经络之气旺盛，则人身之气周流，无往不贯，出于脏腑，流布经络，循脉上下，荣周不休，五十而复大会，阴阳相贯，如环无端。

当气的推动作用减弱时，可影响人体的生长、发育，或出现早衰，亦可使脏腑、经络等组织器官的生理活动减退，出现血液和津液的生成不足，运行迟缓，输布、排泄障碍等病理变化。

（二）温煦作用

气的温煦作用是指气有温暖作用，故曰"气主煦之"（《难经·二十二难》）。气是机体热量的来源，是体内产生热量的物质基础。其温煦作用是通过激发和推动各脏腑组织生理功能，促进机体的新陈代谢来实现的。气分阴阳，气具有

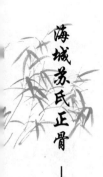

温煦作用者，谓之阳气。具体言之，气的温煦作用是通过阳气的作用而表现出来的。"人体通体之温者，阳气也。"（《质疑录·论阳常有余》）就营卫之气而言，卫气属阳，"卫气者，热气也。凡肌肉之所以能温，水谷之所以能化者，卫气之功用也"（《读医随笔·气血精神论》）。维持人体生命活动的阳气称之为少火，所谓"少火生气"（《素问·阴阳应象大论》）。阳气对人体的生长壮老已至关重要，"阳气者，若天与日，失其所，则折寿而不彰"（《素问·生气通天论》），"气为生人少火，立命之本也"（《质疑录》）。

温煦作用具有重要的生理意义。人体的体温，需要气的温煦作用来维持；各脏腑、经络的生理活动，需要在气的温煦作用下进行；血和津液等液态物质，都需要在气的温煦作用下，才能正常循行。气虚为阳虚之渐，阳虚为气虚之极。如果气虚而温煦作用减弱，则可现畏寒肢冷，脏腑功能衰退，血液和津液的运行迟缓等寒性病理变化。"所谓阳气者，温暖之气也。"（《医碥·气》）"脏气虚，则生内寒也。"（《读医随笔·气血精神论》）

（三）防御作用

气的防御作用是指气护卫肌肤、抗御邪气的作用。人体气血阴阳及其功能总称为正气。但通常与病邪相对来说，则指人体的抗病能力。中医学用气的观点解释病因和病理现象，用"正气"代表人体的抗病能力，用"邪气"标示一切致病因素，用正气不能抵御邪气的侵袭来说明疾病的产生。故曰："正气存内，邪不可干。"（《素问·刺法论》）"邪之所凑，其气必虚。"（《素问·评热病论》）气是维持人体生命活动的物质基础，气盛则人体脏腑经络的功能旺盛，人体脏腑经络功能旺盛则抗病能力旺盛，即正气强盛。"气得其和则为正气，气失其和则为邪气。"（《医门法律·先哲格言》）"和"，即和谐之意。"冲气以为和"（《老子》），"保合太和，乃利贞"（《易传》），均有此意思。气具有物质性和运动性的显著特征，气分阴阳，阴阳相辅相成，相互激荡，彼此合和，万物便"冲气"合而化生。气的生成和升降出入运动处于阴阳和静的动态平衡状态，就是气之"和"或"和谐"。气和则生机盎然，功能旺盛，抗病能力亦强，故曰"气得其和则为正气"。否则，气失其和则人体功能低下，抗病能力减弱，易招邪气侵袭而为病，故曰"气失其和则为邪气"。气的防御作用是通过正气而体现出来的。

气的防御作用主要体现以下几方面。

其一，护卫肌表，抵御外邪。皮肤是人体的藩篱，具有屏障作用。肺合皮毛，肺宣发卫气于皮毛，"卫气者，为言护卫周身，温分肉，肥腠理，不使外邪侵袭也"（《医旨绪余·宗气营气卫气》）。卫气行于脉外，达于肌肤，而发挥防御外邪侵袭的作用。

其二，正邪交争，驱邪外出。邪气侵入机体之后，机体的正气奋起与之抗争，正盛邪却，邪气迅即被驱除体外，如是疾病便不能发生。"太阳之为病，脉浮，头项强痛而恶寒"（《伤寒论·辨太阳病脉证并治》），太阳主一身之表，功能固护于外，外邪侵袭人体，从表而入，必先犯之。脉浮，恶寒，或已发热或未发热，为卫气与邪气相争的反映。如正气战胜邪气，则脉浮、恶寒自罢，而病愈。

其三，自我修复，恢复健康。在疾病后期，邪气已微，正气未复，此时正气足以使机体阴阳恢复平衡，则使机体病愈而康复。总之，气的盛衰决定正气的强弱，正气的强弱则决定疾病的发生发展与转归。故曰："正气旺者，虽有强邪，亦不能感，感亦必轻，故多无病，病亦易愈；正气弱者，虽即微邪，亦得易袭，袭则必重，故最多病，病亦难痊。"（《冯氏锦囊秘录》）如卫气不足而表虚易于感冒，用玉屏风散以益气固表；体弱不耐风寒而恶风，汗出，用桂枝汤调和营卫。均属重在固表而增强皮毛的屏障作用。

（四）固摄作用

气的固摄作用，指气对血、津液、精液等液态物质的稳固、统摄，以防止无故流失的功能。"阴阳匀平，以充其形，九候若一，命曰平人。"（《素问·调经论》）机体阴阳平衡标志着健康，平衡失调意味着生病。但是，中医学的阴阳学说认为，在人体阴阳的对立互根的矛盾关系中，阳为主而阴为从，强调以阳为本，阳气既固，阴必从之。"凡阴阳之要，阳密乃固……阳强不能密，阴气乃绝。"（《素问·生气通天论》）人体中的阳气是生命的主导，若失常而不固，阴气就会耗伤衰竭，引起疾病甚至死亡。所以，气的固摄作用，泛言之，实为人体阳气对阴气的固密调节作用。

气的固摄作用具体表现为以下几方面。

其一，气能摄血，约束血液，使之循行于脉中，而不致逸出脉外。

其二，气能摄津，约束汗液、尿液、唾液、胃肠液等，调控其分泌量或排泄量，防止其异常丢失。

其三，固摄精液，使之不会无故而频繁遗泄。

其四，固摄脏腑经络之气，使之不过于耗失，以维持脏腑经络的正常功能活动。

气的固摄作用实际上是通过脏腑经络的作用而实现的。

固与散、泄、脱相对。气的固摄作用减退，必将导致机体阴阳、气血、精神、津液的耗散、遗泄、脱失。其病轻者为散、为泄，重者为脱。"脱者，气脱也、血脱也、精脱也、神脱也，脱者散而不收"，"脱阳者见鬼，脱阴者目盲，此神脱也"（《本草纲目》）。凡汗出亡阳，精滑不禁，泄痢不止，大便不固，

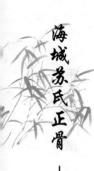

海城苏氏正骨——苏继承骨伤特色经验撷粹

小便自遗，久嗽亡津，归于气脱；凡下血不止，崩中暴下，诸大亡血，归于血脱。而黄宫绣则认为"阳旺者阴必竭，故脱多在于阴。阴盛者阳必衰，故脱多在于阳"（《本草求真》）。张介宾则将脱泄责之于肺、肾，"在上者、在表者皆宜固气，气主在肺也；在下者、在里者皆宜固精，精主在肾也"（《景岳全书·新方八阵》）。散者收之，涩可去脱。久嗽为喘，而气泄于上，则固其肺；久遗成淋，精滑不止，则固其肾；小便不禁，则固其膀胱；大便不禁，则固其肠；汗泄不止，则固其皮毛；血泄不止，则固其营卫；大虚大脱，又当补而固之。

（五）营养作用

气的营养作用，指气为机体脏腑功能活动提供营养物质的作用。具体表现在三个方面。

其一，人以水谷为本，水谷精微为化生气血的主要物质基础。气血是维持全身脏腑经络功能的基本物质。因此说，水谷精气为全身提供生命活动所必需的营养物质。

其二，通过卫气以温养肌肉、筋骨、皮肤、腠理。所谓"卫气者，本于命门，达于三焦，以温肌肉、筋骨、皮肤"（《读医随笔·气血精神论》）。"熏于肓膜，散于胸腹"（《医旨绪余·宗气营气卫气》）。通过营气化生血液，以营养五脏六腑、四肢百骸，故曰："营者，水谷之精气，和调于五脏，洒陈于六腑，乃能入于脉也……灌溉一身。"（《妇人良方·调经门》）"入于经隧，达脏腑，昼夜营周不休。"（《医旨绪余·宗气营气卫气》）

其三，通过经络之气，起到输送营养、濡养脏腑经络的作用。故曰："其流溢之气，内溉脏腑，外濡腠理。"（《灵枢·脉度》）

（六）气化作用

在中医学上，气化，一是指自然界六气的变化。"岁候，其不及、太过，而上应五星……承天而行之，故无妄动，无不应也。卒然而动者，气之交变也，其不应焉。故曰：应常不应卒。此之谓也。帝曰：其应奈何？岐伯曰：各从其气化也。"（《素问·气交变大论》）"少阴司天为热化，在泉为苦化，不司气化，居气为灼化。"（《素问·至真要大论》）二是泛指人体内气机的运行变化，即在气的作用下，脏腑的功能活动、精气血津液等不同物质之间的相互化生，以及物质与功能之间的转化，包括了体内物质的新陈代谢，以及物质转化和能量转化等过程。"膀胱者，州都之官，津液藏焉，气化则能出矣。"（《素问·灵兰秘典论》）凡人之胚胎形成，及其初生、成长，均因于气化。故曰："人类伊始，气化之也。两间既有人类，其由气化，继由形化，父精母血，子孳孙生。然必历十月，备受四时之气，而后娩怀。是成胎成形，仍气化也。娩怀而后，鼻受天之气，口受地之味。其气所化宗气、营、卫，分而为三。由是化津、化液、化精、化血，精复化气，以奉养生身。"（《景景室医稿杂存》）气化的过程包括形化、气化及形气转化。在这一过程中，既有有形物质向气的转化，如食物经脾胃腐熟运化之后化为营气；又有气向有形物质的转化，如营气在心肺的作用下而化为血液。人体是一个不断发生气化作用的机体。阳化气，阴成形。阳主动，阴主静。阴阳动静的相互作用是气化作用的根源。要言之，人体的生命活动全恃气化，气化是生命活动的本质所在。

气的推动、温煦、防御、固摄、营养、气化等功能，虽然不尽相同，但密不可分，在生命活动中相互促进，协调配合，共同维系着人的生命过程。气是维持生命活动的物质基础。这种生命物质一气，经常处于不断自我更新和自我复制的新陈代谢过程中。气的这种运动变化及其伴随发生的能量转化过程，即气化过程。《素问·阴阳应象大论》所说的"味归形，形归气；气归精，精归化；精食气，形食味；化生精，气生形……精化为气"等，就是对气化过程的概括。气化为形、形化为气的形气转化的气化运动，包括了气、精、血、津液等物质的生成、转化、利用和排泄过程。人体必须不断地从周围环境摄取生命活动必需的物质，否则，生命就无法维持。人以水谷为本，得谷则昌，绝谷则亡。脏腑经络等组织器官，无不在不同的角度、范围与深度上参与了这类气化运动，并从中获取所需要的营养和动力，而排出无用或有害的代谢产物。人体的气化运动是永恒的，存在于生命过程的始终，没有气化就没有生命，故曰："物之生，从于化，物之极，由乎变；变化之相薄，成败之所由也。"（《素问·六微旨大论》）由此可见，气化运动是生命最基本的特征。

第三节　神

一、神的概述

古代哲学范畴的神，是指宇宙万物变化的主宰和规律。如《说文解字》说："神，天神引出万物者也。"《周易·系辞上》说："阴阳不测谓之神。"《素问·气交变大论》说："天地之动静，神明为之纪。"神之概念的出现，可能源于古人对各种天象的观察。"神"字的本义，是指北斗的斗柄。古人通过观察日月星辰的运行，联系四时寒暑的更替，以及万物生长化收藏的变化，发现各类变化均与北斗之斗柄的变化方位相关联，从而将其定为天地万物变化规律的标志。至于是谁主宰和控制宇宙的变化，限于古代生产力及人们认识能力的低下，只能推测为宇宙中一种超自然的力量，于是出现了主宰宇宙一切的神的概念。但随着人们认识能力的提高，先秦时期出现了精气、阴阳、五行诸哲学思想，对世界本原作出了新的解释，认为精气自身的运动及其生成的阴阳二气与五行之气的运动变化，构成了世界的万事万物，并推动着它们的发展和变化。自此，神也就脱掉了它的神秘外衣而成为世界万事万物发生发展和变化的内在动力和规律。如《管子·内业》说："一物能化谓之神。"《荀子·天论》说："列星随旋，明暗递烧，四时代御，阴阳大化，风雨博施，万物各得其和以生，各得其养以成，不见其事，而见其功，夫是之谓神。"神即精气、阴阳五行之气运动不息的表达。《吕氏春秋·下贤》说："精充天地而不竭，神覆宇宙而无望。莫知其始，莫知其终，莫知其门，莫知其端，莫知其源，其大无外，其小无内。"可见神与精气的内涵大致相同，都是无形可见而运动不息的。但精气或气是构成宇宙万物的本原物质，而神是一种超物质的力量，能主宰和控制精气或气的运动变化。至汉代，"元气"说兴起并发展为"元气一元论"或"气一元论"，又称"气本原论"，认为"气"即是宇宙万事万物的最始本原，故又称"元气"，在气之上，没有"道"等的制约和控制，因而神也就仅指气，其内涵也就与气相同。如《论衡·论死》说："水凝为冰，气凝为人；冰释为水，人死复神。"此神即指气。因此，按元气一元论的观点，精、气、神三者名异而实同，都是关于宇宙的本原及其发展变化的认识，只是精与气偏重于表述宇宙万物的本原，而神则偏重于阐释宇宙万物的变化而已。

二、中医学的神

中医学的神，一指人体一切生命活动的外在表现或主宰者，即广义的神；二指人的精神意识、思维情感等活动，即狭义的神。中医学的神的概念，源于古人对人体生命的认识。古人在对人类自身生殖繁衍过程的观察中，发现了男女的生殖之精相结合，则形成胚胎，产生新的生命。这即是神。如《灵枢·本神》说："两精相搏谓之神。"生命之神产生后，还需要水谷之精及其衍生物如血、津液的滋养。如《素问·六节藏象论》说："五味入口，藏于肠胃，味有所藏，以养五气。气和而生，津液相成，神乃自生。"《灵枢·平人绝谷》说："神者，水谷之精气也。"随着认识的深化，又逐渐确立了神为生命之主宰的概念。人不能离开神而存在，如《灵枢·本脏》说："人之血气精神者，所以奉生而周于性命者也。"《灵枢·天年》说："血气已和，荣卫已通，五脏已成，神气舍心，魂魄毕具，乃成为人。"五脏六腑的功能协调，气血津液的运行有序，物质与能量的代谢平衡，情志活动的舒畅调达，都必须依赖神的统帅和调节。神实为机体一切生理活动和心理活动的主宰。神由心主司，因而心为"五脏六腑之大主"，为"君主之官"，为"生之本"。心神内守，则发挥主宰和调控作用，故《素问·灵兰秘典论》说："主明则下安""主不明则十二官危。"神由精生，形由精成。神随形体而生，依形体而存在。神存于形则形活，神离于形则形亡。"形与神俱"是人体健康的保证，神亡而形骸独具则生命终结。这就是中医学的"形神一体观"。

中医学的神，即人体之神，由精化生，由气养成，具有物质依赖性，并为物质生命的主宰，能统精驭气，是人体生命力的体现。古代哲学的神，是宇宙中制约和控制精、气运动变化的内在势力和宇宙运动变化的规律。这一神的基本内涵，渗透于中医学中，对中医学神的概念的形成，有一定的影响。中医学可能吸收了古代哲学关于神为宇宙万物运动变化之主宰的认识，构建了人体之神为人体生命活动的主宰者和调控者的概念。古代哲学关于神为宇宙万事万物的发生、发展与变化的规律和秩序的认识，渗透于中医学，对产生人体生命活动的有序和稳定是神健运不息的认识，也有一定的启示作用。但中医学的神与古代哲学的神，其概念是有一定区别的：前者是关于人体生命的认识，后者是关于宇宙发展变化的认识。

在中医学中，精、气、神被称为人身"三宝"。精为形体之本，生命之原；气为生命活动之推动力和调控力；神为生命的主宰及总体现。精、气、神三者，都是关于人体生命之本原及发展变化的认识，反映了中医学的生命是物质的，生命过程是物质的运动的生命观。并认为三者之间存在着相互依存、相互制约的关系。"夫形者，生之舍也；气者，生之充也；神者，生之制也。一失位则三者伤矣。"《淮南子·原道训》

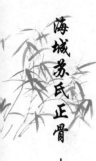

第四节　血

一、血的概述

血，即血液，是循行于脉中的富有营养的红色液态物质，是构成人体和维持人体生命活动的基本物质之一。"气血者，人之所赖以生者也"（《医宗必读》），"人有阴阳，即为血气。阳主气，故气全则神旺；阴主血，故血盛则形强。人生所赖，唯斯而已"（《景岳全书》）。所以说"夫人之生，以气血为本；人之病，未有不先伤其气血者"（《妇人良方》）。脉是血液循行的管道，又称"血府"。在某些因素的作用下，血液不能在脉内循行而溢出脉外时，称为出血，即"离经之血"。由于离经之血离开了脉道，失去了其发挥作用的条件，所以，就丧失了血的生理功能。

二、血的生成

（一）血液化生的物质基础

1. 水谷精微 水谷精微是生成血液的最基本物质。故曰："中焦受气取汁，变化而赤是谓血。"（《灵枢·决气》）"血者水谷之精气也……故虽心主血，肝藏血，亦皆统摄于脾，补脾和胃，血自生矣。"（《妇人良方》）由于脾胃化生的水谷精微是血液生成的最基本物质，所以有脾胃为"气血生化之源"的说法。饮食营养的优劣，脾胃运化功能的强弱，直接影响着血液的化生。"盖饮食多自能生血，饮食少则血不生。"（《医门法律》）因此，长期饮食营养摄入不足，或脾胃的运化功能长期失调，均可导致血液的生成不足而形成血虚的病理变化。

2. 营气 营气是血液的组成部分。"夫生血之气，营气也。营盛即血盛，营衰即血衰，相依为命，不可分离也。"（《读医随笔·气血精神论》）

3. 精髓 "血即精之属也。"（《景岳全书》）"肾为水脏，主藏精而化血。"（《侣山堂类辩》）"肾藏精，精者，血之所成也。"（《诸病源候论》）由上观之，精髓也是化生血液的基本物质。

4. 津液 "营气者，泌其津液，注之于脉，化以为血。"（《灵枢·邪客》）"中焦出气如露，上注溪谷，而渗孙脉，津液和调，变化而赤为血。"（《灵枢·痈疽》）津液可以化生为血，不断补充血液量，以使血液满盈。"津亦水谷所化，其浊者为血，清者为津，以润脏腑、肌肉、脉络，使气血得以周行通利而不滞者此也。凡气血中，不可无此，无此则槁涩不行矣。"（《读医随笔·气血精神论》）所以，血液的盈亏与津液有着密切关系。

综上所述，水谷精微、营气、津液、精髓均为生成血液的物质基础。但津液和营气都来自于饮食物经脾和胃的消化吸收而生成的水谷精微。所以就物质来源而言，水谷精微和精髓则是血液生成的主要物质基础。

（二）血液生成与脏腑的关系

1. 心 心主血脉，一则行血以输送营养物质，使全身各脏腑获得充足的营养，维持其正常的功能活动，从而也促进血液的生成。二则水谷精微通过脾的转输升清作用，上输于心肺，在肺吐故纳新之后，复注于心脉化赤而变成新鲜血液。所以说："血乃中焦之汁，流溢于中以为精，奉心化赤而为血。"（《侣山堂类辩》）"奉心化赤而为血"，是说心也参与血液的生成。"血为心火所化，故经谓心生血，又云血属于心。"（《医碥》）

2. 肺 肺主一身之气，参与宗气之生成和运行。气能生血，气旺则生血功能强，气虚则生血功能弱。气虚不能生血，常可导致血液衰少。肺通过主一身之气的作用，使脏腑之功能旺盛，从而促进了血液的生成。肺在血液生成中的作用，主要是通过肺朝百脉、主治节的作用而实现的。"中焦亦并胃中，出上焦之后，此所受气者，泌糟粕，蒸津液，化其精微，上注于肺脉，乃化而为血。"（《灵枢·邪客》）脾胃消化吸收的水谷精微，化生为营气和津液等营养物质，通过经脉而汇聚于肺，赖肺的呼吸，在肺内进行气体交换之后方化而为血。

3. 脾 脾为后天之本，气血生化之源。脾所吸收的水谷精微是化生血液的基本物质。"血者水谷之精也。源源而来，生化于脾。"（《景岳全书》）"胃中水谷之清气，借脾之运化成血，故曰生化于脾。"（《医碥》）若中焦脾胃虚弱，不能运化水谷精微，化源不足，往往导致血虚。可见，中医学已认识到血液与营养物质的关系。

4. 肝 肝主疏泄而藏血。肝脏是一个贮血器官，肝血充足，因精血同源，故肾亦有所藏，精有所资，精充则血足。另外，肝脏也是一个造血器官，所以《黄帝内经》云："肝……其充在筋，以生血气。"（《素问·六节藏象论》）

5. 肾 肾藏精，精生髓。精髓也是化生血液的基本物质。血之源头在于肾。中医不仅认识到骨髓是造血器官，肾对血液的生成有调节作用，而且也认识到肾精是通过肝的作用而生成血液的，所以说："血之与气，异名同类，虽有阴阳清浊之分，总由水谷精微所化。其始也混然一区，未分清浊，得脾气之鼓运，如雾上蒸于肺而为气；气不耗，归精于肾而为精；精不泄，归精于肝而化清血。"（《张氏医通》）

综上所述，血液是以水谷精微和精髓为主要物质基础，在脾、心、肺、肝、肾等脏的共同作用下而生成的。故常用补养心血、补益心脾、滋养肝血和补肾益髓等法以治血虚之候。

三、血的循行

（一）血液循行的方向

脉为血之府，脉管是一个相对密闭、如环无端、自我衔接的管道系统。血液在脉管中运行不息，流布于全身，环周不休，以营养人体的周身内外上下。血液循行的方式为"阴阳相贯，如环无端"，"营周不休"。故曰："营在脉中，卫在脉外，营周不休，五十而复大会，阴阳相贯，如环无端。"（《灵枢·营卫生会》）李中梓则更明确指出："脉者血脉也，血脉之中气道行焉。五脏六腑以及奇经，各有经脉，气血流而复始，循环无端，百骸之间，莫不贯通。"（《医宗必读》）血液循行的具体方向是："食气入胃，散精于肝……食气入胃，浊气归心，淫精于脉，脉气流经，经气归于肺，肺朝百脉，输精于皮毛。毛脉合精，行气于腑。府精神明，留于四脏，气归于权衡。"（《素问·经脉别论》）这

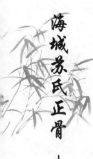

海城苏氏正骨——苏继承骨伤特色经验撷粹

段论述说明了水谷精气的走行方向，并明确指出了水谷精气是进入血液循环的。故从中可以了解血液离心性和向心性的具体循行方向。这个方向虽与现代生理学对血液循环的认识有所不同，但已明确提出了心、肺和脉构成了血液的循环系统。

（二）血液运行的机制

血液正常循行必须具备两个条件：一是脉管系统的完整性，二是全身各脏腑发挥正常生理功能，特别是与心、肺、肝、脾四脏的关系尤为密切。

1. 心主血脉　"人心动，则血行诸经。"（《医学入门》）心为血液循行的动力，脉是血液循行的通路，血在心的推动下循行于脉管之中。心脏、脉管和血液构成了一个相对独立的系统。心主血脉，心气是维持心的正常搏动，从而推动血液循环的根本动力。全身的血液，依赖心气的推动，通过经脉而输送到全身，发挥其濡养作用。心气充沛与否，心脏的搏动是否正常，在血液循环中起着十分关键的作用。

2. 肺朝百脉　心脏的搏动是血液运行的基本动力，而血非气不运，血的运行，又依赖气的推动，随着气的升降而运至全身。肺司呼吸而主一身之气，调节着全身的气机，辅助心脏，推动和调节血液的运行。

"肺主气，心主血。肺之呼吸以行脏腑之气；心因之一舒一缩，以行经络之血。肺金清肃，其气下行，肾则纳之，归于中宫，助真火，蒸饮食，化精微，以为生元气之根本。呼吸由此而起，声音由此而出，人之强弱寿夭，悉本于此。心脏舒出紫血之浊气，缩入赤血之清气。赤血即受肺吸入清气生气，由心运行血脉管，滋养周身之精血也；紫血即受脏腑经脉浊气毒气改变之血，由回血管复运行肺内，待呼出浊气，得吸入之清气，则紫血复变为赤血，仍流布周身之内，以养生命。人身之血脉运行，周而复始也。"（《医易一理》）

3. 脾主统血　五脏六腑之血全赖脾气统摄，"血生于脾，故云脾统血"（《济阴纲目》）。脾之所以统血，与脾为气血生化之源密切相关。脾气健旺，气血旺盛，则气之固摄作用也就健全，而血液就不会逸出脉外，以致引起各种出血。

4. 肝主藏血　肝主藏血，具有贮藏血液和调节血流量的功能。根据人体动静的不同情况，调节脉管中的血液流量，使脉中循环血液维持在一个恒定水平上。此外，肝的疏泄功能能调畅气机，一方面保障着肝本身的藏血功能，另一方面对血液通畅地循行也起着一定的作用。

从上可以看出，血液正常循行需要两种力量：即推动力和固摄力。一方面，推动力是血液循环的动力，具体地体现在心主血脉、肺助心行血及肝的疏泄功能方面。另一方面是固摄的力量，它是保障血液不致外溢的因素，具体体现在脾的统血和肝藏血的功能方面。这两种力量的协调平衡维持着血液的正常循行。

若推动力量不足，则可出现血液流速缓慢，出现滞涩、血瘀等改变；若固摄力量不足，则可导致血液外溢，出现出血症。

综上所述，血液循行是在心、肺、肝、脾等脏器相互配合下进行的。因此，其中任何一个脏器生理功能失调，都会引起血行失常。

四、血的生理功能

血的功能可以概括为如下两个方面。

（一）营养滋润全身

血的营养作用是由其组成成分所决定的。血循行于脉内，是其发挥营养作用的前提和条件。血沿脉管循行于全身，为全身各脏腑组织的功能活动提供营养。《难经·二十二难》将血的这一作用概括为"血主濡之"。全身各部（内脏、五官、九窍、四肢、百骸）无一不是在血的濡养作用下而发挥功能的。如鼻能嗅、眼能视、耳能听、喉能发音、手能摄物等都是在血的濡养作用下完成的。所以，"目得之而能视，耳得之而能听，手得之而能摄，掌得之而能握，足得之而能步，脏得之而能液，腑得之而能气。是以出入升降，濡润宣通者，由此使然也"（《金匮钩玄》）。

血的濡养作用可以从面色、肌肉、皮肤、毛发等方面反映出来。表现为面色红润、肌肉丰满壮实、肌肤和毛发光滑等。当血的濡养作用减弱时，机体除脏腑功能低下外，还可见到面色不华或萎黄、肌肤干燥、肢体或肢端麻木、运动不灵活等临床表现。"故凡为七窍之灵，为四肢之用，为筋骨之和柔，为肌肉之丰盛，以至滋脏腑，安神魂，润颜色，充营卫，津液得以通行，二阴得以调畅，凡形质之所在，无非血之用也。"（《景岳全书》）

（二）神志活动的物质基础

血的这一作用是古人通过大量的临床观察而认识到的。无论何种原因形成的血虚或运行失常，均可以出现不同程度的神志方面的症状。心血虚、肝血虚，常有惊悸、失眠、多梦等神志不安的表现，失血甚者还可出现烦躁、恍惚、癫狂、昏迷等神志失常的改变。可见血液与神志活动有着密切关系。所以说"血者，神气也"（《灵枢·营卫生会》），血液供给充足，神志活动才正常。

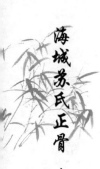

海城苏氏正骨——苏继承骨伤特色经验撷粹

第二章　苏氏正骨对精、气、神、血的认识

　　"苏氏正骨"以精、气、神作为学术思想的源泉。精为形体之本，生命之原；气为生命活动之推动力和调控力；神为生命的主宰及总体现。精、气、神三者，都是关于人体生命之本原及发展变化的认识，反映了中医学的生命是物质的，生命过程是物质的运动的生命观。

　　"苏氏正骨"认为，精、气、神三者之间存在着相互依存、相互为用的关系。如《类证治裁》说："一身所宝，唯精、气、神。神生于气，气生于精，精化气，气化神。故精者气之本，气者神之主，形者神之宅也。"因形以精化生，故精气神原称"形气神"。精化生形体、生命和精神，而气为生命之动力，神为生命之控制。三者协调统一，才能维持人体正常的生命进程。如《淮南子·原道训》说："夫形者，生之舍也；气者，生之充也；神者，生之制也。一失位则三者伤矣。"

　　精为形体生成之本，生命化生之原，故说精生形，"夫精者，身之本也"。形为精之舍，气之寓，神之宅。精足气充则形全，形全则神明。精能化气，精为气之源。气能生精，气的运行不息激发精的生成。精足则气充，气畅则精盈。精华物质代谢为能量的过程，即是精化为气的过程；能量的消耗导致精华物质的化生，则是气生精的过程。精与气互化，实际上是物质与能量相互转化的代谢过程。精能化神，故说精为神化生的物质基础。精盈则神明，精亏则神疲，故《黄帝内经》倡导"积精全神"。神能统精，并依赖精而存在于体内。神安则精固，神荡则精失。此即心理（神）对物质（精）的控制与调节作用的体现。气由精生，又能化神养神，故称气为"神之母"，精足则气充，气充则神明。神以气立，又能驭气统精，神明则气畅，气畅则精固。

　　明确形、精、气、神之间的关系，对防治脏腑经络的病证具有重要的指导意义。如《素问·阴阳应象大论》说："形不足者，温之以气；精不足者，补之以味。"《理虚元鉴》说："夫心主血而藏神者也，肾主志而藏精者也。以先天生成之体质论，则精生气，气生神；以后天运用之主宰论，则神役气，气役精。精气神，养生家谓之三宝，治之原不相离。故于滑泄、梦遗，种种精病，必本于神治；于怔忡、惊悸，种种神病，必本于气治。盖补精必安其神，安神必益其气也。"

　　精、气、血、津液，是构成人体和维持人体生命活动的基本物质。精，泛指人体内一切有用的精微物质；气，是人体内活力很强，运行不息，无形可见

的极细微物质；血，是红色的液态物质；津液，是人体内的正常水液的总称。精、气、血、津液，既是脏腑经络等组织器官生理活动的产物，又是脏腑经络等组织器官生理活动的物质基础。其运动变化也是人体生命活动的规律。其生成和代谢，有赖于脏腑经络等组织器官的生理活动，而脏腑经络等组织器官的生理活动，又必须依靠气的推动、温煦等作用，精、血、津液的滋养和濡润。因此，精、气、血、津液与脏腑经络等组织器官的生理和病理有着密切关系。

气与精、血、津液分阴阳，则气为阳，阳主动，具有推动、温煦等作用，宜运行不息而不宜郁滞；精、血、津液为阴，阴主静，具有滋养、濡润作用，宜宁谧、秘藏而不宜妄泄。

精、气、血、津液学说中的精、气概念，与中国古代哲学的精、精气、气范畴有着密切关系。但哲学上的精、精气、气范畴是标示世界本原的物质存在，是抽象的概念。而精、气、血、津液学说中的精、精气、气则是医学科学中的具体物质概念。但中医学属自然哲学，是中国传统的自然科学，限于当时的科学水平和认识能力，在阐述生命、健康和疾病时，也必然会将哲学与医学、抽象与具体的物质概念混称。

在精、气、血、津液学说中，精、气、血、津液等虽然是生命的基本物质，属于生命科学的具体物质概念，但是，我们理解其内涵时，必须按中国传统的有体有用、体用如一的思维模式来认识，把精、气、血、津液理解为实体及其作用、功能、属性的辨证统一。

生命物质虽有精、气、血、津液之分，但本源于气。故曰"人有精、气、津、液、血、脉，余意以为一气耳"（《灵枢·决气》）。气聚而成形，散而无形。气与精、血、津液相对而言，则气无形，而精、血、津液有质。气与精、血、津液的相互化生与转化，体现了生命活动中，形化为气，气化为形，形气相互转化的气化过程。精血同源、津血同源，精、津液化而为血，血涵蕴精与津液。故中医学对人体生命活动的基本物质，又常以气血概称。强调"人之生，以气血为本；人之病，未有不先伤其气血者"（《妇人良方·调经门》），"气血者，人之所赖以生者也"（《医宗必读·医论图说》）。

气和血是构成人体和维持人体生命活动的两大基本物质，气之与血，异名同类，两相维附，气非血不和，血非气不运。但"气为主，血为辅；气为重，血为轻"（《医学真传·气血》）。"气血俱要，而补气在补血之先；阴阳并需，而养阳在滋阴之上"（《医宗必读·医论图说》）。人之生死由乎气，气之为用，无所不生，一有不调，则无所不病。气有不调之处即病本所在之地，故治病以气为首务。所谓"行医不识气，治病何从据，堪笑道中人，未到知音处"。

苏氏正骨传承近百年，临床重视"精""气""神"三宝，并将之用于指导骨伤各阶段的辨证用药。"精""气""神"是其理论源泉。中医学认为，

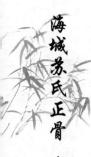

人体是一个有机整体，由脏腑、经络、精气血津液等组织器官和精微物质组成。"精""气""神"为人身三宝，既是人体生命的物质基础，又是人体生命活动的功能体现。《灵枢·小针解》有："神者，正气也。"《素问·汤液醪醴论》谓："形弊血尽而功不立者何……神不使也。"张景岳注曰："凡治病之道，攻邪在乎针药，行药在乎神气，故治施于外，则神应于中，使之升则升，使之降则降，是其神之可使也。若以药剂治其内而脏气不应，针艾治其外而经气不应，此其神气已去，而无可使矣。虽竭力治之，终成虚废已尔，是即所谓不使也。"由此可见，中医学的一切治疗手段都是通过调动人体正气，即精、气、神、血的功能活动，来促使疾病痊愈的。筋骨、皮肉、关节的损伤，与精、气、神的功能失常往往互为因果，两者在疾病的发展过程中密切相关。苏氏通过多年临床实践，根据骨伤科的特点和传统中医学基础理论，重视精、气、神、血的生理功能，在骨伤病的诊疗过程中，谨守中医学"治病求本"的宗旨，立足"阴阳自和者必自愈"的治疗理念，通过调节精、气、神、血的生理功能，而加速骨伤病的愈合与恢复。

苏氏"分神复位法"强调神与身体功能、局部与整体的辨证统一。"神"为人体生命活动的总体现，古人称"得神者昌，失神者亡"，可见神在人体生命活动中所起的重要作用。因此，调动患者的主观能动性，发挥神气的作用，是取得临床治疗效果的关键所在。滑寿《读素问钞》指出："药非正气，不能运行，针非正气，不能驱使，故曰针石之道，精神进、志意治则病愈；若精神越、志意散，虽用针石，病亦不愈。"苏氏处理筋骨皮肉损伤，首重神志方面的紊乱，认为调神应在治骨之前，创立"分神复位法"。分神是将调神和镇痛有机结合起来，贯穿整个正骨过程之中，利用情志生克、呼吸吐纳、避实就虚等法，从而达到施治于外，神应于中，神定而痛减，骨正而痛消的目的。歌诀曰：气功手法解分神，施法刹时能还形。骨断筋伤可捺正，筋翻离位归其中。关节脱位当即行，筋骨无痛复位灵。

苏氏注重调理气血在骨伤病治疗中的根本地位，强调形气之间的辨证统一。《灵枢·本藏》云："人之血气精神者，所以奉生而周于性命者也。"气血滋生，充养形体。形体则是气血生化、运行的物质基础和场所。外在的形体与内在的气血，二者相互依存、相互影响。气血不足或失调会导致形体失养，出现运动功能障碍。而跌打损伤必然伤及形体，继而影响内在气血的运行，轻则局部肿痛，甚则气血瘀滞，经络不通，脏腑失调，出现全身症状。如《杂病源流犀烛·跌仆闪挫源流》云："跌仆闪挫，方书谓之伤科，俗谓之内伤，其言内而不言外者，明乎伤在外，而病必及内。其治之之法，亦必于经络脏腑间求之，而为之行气，为之行血，不得徒从外涂抹之已也。"《医林改错》载："治病之要诀，在明白气血。"苏氏正骨在处理疾病早期，首重气血辨证，活血、行气、消肿、止痛，自创活血化瘀止痛丸。理气血，消肿痛，畅神志，消骨痛。

肾主骨，藏精，肾精充足则骨骼坚强有力，反之则骨骼萎软不用。《素问·六节藏象论》曰："肾者，主蛰，封藏之本，精之处也，其华在发，其充在骨。"唐代王冰注曰："肾气养骨，肾衰故形体疲极。"说明骨与肾关系密切。《医经精义》云："肾藏精，精生髓，髓生骨，故骨者，肾之所合也；髓者，肾精所生，精足则髓足；髓在骨内，髓足者则骨强。"骨之强劲与脆弱是肾中精气盛衰的重要标志。正如孙思邈《备急千金要方·骨极》所言："骨极者，主肾也，肾应骨，骨与肾合……若肾病则骨极，牙齿苦痛，手足疼，不能久立，屈伸不利。"苏氏正骨依据中医学理论，认为保养肾中精气是治疗骨病的根本，故取填精补肾之法以滋骨壮骨，广泛用于骨伤病的治疗。

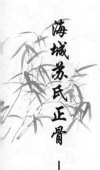

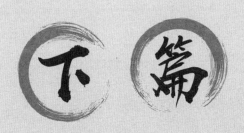

下篇

临床证治与方药运用

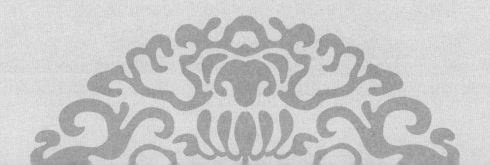

第三章　骨正

　　学习中医正骨的重点是正骨手法，所以《医宗金鉴·正骨心法要旨》特别强调："手法者，诚正骨之首务哉！"具体手法是"摸、接、端、提、推、拿、按、摩"八法。摸法是第一法，是用在术前摸诊和术后检查的手法。苏继承教授指出："摸法即用手细细摸其所伤之处，或骨断、骨碎、骨歪、骨正、筋强、筋柔、筋断、筋走、筋寒、筋热，并所患之新旧，先摸其或为跌仆、或为打撞，然后依法治之。"又说："在正骨复位时，必须做到机触于外，巧生于内，手随心转，法从手出，或拽之离而复合，或推之就而复位，或正其斜，或完其阙，则骨之截断、碎裂，筋之弛纵、翻转离合，虽在肉里，以手扪之，自悉其情，法之所施，使患者不知其苦，方称为手法也。"他还强调指出："至于接、端、提和推拿按摩手法，须在临床实践中体会运用，久而久之，才能得心应手，收到实效。"

　　多年来，苏继承教授广泛应用苏氏正骨疗法结合孟氏经验治疗四肢骨折，尤其"胫骨骨折手法复位孟氏架外固定""胫骨平台骨折关节镜监视下撬拔复位（植骨）孟氏架外固定""Pilon骨折切开复位植骨螺丝钉内固定孟氏架外固定""跟骨骨折撬拔复位经皮克氏针固定孟氏架外固定"等等，均获得满意的疗效。1991年、1992年，我院科研成果"应用苏氏正骨与孟氏架（带顶骨针）结合治疗胫腓骨不稳定骨折""三针锁针加压器治疗股骨颈骨折临床研究"，分别获辽宁省政府科技进步奖三等奖。可以说，苏氏正骨与孟氏疗法的完美结合为医院发展奠定了基础。

　　作为国家级非物质文化遗产代表性传承人和国家中医药管理局"全国中医老年骨折病重点专病"建设学术带头人，苏继承教授多年来从事老年骨折病的治疗与研究，擅长采用穿针外固定疗法治疗股骨颈、粗隆间骨折等，以及手法治疗颈椎病、腰间盘突出症等和中西医结合治疗创伤骨折。主编《骨伤难症百例》《苏氏推拿与临床》等学术专著，多项发明获国家发明和实用新型专利。本章内容择其要者，介绍微创骨科的理念，以及运用苏氏正骨手术结合微创技术治疗四肢间骨折疾患，理论与实践相结合，凸显出运用苏氏正骨手法在治疗骨折疾患时使"骨正"的重要性。

第一节 苏氏正骨特色手法复位技术

一、举臂摇肩法

（一）适应证

1. 幼儿青枝型骨折。

2. 无移位或移位不超过 2cm 的锁骨骨折。

3. 除开放性锁骨骨折和伴有皮肤缺损或血管、神经损伤的锁骨骨折。

（二）操作方法

1. 分神复位 患者取坐位，宁心静气，术者先以指点按肩井、肩髎、合谷等穴，每穴 1 分钟，使局部有得气感为宜；再用推法分推手三阴经在上肢的经络，由下向上推以泻其壅。配合呼吸调整，缓解患者紧张、恐惧情绪，减轻疼痛感。

2. 举臂摇肩 令患者正坐，双手叉腰，双肩外展，助手持握患侧上臂，当患者呼吸均匀，注意力转移后，上举、外展患肢，术者双手指置于骨折远、近端对向挤按，助手同时提握患肢做前后摇摆，即可复位。这种复位方法操作要求准确、快捷，术者、助手配合默契，骨折多可得到满意复位。

3. 复位顺序 先纠正重叠移位，恢复锁骨长度，然后纠正骨折端前后及上下分离移位，以及成角畸形。

二、直拉上提法

（一）适应证

新鲜、移位的伸直型肱骨髁上骨折。

（二）操作方法

1. 分神复位 患者仰卧位或坐位，术者以指点按患侧合谷、内关、曲池、手三里等穴，每穴点按 1 分钟，缓解疼痛，转移患儿注意力。

2. 直拉上提 一助手握住患儿上臂上部保持中立位，另一助手握住患儿腕部使前臂旋后，纠正远断端旋转移位。肘关节伸直位，两助手对抗持续引牵，纠正重叠移位。术者左手握住骨折近端，右手握住骨折远端，两手相对挤压，矫正旋转和侧方移位后，再以两手拇指从肘后推动尺骨鹰嘴向前，两手四指重叠，环抱骨折近段向后拉，并让助手在牵引下上提远端同时屈曲肘关节，纠正前后移位。

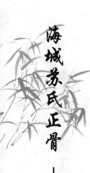

3. 复位顺序　先纠正旋转移位，再纠正侧向移位，最后纠正前后移位。

三、抖牵法

（一）适应证

1.新鲜骨折不经关节面者。

2.桡骨远端新鲜粉碎性骨折，移位不多者。

3.开放性桡骨远端骨折，可清创缝合闭合创口者。

（二）操作方法

1. 分神复位　患者可取坐位，如身体虚弱、年老体弱及有全身性疾病者取仰卧位。由一助手持握上臂，使患肢呈外展位。术者以揉、擦手法在腕背、掌侧施术，以消肿化瘀；调整呼吸，促气运行，转移注意力；推腕部三阴三阳经脉，以行气活血；最后用点按法，取合谷、劳宫、后溪、手三里等穴，用强手法刺激，以镇痛麻醉。

2. 抖牵复位　术者一手握患手拇指，一手握其余四指，与助手先顺畸形方向牵引，纠正骨折端的嵌插、重叠移位。

（三）伸直型桡骨远端骨折复位方法

1.患者前臂旋前位，术者屏息静心，嘱患者呼吸吐纳，调整呼吸，待患者注意力转移、肌肉放松时突然双手发力，向远端加大牵引的同时，猛然抖动腕关节，快速使腕关节掌屈、桡偏，纠正骨折远端向背、尺侧的畸形。

2.将患手交另一助手牵引，术者用触摸法检查复位情况。

3.如仍有残余畸形，可用挤压法挤按骨折部使其平坦。

4.如骨折远端呈粉碎性，应改用挤压手法。分神减痛后，由两助手对抗牵引腕部，力量不宜过大，术者用双手虎口处先由尺桡侧相对挤压，再从掌、背侧挤压，使骨折相对合在一起。如骨折远段向背侧成角不能纠正，术者双手挤压住骨折远段，牵引的同时用力向掌侧折挤，即可纠正。

（四）屈曲型桡骨远端骨折

1.患者前臂旋后位，如因疼痛无法旋后位，可取中立位。术者屏息静心，嘱患者呼吸吐纳，调整呼吸，待患者注意力转移、肌肉放松时突然双手发力，向远端加大牵引的同时，猛然抖动腕关节，快速使腕关节背屈、桡偏，纠正骨折远端向掌、尺侧的畸形。

2.其余操作同伸直型。

3.复位顺序：先纠正重叠移位，恢复桡骨长度，然后纠正掌侧或背侧成角畸形，恢复掌倾角，最后纠正桡偏畸形，恢复尺侧倾斜角。

四、抖牵旋按法

（一）适应证

1.新鲜股骨颈骨折 Garden2 型以上患者。

2.新鲜粗隆间骨折 Evans Ⅰ、Ⅱ、Ⅲ型。

（二）操作方法

1. 分神复位　患者仰卧，双下肢伸直，术者站在患侧，先用掌、指揉法在内收肌、股四头肌等处施术；以拳尖推足三阴经和足阳明胃经、足少阳胆经在大腿的循行部位，逆经气方向每经推3遍，以行气活血、缓解大腿肌肉的紧张痉挛。点按血海、髀关、伏兔、环跳等穴，每穴1分钟，以麻醉止痛。嘱患者行呼吸，放松紧张情绪。

2. 抖牵旋按复位

（1）一助手以一手托握伤肢足跟，另一手掌握伤足；二助手置于健肢下侧，一手顶健肢足底，一手压健肢膝前，与一助手形成对抗；三助手置于患者健侧腰部，双手稳按骨盆。而后一助手视其骨折移位情况做适度的抖动，使其能松弛肢体肌肉骨节，在抖的同时予以牵引，矫正重叠移位，恢复肢体长度，视其骨折旋转移位及前后移位情况进行顺势伤肢内旋，再通过术者向下按压或向前托顶，来纠正骨折的前后移位。

（2）前后移位者，术者以一手拇指或拳顶顶住会阴偏前方或偏后方，一手置于大转子后或前方，双下肢伸直，伤肢外展30°，施加牵引至双下肢等长，再使伤肢于轻度抖动后内旋20°，术者双手逆其远端移位方向，于抖动的同时相向施力，随即内收至中立位，或略外展，叩击双转子使骨折嵌插，多数可获得满意复位。

3. 复位顺序　先纠正重叠移位，恢复颈干角，然后纠正旋转移位，最后纠正前后移位。

五、内翻捺正法

（一）适应证

1.胫骨外髁劈裂、塌陷骨折。

2.新鲜闭合性损伤，中心塌陷≤1cm 的部分关节内压缩骨折。

3.无合并血管，神经损伤。

（二）操作方法

1. 分神复位　患者取仰卧位，术者以揉、擦手法在膝部施术，以消肿化瘀；

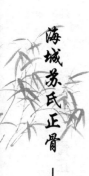

调整呼吸促气运行，转移注意力。用点按法，取髀关、伏兔、阳陵泉、足三里等穴，使之有得气感，以镇痛麻醉。然后嘱患者做深呼吸运动，以畅气分神。

2. 内翻捺正　一助手持患肢足踝部，二助手固定膝上，持续牵引，牵引力量约 160±10N。三助手一手扶膝关节内侧，一手持小腿，缓缓内翻膝关节 10° 左右，利用关节囊及韧带的张力使下移的骨块复位，术者双手持胫骨髁部，以双拇指推按外髁骨块，压力约为 6.2±0.5 kg，消除残余移位。

3. 复位顺序　先纠正骨块的下移移位，再纠正分离移位。

六、外翻捺正法

（一）适应证

1. 胫骨内髁劈裂、塌陷骨折。
2. 新鲜闭合性损伤，中心塌陷 ≤ 1cm 的部分关节内压缩骨折。
3. 无合并血管、神经损伤。

（二）操作方法

1. 分神复位　同苏氏内翻捺正法。

2. 外翻捺正　一助手持患肢足踝部，二助手固定膝上，持续牵引，牵引力量约 160±10N。三助手一手扶膝关节外侧，一手持小腿，缓缓外翻膝关节 10° 左右，利用关节囊及韧带的张力使下移的骨块复位，术者双手持胫骨髁部，以双拇指推按内髁骨块，压力约为 6.2±0.5 kg，消除残余移位。

3. 复位顺序　先纠正骨块的下移移位，再纠正分离移位。

七、拔伸旋转合拢法

（一）适应证

1. 胫骨内外髁劈裂骨折。
2. 新鲜闭合性损伤，中心塌陷 ≤ 1cm 的部分关节内压缩骨折。
3. 无合并血管、神经损伤。

（二）操作方法

1. 分神复位　同苏氏内翻捺正法。

2. 拔伸旋转合拢　一助手持患肢足踝部，二助手固定膝上，持续牵引，牵引力量约 160±10N。术者双手环抱膝部，用力合拢，压力约为 6.2±0.5 kg，同时助手牵引时缓缓内外旋转胫骨远端，纠正骨块旋转移位，使分离骨片复位，如内外侧骨块略低于对侧，则应用捺正法纠正残余移位。

3. 复位顺序 先纠正骨块的下移移位，再纠正旋转移位及分离移位。

八、经皮撬拨复位技术

（一）经皮撬拨复位技术的定义

经皮撬拨复位技术又称经皮穿刺，对应用手法不易整复的撕脱骨折、关节邻近骨折或长骨骨折等，应用撬拨器械穿过皮肤和其他软组织、对骨折块、关节或长骨骨折等用撬拨器械使骨折达到复位即为经皮撬拨复位。

（二）撬拨复位器具

经皮撬拨复位常用的器具：克氏针、斯氏针、骨膜剥离器、骨钩、H氏牵开器、自制专用撬拨器等。

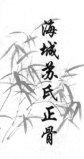

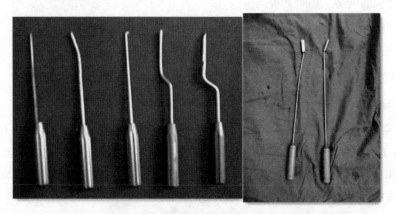

图 3-1-1　本医院自制撬拨器、顶棒杆部可根据需要的角度进行弯曲

（三）经皮撬拨复位技术的原理

经皮撬拨复位技术主要是根据病史、临床和 X 线检查，通过对骨折损伤机理和骨折类型进行分析后，根据骨折的形态和骨折块移位情况，在手法复位的基础上利用撬拨器对骨块施加的推拉、挑拨、撬抬等力量，使骨折、脱位复位。其技术原理大致可以归纳为五类。

1. 推拉 撬拨器穿过皮肤，直接抵住骨折块或钩住骨块，逆骨折移位方向推顶、回拉骨块，使之回复原位。推顶时应注意着力点和用力方向，一般在松质骨区使用头部较宽且平的自制撬拨器或骨圆针尾端圆钝部顶推骨片，以防穿透骨质，造成骨块碎裂；在皮质骨骨片复位时可以使用圆针尖推顶骨片，但应注意掌握进针的深度、方向，以免误伤周围血管、神经等软组织。此法适用于分离移位的撕脱性骨折、长骨干骨折有较大的游离骨片、关节面塌陷骨折、肱骨小头冠状位骨折的复位。

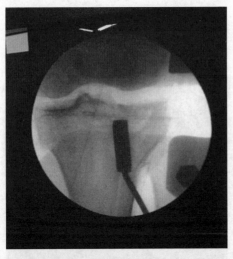

图 3-1-2　胫骨平台骨折利用顶棒将塌陷的关节面骨块顶起，复位

2. 撬抬　撬拨器经皮插入骨组织或骨折间隙，一直到塌陷骨折片的软骨下骨板区，利用撬抬力，将骨折片撬回原位。此法适用关节面塌陷骨折，如胫骨平台塌陷骨折、跟骨骨折等。

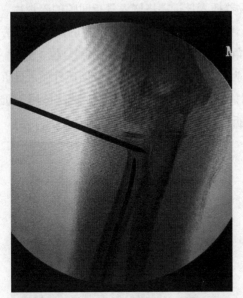

图 3-1-3　克氏针插入骨折端，向上抬起，将倾斜的桡骨小头复位

3. 杠杆原理　撬拨器插入骨折端，利用杠杆力使撬拨器对骨折两端产生反向移动，纠正重叠移位，解除骨折端嵌入或关节脱位的交锁状态，以完成复位。此法适用于骨干骨折重叠移位或骨折端骨峰嵌插或呈交锁状态的关节脱位，如腕部经舟骨月骨周围脱位等，上述情况难以手法复位，后者可通过撬拨复位收到事半功倍的效果。

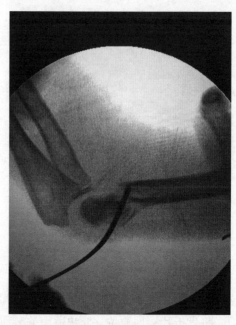

图 3-1-4　克氏针插入骨折端；利用杠杆力肱骨髁上骨折重叠、旋转移位

4. 挑拨　撬拨器插入骨折端将嵌入骨折间隙的碎骨片、肌腱、韧带、骨膜等软组织，挑拨出骨折端，消除阻碍骨折复位的因素。此法多用于内踝骨折，将嵌入骨折端的三角韧带残端挑出，使骨块顺利复位、愈合。

5. 摇杆　也称为方向盘技术，将克氏针或斯氏针插入骨折块中，把持住骨块，通过移动针体来调整骨折块的位置使其复位。此法适用于肌腱、韧带附着处的撕脱骨折、跟骨骨折、股骨颈头下型骨折的复位治疗。

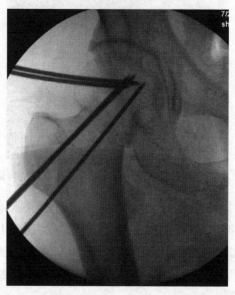

　图 3-1-5　克氏针插入股骨头骨折块，通过移动针体纠正股骨头的翻转、旋转移位

撬拨复位前需要对撬拨的骨折片位置、进针部位、方向和深度等预先有充分估计。同时，操作人员要有一定解剖知识，避免损伤重要的神经、血管等。

某些操作步骤需牵引和手法配合。如肱骨髁间骨折，应在手法或者牵引下行撬拨复位；跟骨丘部骨折，用撬拨器撬起丘部塌陷骨折片后，再用手法整复外侧壁劈裂和外向的移位。

进针位置应离开重要神经和血管。皮肤针孔尽可能离骨折间隙较远，以减少感染的可能性。在 C 型臂 X 线机的辅助下，调整进针方向和深度，对准骨折片，给予撬拨复位，完成复位后，进行微创内固定、外固定器固定，或经皮骨圆针内固定、拔除撬拨复位器，皮肤表面创口小于 0.5cm 的不需缝合，但需在碘伏消毒后用敷料包扎好，避免创口感染。

（四）经皮撬拨复位的适应证

1. 软组织嵌入骨折、脱位间隙，阻碍复位，如骨折端刺入肌肉组织中；内踝骨折，破裂的三角韧带卷入骨折间隙等，可用骨圆针挑拨，逸出嵌入物，有利于骨折、脱位的复位。

2. 前臂、小腿单骨骨折，如尺骨或桡骨骨折，因骨间膜，上、下尺桡联合韧带的限制；胫骨或腓骨骨折因上、下胫腓联合韧带的限制，手法复位难以纠正骨折端的重叠移位。

3. 骨折部位较表浅，手指可触及，但不易用手法复位。例如跟骨的内外两侧骨突骨折，骨折片嵌入结节部的松质骨内。

4. 肌肉、韧带附着部的撕脱骨折，由于软组织牵拉移位，而且骨块较小，手法复位难以奏效，克氏针插入骨折块中，把持骨块进行复位。如尺骨茎突骨折、髂前上棘骨折，肱骨内、外上髁骨折，胫骨结节骨折等。

5. 关节内骨折，关节面塌陷，骨折块无软组织附着，手法仅能间接牵拉骨折片的周围韧带和关节囊，难以通过软组织铰链作用复位塌陷的关节面，如跟骨骨折、胫骨平台骨折、肱骨近端骨折、股骨远端骨折等，可撬拨抬起关节面。

6. 关节脱位呈交锁状态，如经舟骨月骨周围脱位、月骨脱位等，可用骨圆针插入交锁的骨端，予以撬拨，解脱骨端交锁，再配合手法使其复位。

7. 骨折片位置较深，无韧带和较坚强的关节囊附着，手法间接牵拉对骨折片常无作用，如股骨颈头下骨折、肱骨小头冠状位骨折。

8. 患者合并较严重的内科疾病，全身情况较差或高龄，不耐受较长时间麻醉和较大的创伤，不宜采用较复杂的切开复位和内固定手术，可通过撬拨复位维持可接受的对位。

9. 局部皮肤及软组织严重损伤，或存在大面积水疱，不宜作切开复位手术，但部分皮肤仍完好，可供进针，进行撬拨复位。

（五）经皮撬拨复位的适应证的选择

1. 骨折、脱位的时间 成人 2 周内的骨折、脱位；儿童尤其是小年龄的儿童 1 周内的骨折，手法整复困难，可考虑撬拨复位；成人 2 周以上、儿童 1 周以上者因软组织挛缩、骨折端纤维连接形成，撬拨复位难以成功，常需切开复位，不推荐撬拨复位。

2. 安全性 四肢骨折断端周围重要的神经、血管较少且位置较恒定，避开其走行区域进行进行撬拨复位，误损神经、血管的概率很低，适合撬拨复位；脊柱骨折，因局部解剖结构较复杂，经皮插入撬拨器至骨折端困难，且距脊髓、神经根太近，误伤概率高等，不宜用此方法。目前齿突骨折撬拨复位的解剖学研究证实，存在插入克氏针的安全区，为寰枢椎骨折撬拨复位的可行性提供了理论性依据。

3. 复位的要求 骨折复位是治疗骨折的重要步骤和方法，骨折对位的好坏，对固定、练功及骨折愈合和功能的恢复有着密切的联系。各部位骨折的复位标准不同，绝大多数骨干部骨折可以接受功能对位，适合撬拨复位；关节内骨折需要解剖或近似解剖复位，部分移位严重的关节内骨折撬拨复位难以完全纠正各方向的移位，恢复关节面的平整和连续，不宜用此方法。因此应详细掌握各部位骨折复位的可接受范围，结合患者骨折的具体情况，判定预期效果，选择的治疗方案。

（六）撬拨复位的禁忌证

1. 陈旧性骨折。成人 2 周以上、儿童 1 周以上者，因软组织挛缩、骨折端纤维连接形成，撬拨复位难以获得理想的复位，盲目、强力撬拨会导致撬拨点骨质塌陷、碎裂、骨质缺损；尤其是儿童骨骺陈旧性损伤，撬拨复位会加重骺板软骨的损伤，导致骺板骨化、骨桥形成、提前闭合，骨发育异常。

2. 患者合并严重的内科疾病，全身情况差或高龄，不能耐受麻醉者。

3. 患者合并较严重的皮肤疾病，伤肢皮肤病损明显，易引发皮肤坏死、感染。

4. 污染较严重的开放性骨折或存在感染征象的骨折：撬拨复位清创不彻底，易残留腔隙，导致术后骨感染、骨髓炎；应充分扩大创口，彻底清创，骨折端充分显露，冲洗，消灭死腔。

5. 骨折端周围有重要的神经、血管等组织通过，易引发副损伤，后果严重的，如颈椎、胸椎骨折、脱位，髋臼骨折。

（七）经皮撬拨复位技术的并发症

单纯应用撬拨复位石膏、夹板等外固定的病例很少，常常结合外固定器、经皮克氏针或钢板、髓内针等进行固定，严格规范操作的并发症不多，文献及

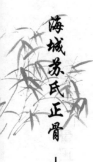

海城苏氏正骨——苏继承骨伤特色经验撷粹

临床很少有此方面的报道，主要并发症是感染，误损血管、神经，撬碎骨折端、撬拨器进入处皮肤撕裂等。

1. 感染　撬拨复位使用的撬拨器械多为克氏针、骨膜剥离器、骨钩、H 氏撑开器等直径较小的器具，只需 0.5 ~ 2.0cm 的切口且通过软组织较健康的区域，创伤小，感染的概率低，偶见骨折周围皮肤及皮下组织不健康情况下，撬拨区皮肤坏死及经皮固定的针道感染或插入髓内针、钢板的切口感染。从文献中难以确定撬拨复位创口感染的确切发生率。撬拨复位经皮穿针发生感染的总体百分率 0.5% ~ 4.7%，严重感染 2% 以下。随着围手术期各项技术的不断提高，发生率逐渐下降。一旦发生感染，应根据感染程度采取针对性措施。浅层感染且范围较小，分泌物少的创面，一般经局部换药就会愈合，很少需要特殊处理。深层感染需要根据感染的范围、分泌物的量、菌培养检查的结果、患者全身症状等具体情况采取清创引流、皮瓣覆盖、固定物取出、应用敏感抗生素等积极措施进行处理，尽快控制感染，尽早关闭创面，避免肌腱、骨折外露引发的肌腱坏死、骨感染、骨髓炎等不良后果。

感染的原因及预防措施如下。

①细菌侵入：主要原因是撬拨复位操作时无菌技术不严格导致病菌侵入，在开放性骨折及感染性骨折的操作过程中，将清创器械与骨折撬拨复位穿针用的器械混淆使用，易导致感染。因此，清创器械与骨折复位穿针骨外固定的器械应分开，并在清创术后更换已污染的敷料，术者更换手套，撬拨点、穿针处皮肤重新认真消毒，再行撬拨穿针操作。

②撬拨器进入处软组织损伤：撬拨器经皮肤插入骨折端或骨折块的过程中及移动撬拨器是骨折复位时，对软组织产生切割、挤压，造成组织损伤，也可引起软组织血运伤害，导致组织缺血、坏死。为避免上述损伤，撬拨器进入处做 1 ~ 2cm 的切口，止血钳分离至骨折端后再插入撬拨器，避免暴力插入撬拨器。骨折复位固定后拔出撬拨器，创口应彻底清创、止血、冲洗后再缝合，否则易引起创口内皮下积血、组织坏死，导致感染。

③撬拨器进入处软组织不健康：在皮肤、皮下组织碾挫伤、水疱、皮下血肿处或感染创面、污染严重，清创不彻底的创口附近插入撬拨器进行撬拨复位，均易引发组织坏死、感染，应在组织处健康处进行撬拨复位操作。

2. 误损血管、神经　按技术规范操作可以避开重要血管、神经，误伤概率很低。在某些危险区域进行撬拨复位时应十分小心，一旦发生损伤，后果严重，特别是桡神经、股动脉、股神经、胫前动脉、腓深神经都是较容易损伤的组织。术者应熟悉各部位重要血管、神经、肌腱的体表投影及走行部位，操作时避开重要组织。

误损的处理及预防措施如下。

①血管损伤的处理：皮下浅静脉、肌肉的供养小血管较丰富，有一定的损伤概率。一旦拔出撬拨器械后创口有活动性出血，应对出血量、出血性质进行判断，并采取相应的措施。出血量较少，血色深红，压迫创口远侧停止出血，为小静脉出血，加压包扎即可止血，一般不需扩大创口止血；出血量较多，应扩大创口，探查出血点，静脉或小动脉出血应彻底结扎止血，防止术后局部血肿形成；若为重要动脉损伤，应根据损伤的血管对供血区组织的损害程度及患者实际情况（如年龄、工作需要、生活环境等）决定是否进行血管吻合。

②神经损伤的处理：多数为牵拉、挤压致神经一过性麻痹，神经断裂的情况很少发生。文献未见此类并发症的报道，笔者单位未有此类情况的发生。绝大多数患者2～3个月可自行恢复，需要神经探查修复的情况较少。一旦术后发现神经麻痹症状，应用神经营养剂、针灸治疗等促进神经恢复，同时注意神经支配肌肉区关节功能位制动及被动活动训练，预防组织挛缩、关节僵硬。保守治疗2～3个月神经症状无明显恢复者，行肌电图检查，判定神经损伤的程度，必要时行神经探查修复术。

③误损的预防：危险区域进行撬拨复位时应先在X线透视下定位，选择合适的撬拨点，以尖刀切开皮肤，止血钳钝性分离皮下、肌肉组织至骨折端，沿已分开的软组织通道插入钝头的撬拨器，配合手法牵引增大骨折间隙，便于撬拨器插入骨折端合适的位置，轻柔、稳定地移动撬拨器。切忌以克氏针尖端反复、直接刺入骨折端，盲目进行撬拨。熟练掌握骨折周围神经、血管解剖位置，严格规范操作，控制撬拨器械进入的位置、方向和深度是避免误伤血管、神经的关键。

3. 撬碎骨折端 儿童、老年人、骨质疏松的患者及干骺端松质骨骨折因断端骨质强度较低，拨撬时易发生撬拨点骨质塌陷，形成局部骨缺损；斜形、螺旋形骨折因骨峰处皮质薄，拨撬时易发生撬拨点皮质碎裂。另外，术前骨折端存在不完全骨折线，拨撬复位时骨片受到力，可造成骨片完全骨折甚至移位。因此，术前详细阅片，怀疑断端存在不全骨折片时应复查CT进行确认，术中对骨片采取必要的保护措施，如克氏针临时固定骨片，撬拨点避开骨片。骨折端骨质强度较低的病例，在撬拨时尽量选择头部较宽的撬拨器，如骨膜剥离器、特制撬拨器、多枚斯氏针等，增加撬拨器与骨质的接触面积，减轻撬拨点骨质塌陷及碎裂，同时配合手法复位，轻柔、缓慢地移动撬拨器进行复位，避免强力、盲目撬拨等。

4. 撬拨器进入处皮肤撕裂 常见跟骨、胫骨内侧、手足背部等皮肤延展性较差且皮下组织较薄处。上述部位发生骨折时因骨折移位造成皮下组织剥脱，撬拨过程中移动撬拨器对皮肤、软组织产生切割，可造成局部皮肤撕裂，创口

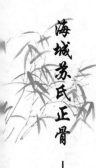

扩大。拔出撬拨器后创面冲洗、缝合，加压包扎，大多创口一期愈合，少数软组织挫伤较重的患者二期愈合。术前应对骨折局部软组织情况进行认真评估，术中X线定位，尽量避开软组织不健康的区域，选择组织健康的区域作为撬拨进入点。

5. 复位不全 经皮撬拨复位为间接复位技术，非直视下复位不必强求解剖复位，常常会残留一定范围的移位。虽然撬拨复位不要求达到解剖学或接近解剖学对位，但是需要达到功能性对位。对于老年或体弱及有慢性病的患者，骨折后对位差点是可以接受的，骨折愈合后，虽然有轻度畸形，只要关节活动好，能够自理生活即可。儿童伤员因塑形力强，要求标准与成人不同，可接受对位的范围较宽。因此需要熟练掌握各部位骨折可以接受的对位，作为术中评定骨折复位效果的参考指标，一旦撬拨复位无法达到可以接受的对位时应改为切开复位，以免因骨折复位差影响骨折愈合、关节功能恢复，造成肢体畸形等不良后果。

九、牵引斜扳按压法

（一）适应证

1. 单纯胸腰椎的新鲜骨折患者。
2. X线片显示椎体压缩小于30%。骨折节段：T10–L3。
3. 爆裂型骨折，骨块后移位不超过椎管1/3。
4. 除外病理骨折。

（二）操作方法

患者俯卧于硬板床，两手抓住床头，助手立于床头，两手把持腋窝处，另两助手分别立于足侧，双手握住踝部，三助手同时用力，逐渐牵引，到达一定程度后，足侧助手逐渐将双下肢提起，使肢体略悬离床面，示肌肉松弛、椎间隙及前纵韧带被拉开后，术者双手重叠，压于骨折后突部位，用力下压，将压缩的椎体拉开，同时后突畸形得以平复，再加之斜扳法，使骨折部的旋转移位得以恢复；对残余畸形，特别是对脊柱向侧方成角畸形者，可采用斜扳法，术者一手固定患处，并向腹侧施加推力，另一手握于髂前下棘处，向背侧扳3~5次，使骨折引起的后纵韧带紧张对骨块有复位趋势。

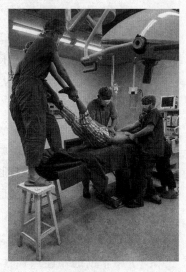

图 3-1-7

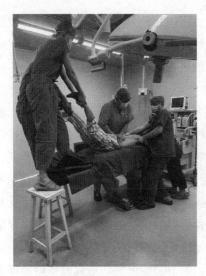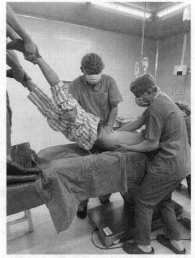

图 3-1-8　　　　　　　　　　　　　　　图 3-1-9

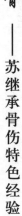

十、膝顶旋腰复位法

（一）适应证

1. 腰椎间盘突出症。

2. 腰椎小关节错缝。

（二）操作方法

1. 施术前准备　患者坐位，双腿叉开与肩同宽，行苏氏正骨吐纳功，调整呼吸，闭目入静。术者站于患者背侧，先依头面、肩臂、胸腰的顺序点穴按摩（穴位：百会、太阳、风府、风池、肩井）。使肌肉松弛、疼痛缓解后，一手扶患者头顶，一手扶下颌，左右摇头并旋转 2～3 分钟。然后令患者双手上举，两手交叉抱于头后侧。助手站在患者面前压迫其双下肢，固定骨盆。

2. 手法操作　术者双手从其腋下伸过，环抱胸前。然后用膝顶腰痛点，并以此为轴，用力上提牵拉 1～2 分钟，在上提牵引的同时，左右旋转腰部 60°～90°，范围由小至大，反复 6～8 次。接着膝顶在患椎棘突水平线上，两手扳患者双肩后仰 3 次，同时嘱患者用力咳嗽，听到响声或有复位感，腰痛立即缓解，即告复位。手法推拿膝顶旋腰法之后，患者俯卧于床上，行点穴按摩手法（风池、风府、肾俞、腰眼、环跳、委中、承山），每穴点 1 分钟左右。接着弹拨患侧腰肌，理顺棘上韧带，拨正棘突及椎间隙。从上到下反复 3～5 次。

3. 手法操作要点及注意事项

（1）施术前的循经点穴具有松弛紧张肌肉的作用，可充分发挥手法的有效性；注意患者保持入静、完全放松的状态极为重要。

（2）施术中，膝顶位置要准确，因为痛点即旋转点，位置的偏差可导致疗效差异。注意事项：施术过程中可嘱患者咳嗽，腹压的骤然变化可增加复位的效果。

（3）施术后穴位点按及理筋手法可减轻痛点周围肌肉的充血、水肿状态，达到活血通络的目的。注意事项：施术后告知患者尽量平卧于硬板床，减少下地活动1周，充分巩固疗效。

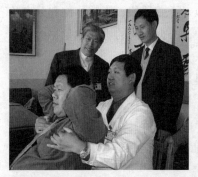

图3-1-10　苏玉新先生指导年轻时的苏继承医师做苏氏膝顶旋腰整复手法

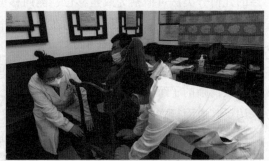

图3-1-11　时下苏继承教授为患者做传统的苏氏正骨手法——膝顶旋腰手法

第二节　微创骨科的理念

一、穿针外固定疗法的应用

近年来，我国骨伤科有了较快发展，具体表现在专科医院大量增加，分科越来越细，专业医师明显增多，各种学术交流活动经常召开，公开发行学术文章的期刊质量、数量都有很大提高，呈现出一片繁荣景象，为未来骨科的发展奠定了基础，那么21世纪我国骨科的发展趋势是什么呢？就创伤领域内，纵观我院的发展历程，走发展具有中医特色的伤科和中西医结合治疗创伤是我院骨科发展的必由之路。

在骨折治疗上，中西医方法不同，目的相同，就是要恢复人体原有的生理结构。新中国成立初期，广大农村和中小城市大多数是中医，仅在大中城市少数西医医院有骨科，本院苏氏正骨创始人苏相良先生当时整骨就是依靠人的固有感觉器官，发挥人的本能，靠眼看、耳听、手摸和对比测量等方法来诊断，应用巧妙的手法将骨折整复，在骨折局部施用夹板固定，局部及全身用药，鼓励患者早期功能活动，从而形成了海城正骨独特的流派。

在苏继承教授指导下，三针锁针加压器治疗股骨颈骨折、粗隆间骨折是我院首选的治疗方法。复位固定器的治疗适应证很广，包括四肢长骨不稳定性新鲜骨折，如股骨干骨折、胫腓骨骨折、前臂双骨折、孟氏骨折、盖氏骨折等；四肢开放性或开放感染性骨折；四肢陈旧性骨折，即畸形愈合、迟延愈合、不愈合骨折和肢体短缩畸形需矫正者。

骨折是外力造成的，因此力的大小、方向、作用点、作用方式直接影响着骨折部位、程度和移位方向。骨折后移位方向虽可呈现出多种多样，但按机械性的几何分类法可概括为成角移位、侧向移位、重叠移位、旋转移位和分离移位五种类型。根据上述认识，我们在治疗当中，根据不同的机械和生物力学原理进行骨折复位。

复位是恢复骨折端解剖学位置的方法，但是首先需对骨折的移位形态与过程有较清晰的了解，只有了解清楚受伤机理、移位形态，那么按照移位过程，采用反其道而行之的作法，复位就容易成功。由于骨折复位固定器所采用的是螺杆机械形式牵引，利用克氏针间的扭矩结构能对成角、重叠、旋转等进行纠正，因此收到调整灵活的效果，这是它的重要特点。

固定是为保持整复后骨折端的位置相对稳定而采取的措施。古今中外在骨折的固定方法上积累了宝贵经验。骨折复位固定器所采用的固定形式是各形压板、衬垫、螺杆结构，利用螺杆、螺纹的闭锁作用，能很有效地固定骨折端，保持其位置的相对稳定。又由于调节方便，可将要点交给伤员，因此固定方法能更好地应用。

固定器在生物力学上通常包括下列几种情况，即轴向牵引力（或压缩力），包括克氏针的弹力；径向加各形压板压力；针间扭矩；衬垫、压板、螺杆、滑轨间的弹性回位力；肌肉舒缩活动的内在动力。

股骨颈骨折采用三针锁针加压器固定治疗可以使患者离床早，合并症少。但是由于老年患者体弱，骨折后长期卧床，易引起危及生命的合并症，如坠积性肺炎、血管栓塞、泌尿感染和褥疮等，因此要注意如下的护理要点。

要注意老年合并症的发生。外固定器有无松动及针道有无渗血。注意观察患肢血运情况。首先要做好手术前的护理，做好患者的心理护理，解除其思想顾虑，并讲述穿针外固定疗法的优点，做好术前准备。用毛巾擦浴，然后再用皂水清洗患处，备皮要洁净，清毒局部后包扎好无菌巾，以防术后感染。手术后要加强对术后患者的观察，患者取平卧位，患肢抬高，呈中立位，外展30°角，禁止屈曲位、内收侧卧位。术后过4小时，嘱患者可做股四头肌活动，背伸跖屈法，配合气功，主动咳嗽排痰。根据实际情况，1周后患者可扶双拐离床活动。观察针道有无渗血，外固定器有无松动，患肢血运情况、肿胀情况。术后要定期给患者翻身、叩背，保持床铺整洁、无皱纹，对骨突出部位垫气垫，以防褥疮发生。

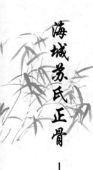

海城苏氏正骨——苏继承骨伤特色经验撷粹

夹板固定对骨断端血运无干扰，对肢体外形无损伤，简单、安全，符合骨折自身的正常愈合过程，容易为患者所接受，是首选的治疗方法，对于不适合夹板固定的某些开放、多发骨折，可用穿针外固定，作为对前者的补充，对于内固定应该严格掌握适应证。

手术内固定必须稳定、可靠，这样才有利于骨折愈合，有利于血管、神经损伤的修复，有利于预防后遗症的发生，有利于少数不适于长期卧床的患者早期离床活动。要正确处理固定与活动的辨证关系，把固定与活动的不利因素控制在最低限度，把有利因素尽可能加以发挥。固定从肢体能活动的目标出发，而活动又以不影响骨折端的稳定为限度，从这一观点出发，合理运用现有的骨折固定方法，探索新的治疗骨折的方法。

苏继承教授认为，中医是古代劳动人民从事农业、手工业基础上自身医疗保护逐渐形成的，它没有与现代医学结合，保持原来的古老传统，看起来原始落后，但在长期的医疗实践中形成了一套独特的医疗体系和治疗原则，积累了丰富的经验，而且在对疾病的认识上，一直保持着辨证唯物观点，总体说来是唯物的、正确的。不足的是，它不能对客观事物进行相对更加深入细致的说明。

西医应用石膏做外固定传入我国已有百余年历史，石膏能较好地塑形，并能很好地迅速定形，适合多种骨折整复后固定的需要。一部分医学同仁采用石膏固定骨折已是轻车熟路，故对小夹板能固定骨折持有怀疑态度。我们认为，小夹板固定符合力学理论，即小夹板固定具有布带约束力、纸压垫应力、肢体重力、肌肉收缩内在动力和必要牵引力所组成的外固定力学系统。随着研究的不断深化，又有学者提出了骨折端啮合力、骨折周围软组织对维持固定的重要性等新观点，把传统的中医正骨固定经验，上升到理性认识的高度。

AO学会提出治疗骨折的4项原则，骨折块特别是关节内骨折的解剖复位；设计稳定可靠的内固定，能满足局部生物力学的要求；用无创技术保留骨折块和软组织血运；骨折附近的肌肉和关节早期主动和无痛活动，防止骨折病的发生。此观点经过了长时间的验证，问题是如何掌握适应证和应用技术。

加压钢板技术是建立在骨折一期愈合的理论基础上，对维持骨折端的解剖位置，允许患者早期活动，无疑优于其他手术方法，但是它的缺点也越来越被人们所认识，主要是干扰血运，有感染的危险，强硬的钢板替代了骨折处的生理应力，造成钢板下的骨质疏松萎缩、再发性骨折等。我院使用钢板内固定有严格的限制，除了采用如HDS、HCS和L型钢板外，较常用的是穿针外固定或髓内固定技术。引起内固定失败的原因，我们认为医疗因素是主要的，术者缺乏内固定认识，未遵循内固定的基本原则，以致术中操作不当，引起骨不愈合。具体类型包括：①钢板过短，如有的用4孔钢板，仅用上下2枚螺钉固定，螺钉末穿过对侧骨皮质。②选材不当，如股骨远端应用普通髓内针。③未遵循张力侧固定原则。④术者操作粗暴。⑤粉碎骨折骨缺损，未及时一期植骨，骨折固定不牢，再移位而不愈合。⑥感染增加骨折端的坏死，导致骨不愈合。⑦过分依赖内固定而不用外固定，或外固定不合理，过早拆除内固定进行功能锻炼。⑧手术器材缺损，内固定材料质量低劣。

二、穿针外固定疗法的评价

从 20 世纪 80 年代开始，苏玉新主任医师开始广泛应用结构简单的外固定支架，如中国中医研究院骨伤科研究所孟和教授的骨折复位外固定器、上海第六人民医院于仲嘉教授的单侧多功能外固定器等。苏继承教授在总结其经验的基础上广泛应用于临床，1995—2005 年末不完全统计，治疗股骨颈骨折、粗隆间骨折约 3200 余例，优良率 80% 以上。穿针外固定是半介入疗法，它是将复位后的骨体保持几何位置相对不变而达到骨愈合，此方法从生物力学、生物学、伤口处理和功能恢复等诸方面入手，为解决同期治疗多种组织损伤与功能重建的矛盾创建了有力条件，使恰当的治疗原则得到了有效贯彻，使很多棘手的问题变得简单。

尽管如此，这种方法也存在着一些问题，如针道感染；过粗的穿针导致针道周围的应力骨折；过于强硬的支架系统会发生较大的应力遮挡作用，从而造成延迟愈合或再骨折；某些部位限制穿针外固定的应用等等。目前上述问题正在进行研究加以克服。

中医和西医治疗骨折都不外是先复位、再固定、后活动，而骨折复位固定器疗法，是集整复、固定、活动为一体的新方法。中西医结合治疗骨折具有不开刀、痛苦小、疗效好、费用低、疗程短等优点，因而受到社会赞许，也为西医同行所认同，并正在走向国外骨科领域。骨科复位固定器疗法是中西医结合的成果，它突破了传统中医与西医思维方式的束缚，吸取中西医之长并加以发挥，在治疗手段上进入了新时期。经过几十年中西医结合实践与研究，在临床与基础方面的经验积累逐渐丰富之后，发展起来的中国骨折复位固定器及其疗法，与中医传统正骨疗法相比，无论在整复、固定、活动、用药等方面，虽然都发生了很大变化，在适应证、疗效、疗程方面都有了很大发展与提高，但就核心思想内涵而言，还始终坚持着东方医学整体疗法的思维模式与现代科学技术紧密结合的原则。

带锁式髓内钉近年来在临床获得广泛应用，因其操作安全，固定可靠，可早期负重，进行关节功能锻炼，尤其是具有抗旋转和纵向固定，防止骨折处短缩，恢复肢体长度的优势，因此是股骨、胫骨多段粉碎性骨折的最佳治疗方法。髓内钉曾长期应用于长骨干骨折，为克服其不能防止旋转的缺点，采用带锁式

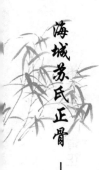

海城苏氏正骨——苏继承骨伤特色经验撷粹

髓内钉，闭合或开放插入，可大大提高其稳定性。本院曾在 2000 年报告：应用带锁式髓内钉治疗长骨干骨折 42 例，优良率达 97.6%。

中空松质骨螺钉主要优点为螺钉的中空结构可穿入导针，在手术中先以导针定位，然后螺钉穿过导针再拧入骨内，提高了操作的准确性。该钉适合于任何松质骨骨折的固定，尤在股骨颈骨折的治疗中更显示其优越性。其优点是对骨折端加压可靠，固定稳定及手术操作简便。本院曾报告：（2002 年）应用中空螺钉治疗股骨颈骨折 34 例，优良率达 90% 以上。

可吸收钉用于不负重的骨和关节，修复局部的功能，减少二次手术痛苦。

目前，骨折的治疗标准日益提高，伤情也日趋复杂，对骨折固定的方法选择也越来越严格，我们认为理想的方法应该是维持最理想的骨折位置直至愈合。适应不同愈合时期骨折端的应力状态，不干扰骨折处的血运，患者在治疗期间能够生活自理。

骨骼是人体活动的杠杆，有强大的再生和塑形改建能力，骨折固定只是为骨折愈合提供条件，骨折能否较快愈合，关键在于活动，活动不仅是治疗骨折的目的，也是手段。由于肢体能活动，一般说来肢体血运良好，骨折愈合快，功能恢复得好，延迟愈合或不愈合等的合并症很少发生，但对一些难以整复、不易固定的骨折，骨折对位差，往往会造成畸形愈合，影响肢体的外形和功能恢复。任何一种固定方法都有其可取之处，也必然存在着某些缺陷，不可能是完美无缺的。骨折的情况十分复杂，可能在这种情况下适用的方法，在另一种情况下则不妥。即使是对某种骨折最有效的方法，也同样会有些不足。因此，对固定方法的选择只能有一个原则——取长补短，选择的依据是对各种固定方法优缺点的全面了解和比较，对具体病例的全面认识与分析。

骨折治疗大体分手术、非手术及介于二者之间的半介入疗法，都各有其适应证，应根据具体情况、设备条件和技术能力辨证施治。通过多年的临床实践，我们认为：各种骨折治疗方法均有其优缺点和适应证。假如非手术方法能取得较好的效果，一定以非手术疗法为主，在临床实践中应该严格掌握手术适应证，采用中西医结合方法治疗骨折是目前比较理想的方法。手术也是一种创伤，要破坏部分骨折部位的血运，把闭合骨折变成开放骨折，总会发生一些合并症，带来一些不良后果，在现有条件下更要慎重，这就是中西医结合的基础。随着交通、工矿和运动事故的增多，创伤骨折也愈见增多，其特点是复合伤多、开放伤多、伤情严重、并发症多，要求紧急抢救和多学科医师通力合作，在正确处理复合伤同时，合理选择骨折固定方法。

国内外对股骨颈骨折的治疗，常采用的疗法有闭合复位空心拉力钉内固定术、闭合复位重建钉内固定术等术式，而对于陈旧性股骨颈骨折及股骨颈严重粉碎性骨折的高龄患者则常采用髋关节置换术、股骨头置换术等。然而上述方法常由于手术指征严格、医疗费用昂贵及术中、术后并发症多而使多数患者难以接受。本疗法创伤小，术后骨折端固定牢靠，可早期离床，极其符合老年骨折患者合并症多、无法耐受重大手术创伤及长期卧床的特点。其采用的骨折复位固定器具有设计合理、结构紧密、制造精确、体积小、重量轻、转动灵活、使用方便、固定牢靠的特点。此器械具有中西医结合治疗骨折的优点，符合动态平衡原理和生物力学原理。它先用两枚直径 3.5mm 螺纹克氏针，钻入骨折端固定，由于针体变形较小，整个固定器的空间结构形成一个多功能组合式的几何不变体系，使断端加压，紧密接触，颈干角恢复而有利于骨折早期愈合。

尽管本组疗法治疗老年股骨颈骨折具有上述诸多优点，但是以下问题必须予以注意。

①首先是对针道的护理。由于外固定器为一个"半介入"的固定物，其造成了骨质内环境直接与软组织外环境相通，这就为细菌侵入创造了一个天然的通路，故为了防止针道感染而致手术失效，术后护理显得重要且繁琐，在外固定器拆除前都必须得定期换药。

②其次由于外固定器是通过多关节螺纹钉连接而成的固定物，随着固定时间的延长，各关节螺钉可能松动，而且根据骨折各期愈合阶段骨折端对应力的不同要求等原因，必然得定期调整，才能使固定效果达到最佳。

③术后针体松动问题。由于术后反复的关节功能训练，极易导致针体松动甚至脱针现象。所以对于所使用的固定针末端一定要带有螺纹，以增加针、骨间的把持力。

④术后功能锻炼问题，由于远端的固定钉穿过髂胫束，术后功能锻炼时膝关节必然紧张、疼痛，且靠近关节的针道也常由于长期反复的关节运动而造成针道感染的机率加大。我们常采用通过在远端针眼处对髂胫束行"十"字形切开，造成外小、内大潜在大切口，以及在钻入远端固定针的同时屈曲膝关节的办法，在一定程度上减少上述麻烦。

骨折治疗的一般原则是复位、固定、功能锻炼、药物治疗。老年骨折也不例外，但具体方法上，老年骨折宜简不宜繁，能闭合整复的不用开放复位，能用夹板固定的不用石膏固定，能用简单固定的不用复杂固定，以尽量减少并发症，避免加重其他疾病，这也是老年骨折病理特点和康复要求所决定的。

对于股骨颈骨折来说，有时骨折本身的治疗不是主要问题，而对各种并发症的预防和处理却是治疗的主要内容。因此，除选择最佳治疗方案、尽量缩短卧床的时间外，还应加强护理和多学科合作，积极处理其他疾病，促进患者康复。

三、苏氏正骨与孟氏疗法的完美结合

中医骨伤科是中医药的一颗明珠，具有独特的理论和良好的疗效。方法简便，效果突出，患者痛苦少，医疗费用低，很少留有后遗症，是简、便、廉、效、验的好疗法。在广袤的国土上孕育了不少具有地方特色的骨伤流派，这些流派在祖传心授的过程中，不断发展，日益成熟完善，在当地群众中享有很高的声誉。苏氏正骨正是源于此，凭借精湛医术，逐渐形成的正骨流派。

1982年4月，海城市正骨医院参加了由吉林省卫生厅举办的"全国骨伤科外固定培训班"。6月，中国中医研究院骨伤科研究所孟和教授应苏玉新院长邀请来院参观考察，传授骨科复位固定器疗法，此后苏氏正骨与孟氏疗法两者之间完美结合，成为海城市正骨医院新的医疗特色。1986年，海城正骨医院被确立为"全国骨伤科外固定学会辽宁分会"驻会单位，先后举办两期省内骨科外固定疗法培训班。医院由此发生了历史性的转变。医疗范围逐步扩大，疗效水平也逐年提高，由只有几十张病床、见血不能治的小型综合医院，变成了可以治疗各种类型骨折及复合型创伤（包括颅脑、胸腹、泌尿系损伤）的科室完备的较大型专科医院，拥有400余张骨科病床，集医、教、研为一体，是"辽宁省交通创伤海城急救中心""全国中医老年骨折病重点专科"，并承担海城市"120"急救任务。

苏氏正骨以中医传统理论为基础，广泛吸取各家之长，融汇中西医为一体，特别是积极"嫁接"大量国内新成果，理论上有所创新，疗法上有所突破，疗效更加提高，苏氏正骨与孟氏疗法（即骨科复位固定技术）的完美结合是比较成功的。1992年，卫生部将"苏氏正骨法"、中国中医研究院骨伤科研究所的"骨科复位固定器疗法"和上海市第六人民医院的"单侧多功能外固定器应用技术"共同作为"十年百项成果推广计划"之一。

骨折复位以后必须施以有效的固定，否则骨折不能愈合或畸形愈合。传统的苏氏正骨用高粱秆、竹帘再到夹板，通过束带、纸压垫的直接压力和杠杆作用进行固定，用以维持骨折整复后的位置，这种方法一直延用至今。但是其也有局限性和不足之处，如开放性骨折、高度肿胀的骨折和关节附近、关节内骨折等不能用夹板外固定。本法只适用于四肢长骨骨折，管理也较复杂，稍一疏乎，不是松脱就是因为过紧而产生压疮或肌肉缺血性挛缩症。

复位固定器疗法是20世纪70年代发展起来的，随着生物力学和材料力学的发展，外固定材料的改进提高，外固定器械亦逐步形成系列，除颅骨骨折外，各部位骨折均可采用外固定疗法。

孟和教授于1986年首先提出中西医结合骨科治疗的三个原则、四个结合。

三个原则：①无损伤的正确对位；②非侵入性的弹性固定；③生理性无痛性功能锻炼。

四个结合：①复位手法与器械相结合；②固定内外（穿针与压板）力系相结合；③活动主动与被动（自主锻炼与按摩）相结合；④用药内服与外敷相结合。

从而提高了骨折的解剖对位率。

骨科复位固定器疗法治疗范围广，除各类不稳定骨折、感染、开放性骨折外，还可用于部分骨病和畸形矫正术。其疗效优于其他方法，愈合时间提前三分之一，功能恢复亦好。因穿针与压板结合固定，上架后很快可下地进行功能练习。以胫腓骨骨折为例，应用复位固定器治疗，在骨科临床实践中，胫腓骨闭合及开放性骨折的发病率很高，占全身骨折的 9.5%～13.7%，可以发生于任何年龄，常与各种意外事故及灾害有关。一般认为胫骨骨折是一种较大的损伤，中老年人胫骨下 1/3 骨折迟延愈合、骨不连的发病率较高，又因直接暴力较重及采用的治疗方案不当，造成软组织感染、骨感染机会增加，所以，骨折的治疗时间及患肢的功能恢复时间都比较长。显然任何一种治疗方法都不能适合在所有的时间内、各种环境下治疗全部类型的骨折。骨科医生的责任就是要清楚地了解各个治疗系统，以及各种可采用的治疗方法，根据具体情况采用最恰当的治疗。

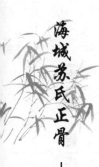

胫腓骨骨折复位固定器结构：由上下两个半环形托板与两个支撑杆构成主架，半环形托板上各有两个克氏针滑动槽，安放四个锁针器，另有四个滑轨及八枚弧形压板。应用时在骨干的两端各穿 1～2 枚克氏针，用于牵引或加压及纠正重叠并旋转畸形，在使用时遵循手法—器械—手法—器械的复位固定原则。

适应证：新鲜开放骨折，伤口超过 2cm，伴有严重的碾挫伤，不能用小夹板或石膏固定，或开放伤口暴露时间较长，失去一期缝合机会者；开放感染骨折，软组织条件较差者，可用穿针外固定，伤口可用中药换药；短螺旋、短斜面、粉碎或多段不稳定型胫腓骨骨折，以及完全移位的横断骨折，也可视为不稳定型；骨折畸形愈合，经手法折断或手术截骨后需较长时间、较大牵引力维持其力线者；骨折迟延愈合及不愈合需加压固定者。

禁忌证：对婴幼儿及青枝骨折或无移位的稳定型骨折患者不需采用穿针外固定治疗。

穿针部位与方法：伤员取平卧位，硬膜外或椎管内神经阻滞麻醉。应急时也可采用局部麻醉。备骨钻及骨锤各一把，3mm 直径克氏针 2 枚。穿针前要在皮肤上将进出针部位以龙胆紫定点划线，近端穿针部位在胫骨结节与腓骨小头连线中点，自外侧向内侧进针，与膝关节面平行，远端穿针部位在外踝上方

3 ～ 8cm，于腓骨的前缘进针，要与踝关节面平行，不得误入关节腔。

骨折复位与器械操作：认真研究 X 线片，明确骨折的移位、成角及旋转的情况。以手触摸骨折部位进一步明确骨折的实际情况，制定出骨折复位与安置固定器的计划，并对复位固定的效果及可能出现的情况有所估计。先由两助手对抗牵引小腿远近端，大致纠正成角及旋转畸形。术区常规消毒，铺无菌巾。由术者按照预先定好的穿针部位及角度分别由胫骨近端、远端由外而内钻入克氏针 2 枚。按穿针距离先大致调好支撑杆上两半环形托板之距离，将固定器放置在患肢上，将克氏针两端穿入克氏针固定座，紧固。根据肢体长短，锁针器可分别置于半环托板的内侧、外侧。调节支撑杆上的伸缩螺母，使胫骨两端半环托板带动克氏针，进行牵引或加压。重叠畸形纠正后，如此时还残留少许成角畸形或侧方移位，再以手法进行纠正。通过远近两端的克氏针在半环托板滑槽内的转动即可纠正骨折端的旋转畸形。

如果穿针未能做到与关节面平行，或穿针后骨折端有侧方移位以手法不能矫正者，则需在锁针器下加金属垫片以矫正。当胫骨近端向内侧移位，而锁针器位于半环托板的外侧时，可将垫片加在近端针的外侧锁针器下方，从而使针向外侧抬高而使骨折端复位。当胫骨近端向外侧移位时，可将垫片加在内侧锁针器下方，从而使针向内侧抬高。当胫骨远端向内侧移位而锁针器位于半环框架的内侧时，可将垫片加在远端针的内侧锁针器下方，从而使针向内侧提高而使骨折端复位。当胫骨远端向外侧移位时，可将垫片加在远端针的外侧锁针器下方，从而使针向外侧抬高。最后根据骨折线所在平面，将两滑轨分别置于骨折部位的远近两端，根据骨折移位的特定方向，放好弧形压板，在压板下放置 8 ～ 12 层纱布与皮肤接触。用胶布粘好，以防滑落。压板位置要准确，压力不可过大或过小，一般以指压时上下活动 0.5cm 左右为宜。

总体说来，本器械在纠正前后向移位时靠压板，纠正侧向移位时主要靠针及外固定器的作用。我们总结此术式为：手法—器械—手法—器械。以此可充分发挥闭合手法复位和切开器械复位两者之长。弧形压板对于维持骨折端的位置和防止骨折移位，其作用是可靠的。但是，欲使其纠正骨折端的侧方移位和骨折片的分离，就显得压板作用小而不直接。因此，有的病例可以采用"顶骨针"代替弧形压板，作用到移位的骨骼上，通过调整器械上的支撑杆螺母做纵向牵引或加压，能很好地纠正骨折的重叠移位，再用"顶骨针"对骨折部位产生横向压力，控制骨端的侧方移位，矫正成角畸形。在临床实践中，本方法在治疗股骨髁间骨折、胫骨平台骨折等关节内骨折中起了明显的作用。

术后管理：正确的体位放置，术后由术者或助手护送患者去拍摄 X 线片，将伤员送回病房安置在病床上。早期仰卧，患下肢抬高 30°，以促进静脉回流。对存有向前成角未能纠正者，可将腘窝与足跟垫高而逐渐加以纠正。如存在向后成角者，可将骨折端部垫高。令足跟及腘窝部悬空，使畸形得以逐步矫正。故若术后肢体位置不当，就有造成骨折移位的可能。因此，必须对术后肢体的位置给予足够的重视。

针道的护理与创面换药：每次查房时询问伤员，针道处有无不适。每2～3天要用碘酒、酒精擦拭针道周围皮肤。以无菌干纱布更换敷料一次。如发现针道周围皮肤有炎性反应要及时换药。必要时应用抗生素。在应用复位固定器期间，如肢体存在创面，可以用各种纱条或中药换药，尚可进行游离皮瓣植皮术；无痛性保持功能与肢体活动。

术后即嘱伤员行伤肢的股四头肌收缩及足背伸跖屈活动，以利血液循环和在骨折端产生生理性应力。一般术后1～2周患者可持双拐步行锻炼，负重力大小要以骨折端不感疼痛为限，循序渐进。行走时要求全足着地。上下床时体位及姿势，下床时医护人员一手持着足部防止旋转，另一手托住腘部或骨折处以防止成角与剪切移位的发生。将伤肢徐徐离开床面，同时令伤员两手撑住床上，使上身逐步移至床边，在健足着地的同时，把伤肢也放在地面上，于床边站稳后，再使用两拐；用拐及迈步，下地行走时要根据伤员的身材高低事先选好合适的拐杖。迈步时伤肢在前，要全足着地，使健肢在后支撑体重之绝大部分，然后将拐置于前方，在地面上使两拐与人体形成等腰三角形。负重程度应视骨折类型而定。短斜面粉碎型在负重时要轻些，横断者则可重些，总之要以伤员不感到疼痛为限，亦即生理性活动。伤员迈出一脚距离，随后健肢也以同样距离迈出。在此，始终保持伤肢在前、健肢在后的步态，步幅要小。这时要有医护人员在伤员身旁，保护并指导其锻炼。经3～5天，伤员即能自己掌握锻炼要领，而且形成了习惯，便可令其自行锻炼，并逐步增加锻炼时间、次数、迈步的幅度。

床上锻炼与床下锻炼结合：下肢以负重为其固有功能，欲促进骨折修复，使功能及早恢复，早期下床活动是很重要的，但不可让伤员在床下长时间静止性站立或坐在椅子上休息，应在活动之后立即回到床上，继续抬高伤肢，并进行股四头肌收缩及踝背伸锻炼。因此，床上锻炼与床下锻炼相结合的方式有利于促进伤肢血液循环和代谢，自然有利于骨折的修复。

防止针的松动与针道渗液：要注意穿针时骨质热坏死问题，为预防之，目前穿针时多主张采用预钻技术，即预先用钻头以慢速手钻钻孔。为减少针道松动，提倡采用螺纹针，螺纹部分的长度应相当于骨直径。穿针外固定的薄弱环节是针骨界面，不适当的针设计和插入，使针道周围承受太多的应力，太长的时间就会发生骨破坏、感染，因而针松动。要经常注意观察针周围皮肤张力改变，如张力过大要及时切开受压侧皮肤进行减压。要经常清洁针孔，必要时可全身或局部应用抗生素。如针已出现松动，应以厚层敷料或绷带卷置于针孔周围以避免外固定器内外移动。如果针松动引起持续分泌物并且炎症不能控制者，

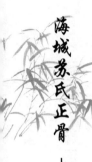

则应将针去除，改用其他固定方法。

复位固定器应用的时机：①立即应用：创伤和感染组织在稳定的环境下愈合较好，这时组织的耗氧量减少，并且制动的组织接受更持续的血流，因此损伤部位应即刻固定，比延迟固定更利于缺血软组织存活。②延迟应用：一般是在伴有蜂窝织炎或感染性不愈合的患者，最好首先给予引流、抗生素和骨牵引，直到软组织感染消除。在感染性不愈合的治疗上，一般主张在手术清创所有坏死组织和蜂窝织炎消退后再应用外固定器。③暂时应用：用于稳定骨折，膝踝关节融合，治疗跨越大关节的广泛软组织损伤时。④明确应用：指在治疗不稳定性骨折伴广泛软组织损伤时，最好用穿针外固定器作为确定性的治疗方法。

四、微创骨科观念和实用技术

苏继承教授在多年的临床实践中，不断了解、掌握治疗老年骨折病的新观念、新疗法，尤其是近年来，微创骨科观念和实用技术越来越受到他的重视，这种实用技术是采用特殊的器械，不损伤组织或尽可能少的损伤组织，从而达到治愈疾病的目的。

微创骨科技术是保护骨折的稳定性，安全、恢复快，最大程度恢复和提高患者的日常生活质量。在人类漫长的历史发展进程中，人们总是不断与各种伤病进行抗争，由于生产力低下、物质的匮乏和生活节奏的缓慢，所造成的伤痛都是低能伤。随着生产力的发展，社会生活也逐渐丰富起来，骨科疾病的治疗也随着时代的演变而变化。

20世纪50年代末，奠定了现代工业文明的基础，随着AO学派的建立，骨科临床开创了新的时期，提出了治疗的三原则：解剖学对位、坚强内固定和早期活动。治愈了数不清的骨折患者，而且风靡全世界。在诊断和治疗上，提出了标准化和数字化的概念。对推动骨科进步起到了重要的作用。但是经过临床实践，我们也看到手术切口越来越大，内固定的接骨板越来越长，越来越宽、厚、硬，医用材料价格越来越昂贵，以及它所产生的合并症也越来越多见，给患者带来的生理、心理及经济负担也越来越重。我们在一定程度上已经认识到它违背了骨的生理和生物力学，势必收不到更好的临床疗效。

医学科学是集自然科学与社会科学于一体的特殊科学门类，无论自然科学还是社会科学的进步与研究成果，都必然会很快地在医学领域中有所反映。在信息时代和以文明为基础的我国改革开放的二十年中，需要我们产生新观念、新思路。从外科学的角度讲，我们骨科工作者以怎样的思维模式才能够更顺利地进行临床实践呢？

由于现代高新技术飞速发展并极快地引入医学领域，由于社会进步、科学文明带来人们思想观念变化，并由此对生活质量的追求日益增高，也由于医学模式转换、人类疾病谱的变化，近年来，"微创"理念已成为热门话题。微创骨科理念与技术成为骨科界众多学者追求的共同目标，不少学者对其做了精辟表述。在诊断、治疗及康复过程中应注意解剖结构、生理功能、心理创伤，形态审美无处不在，微创并不是一个简单、狭义的概念，决非仅仅采用小切口就是微创。以闭合手法复位结合骨科外固定器治疗骨折无疑是"微创"理念可喜的尝试，所以微创治疗是人文的、绿色的，是符合人们健康发展需要的。

早在 20 世纪 50 年代，我们在探索中西医结合治疗骨折时便强调：动静结合、筋骨并重、内外兼治、医患配合。这是中西医结合治疗骨折的精髓。假使说动静结合是对骨折固定与活动这一对矛盾的对立统一关系的科学而精辟的概括与认识，那么，筋骨并重，则是对人体中骨与软组织关系处理的准则。其实质是在复位、固定、康复各个阶段都强调要尽可能减少损伤程度与再损伤的发生，特别是对软组织要充分加以合理维护。筋骨并重的核心是微创与无创理念的精辟写照，它所追求的是完美统一，不能顾此失彼。

纵观我国治疗骨折的历史，从传统的手法复位、小夹板外固定治疗骨折，发展到骨折闭合穿针外固定器固定术，以及有限手术穿针外固定、肢体矫形，发展到关节镜、椎间盘镜、显微骨科操作等。无不体现微创理念在具体操作上的发展、成熟过程，可以说微创操作越来越得以在临床广泛应用，但微创观念是自古即有的传统观念，并非近年来的创造，这是因为微创操作是在信息时代与现代科技，尤其是光、电、影像、材料力学等学科高度发展的基础上应运而生的新技术，也是微创理念在具体技术上的体现。

我们承认微创操作确具有不可否认的优越性，但近年来在强调微创操作的同时，也同时出现了一些认识上的误区。有的医师不分适应证，不管病种，一概认为小切口就是微创，然而恰恰是这种观念，导致一些复杂的操作在狭小的空间里盲目施行，而造成不可视的重要结构组织的损伤，微创反成"巨创"；有的医师认为手术就是有创或巨创操作，对手术避而远之，而忽视了并不是所有的骨折都可靠保守治疗来完成，片面地强调闭合复位、夹板固定等操作，延误病情，使患者在遭受长期磨难后还难免手术之苦，而且效果极差。有些粗暴的徒手复位，无麻醉下猛力整复，不仅无谓地给患者增加痛苦，且对软组织的损伤，甚至可大于手术所造成的伤害，不仅可挫灭皮肤、肌肉，甚至还可误伤神经、血管，及至加大骨折损伤程度。我们认为，骨折的治疗必须着重于寻求骨折对位准确、固定稳定和软组织之间的平衡。骨折能手法整复固定者，以中西医结合体系原则治疗，能闭合复位者，不宜切开复位，以免干扰骨折局部血运；需行切开复位者，手术切口、位置应根据具体情况而定，不宜盲目提倡小切口。手术操作应轻巧细致，忌粗暴牵拉，造成新损伤；对粉碎性骨折，主要恢复骨折力线、长度，不必强求解剖对位，不要轻易切除连接骨片而破坏骨块周围的

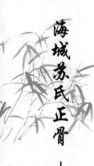

软组织，以维持尚存的血运。

微创理念与微创技术是不同的概念。微创理念是绝对的、永恒的原则，是古往今来一脉相承，应该永远坚持不渝的。而微创技术则是相对的，不断变化、不断发展和创新的过程，其具体内容和操作技术，随着科学技术的发展水平和人类对外科技术要求的不断提高而发展、变化。微创理念指导、促使和激励着具体的微创技术不断进步、优化和完善。微创在具体技术上永远是一个过程，不会仅局限在某一个技术与方法上，是一个不断发展、深化、创新的过程。微创技术永无尽头。总之，我们认为微创的理念重于技术，在不具备条件的情况下可以不开展微创操作，但是绝对不能忘记微创观念。

骨科工作者通过对微创骨科技术的不懈追求，已成功地将骨折复位固定器与闭合手法复位相结合，体现了微创骨科理念在四肢创伤骨折治疗上的应用。还广泛开展了各种内镜手术治疗骨科疾患，比较成功的如关节镜，可开展关节内病理取材、冲洗，关节鼠的取出、软骨剥脱面的修补、髁间棘骨折的固定、半月板破裂的修复或切除；椎间盘镜下切除突出的椎间盘、椎体成形等；胶原酶溶核术治疗椎间盘突出；微创介入治疗骨科各部位的恶性肿瘤等。这类操作的确创伤小、恢复快，但技术要求高，应严格掌握适应证，如果不顾条件、不加选择的应用此方法，操作不当，可发生神经根损伤、出血、感染、致瘫、后遗腰痛。像溶核术，甚至可导致化学性脑脊髓膜炎而危及生命。

近年来，微创骨科技术不断进步，许多先进的科技成果应用于骨科领域后，大大改善了人们对疾病的认识，使骨科领域微创治疗的发展突飞猛进，手术技术日趋成熟，治疗领域不断拓宽，新的手术种类不断涌现，手术更精确、更安全、更有效。镜视下微创手术、单人外科、远程疑难病例的会诊与手术方案的拟定，以及由机器人实施的远程遥控手术，已进入现实生活之中。但微创外科作为一种新兴技术，目前在骨科领域的应用大多处于起步阶段，由于受到昂贵的设备、较高的技术要求及骨科学传统观念等因素的限制，临床尚不能广泛推广应用。

21世纪的微创骨科具有诱人的前景，微创骨科作为有创手术和无创手术发展的桥梁，将骨科学带入一个全新的境界，并将成为21世纪骨科领域新的生长点和技术领域，具有广阔的发展前景。与其他疾病的诊疗一样，骨科疾病的诊疗也可能会从人体、细胞、分子水平走向基因水平，外科医生的双手将从传统开刀手术中解脱出来，进入操纵内镜和微创器械的微创手术时代，进一步发展将走向由骨科医生指挥机器人来完成的极微创或无创时代。这是人类社会进步和现代科技高速发展的必然，但也并不意味着骨科医生的消亡，相反则意味着对骨科医生的更高要求，即未来骨科医生需要掌握更扎实的现代高科技知识，并不断进行知识结构的革新，经过更严格的岗前培训和资质认证，才能有效地适应时代发展需求。

第三节　微创技术的应用

一、锁骨骨折

（一）概述

锁骨位于胸廓的顶部前方，横贯于第 1 肋骨上方，呈 S 形架于胸骨柄与肩峰之间，是连接上肢与躯干之间的唯一骨性支架。锁骨位于皮下，表浅，受外力作用时易发生骨折。

锁骨骨折亦称缺盆骨损折、锁子骨断伤、井栏骨折断等，是人体常见骨折之一，居肩带骨骨折的首位（53.09%），占上肢骨折的 17.02%，占全身骨折的 5% ~ 10%。各年龄组均可发生，但多见于儿童及青壮年。

（二）治疗原则

锁骨骨折的复位不必强求解剖复位，大多经非手术治疗可以治愈，很少需要手术治疗。无移位或小儿青枝骨折用三角巾悬吊 1 ~ 3 周，有移位骨折应行手法复位或手术治疗。

（三）微创治疗方法

苏氏正骨手法复位，经皮穿针内固定术。

1. 适应证

（1）骨折断端横断或短斜形。

（2）不能接受可能存在畸形愈合后的隆起外观，要求手术者。

（3）闭合复位后不稳定或复位失败者。

2. 操作方法　患者取仰卧位，头旋向健侧。麻醉成功后，常规消毒铺巾。在 C 型臂 X 线机透视下，用两指捏住锁骨内侧段。在锁骨外侧段前面，使钢针穿过皮肤，并由锁骨内侧端骨隆起部穿入骨髓腔，手法整复骨折移位，使钢针穿过外侧段骨髓腔，尽量向外进针，使针前端穿过外侧段后面的皮质骨。针后端形成直角，截除多余段，残端埋入皮下。在锁骨内侧 3 ~ 4cm 区域，其下方有重要神经、血管束，为穿针危险区。在 C 型臂 X 线机下，自穿针能安全避过此危险区。

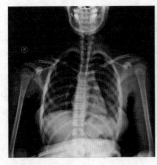 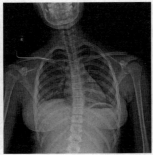 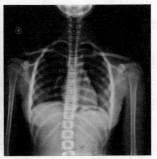

图 3-3-1　术前　　　　　　图 3-3-2　术后　　　　图 3-3-3　术后 2 个月

附图病例信息：

女性，年龄：11 岁。

诊断：右锁骨中段骨折。

治疗：全麻下手法复位，克氏针内固定术。

术后 2 个月复查：骨折愈合良好，取出内固定针。

二、小儿肱骨外科颈骨折

（一）概述

肱骨外科颈位于解剖颈下 2 ~ 3cm，胸大肌止点以上，此处由松质骨向皮质骨过渡且稍细，是力学薄弱区，骨折较为常见。儿童肱骨外科颈部与骺板紧邻，骨折或内固定物可伤及骨骺，因儿童肱骨外科颈的解剖生理特点其骨折的治疗方法随患儿年龄、骨折移位、复位后的稳定性及并发症等情况额不同，有各自的最佳选择。

（二）治疗原则

目前治疗方案：分为非手术治疗及手术治疗。

1. 非手术治疗

适应证：年龄小于 5 岁，成角小于 70°，移位 100%；年龄 5—12 岁，角度 40° ~ 70°，移位 50% ~ 100%；年龄大于 12 岁。角度小于 40°，移位小于 50%。

骨折复位石膏外固定；骨折复位皮肤牵引固定；骨折复位外展架固定。以上治疗方式是针对于骨折稳定，青枝骨折，无明显移位，患儿乖巧、可配合治疗的情况下给予保守治疗。若骨折移位明显，暴力较大，骨折端不稳定，患儿不配合的情况下，需行手术治疗。

2. 手术治疗 目的是使骨折端的固定稳定，患儿早期可以功能锻炼。

手术方案选择：依据骨折类型、是否合并神经血管损伤症状选择手术方案。

（1）切开复位内固定：采用三角肌手术入路，沿三角肌内侧缘切开5cm，从胸大肌附着点外缘向近端延伸。保护头静脉，将其拉到侧方，确定骨膜裂口，如裂口较小，则沿肱骨干近端纵向切开骨膜，显露骨折断端，实现肱骨干复位；避免损伤肱二头肌肌腱，清扫骨折部位，清理嵌入的肱二头肌长头和骨膜。清理骨折端完成，即可复位肱骨近端骨折。

适应证：开放性骨折和伴有血管损伤的骨折，伴有显著软组织嵌和濒临皮肤穿透的骨折。

（2）闭合复位内固定：我院目前治疗此种类型骨折，应用苏氏正骨传统手法复位经皮克氏针攀结法固定。手术微创操作，无需大切口，降低瘢痕增生、挛缩及肌肉软组织粘连等情况，对早期功能锻炼及肩关节康复具有铺垫性作用。此种手术方式使骨折固定稳定，克氏针内固定针尾于皮外做交叉钢丝攀结固定，可以有效防止功能锻炼使克氏针松动、退出。使骨折端固定稳定，促进骨折早期愈合。术后1.5个月待骨折愈合后，给予体外拔除克氏针。

（三）微创治疗

苏氏正骨传统手法复位经皮克氏针攀结法固定术。

1. 适应证 骨折移位不明显，无神经、血管损伤症状，无软组织嵌插，无濒临皮肤穿透的骨折。

2. 操作方法 一助手用布带绕过腋窝向上提拉，屈肘90°前臂中立位，另一助手握其肘部，沿肱骨纵轴方向牵引，矫正重要移位，术者双手折顶捺正骨折断端，两拇指按于骨折近端的外侧，其余各指抱骨折端的内侧向外捺正，同时助手在牵引下内收上臂，C型臂X线机下定位，尖刀做微切口，1枚克氏针撬拨，恢复嵌插骨质，复位后X线透视下正轴位骨折对位满意后，用1枚直径为2.5mm克氏针与肱骨干纵轴线成65°，由外侧肩峰前侧经断端穿过，至骨折远端穿过骨皮质，再以2枚2.5mm克氏针与肱骨干纵轴线成135°，自远端平行肱骨距经折端至肱骨头软骨下骨。经皮穿针固定，电视下活动肩关节，见骨折位置无变化，克氏针折弯。无菌处理针道，攀结法固定，无菌纱布包扎，术中拍片见骨折对位对线良好，进针角度可。术毕。

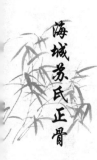

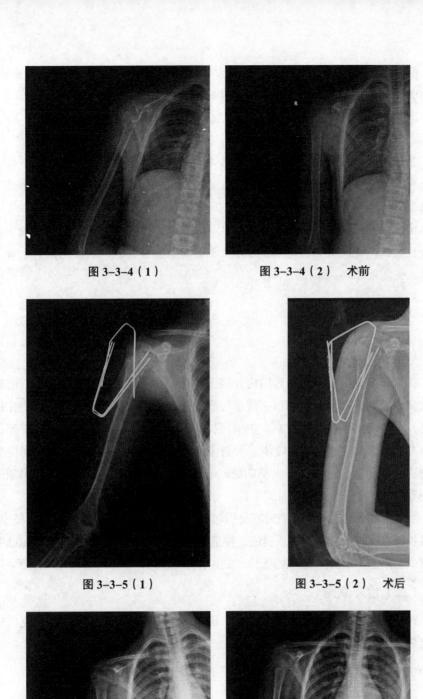

图 3-3-4（1）　　　　　　　图 3-3-4（2）　术前

图 3-3-5（1）　　　　　　　图 3-3-5（2）　术后

图 3-3-6（1）　　　　图 3-3-6（2）　术后 2 个月拔除克氏针固定

附图信息：男，12岁，因"摔伤致右肘部、肩部肿痛，活动受限3小时余"，于2021年10月22日以"肱骨外科颈骨折"收入院。

诊断：①右肱骨外科颈骨折。

②肱骨外髁骨骺损伤。

骨折影像分析：右肱骨近端骨皮质连续性中断，右肱骨外科颈处骨小梁连续性中断，骨折端向后侧成角约30°。右肱骨外髁骨骺、骨小梁连续性中断，无明显移位。

2021年10月25日，在臂丛神经阻滞麻醉下行微创C型臂X线机透视下骨折撬拨复位，克氏针内固定术。术后2个月骨折愈合良好，拔除克氏针，肩关节功能恢复良好。

三、儿童肱骨髁上骨折

（一）概述

肱骨髁上骨折系指肱骨远端内外髁上方的骨折。肱骨髁上区扁而宽，前有冠状窝，后有鹰嘴窝，之间仅一薄层骨质，易致骨折。肱骨髁上骨折以小儿最多见，占小儿四肢骨折的3%～7%、肘部骨折的30%～40%，其中伸直型占90%左右。多发年龄为5—12岁。骨折多为间接暴力引起。分伸直型和屈曲型两种，前者多见，约占90%。早期处理不当易发生缺血性挛缩，晚期可出现肘内翻等畸形。

当肱骨髁上骨折处理不当时容易引起Volkmann缺血性肌挛缩或肘内翻畸形。虽然各种治疗方法都有改进或提高，使危害严重的Volkmann缺血性肌挛缩已明显减少，但仍不断发生肘内翻畸形，发生率仍然较高，治疗时必须加以注意。

（二）治疗原则

纠正肱骨髁上骨折的尺偏、桡偏、旋转畸形。手法或撬拨复位经皮克氏针固定常可取得较满意的结果。

（三）微创治疗

1. 苏氏直拉上提复位法

（1）伸直型：采用"苏氏直拉上提"手法复位。复位顺序，先纠正侧向移位，再纠正前后移位。患者仰卧位或坐位，一助手握住患儿上臂保持中立位，另一助手握住患儿腕部使前臂旋后，肘关节伸直位，两助手对抗持续引牵，纠正重叠移位。术者左手握住骨折近端，右手握住骨折远端，两手相对挤压，矫正旋

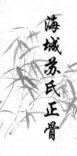

转和侧方移位后，再以两手拇指从肘后推动尺骨鹰嘴向前，同时两手四指重叠环抱骨折近端向后拉，并让助手在牵引下屈曲肘关节，纠正前后移位。

（2）屈曲型：患者仰卧位或坐位，使患肢在屈肘60°位时予对抗牵引，可以拉开远端，又可以使远端靠拢近端，恢复其前倾角。在助手配合下，术者左手握住骨折近端，右手握住骨折远端，两手相对挤压，矫正旋转和侧方移位后，再以两手拇指从肘前向后推骨折远端，同时两手四指重叠环抱骨折近端向前拉，并让助手在牵引下逐渐伸直肘关节，纠正前后移位。骨折复位固定后，摄片证实已达复位标准，3～7天摄片证实骨折无移位，继续固定3～4周，解除固定，活动关节及恢复肌力。

2. 手法或撬拨复位经皮克氏针固定术

（1）适应证：①儿童肱骨髁上骨折。②骨折移位较大、整复不成功或复位后的位置不稳定。③复查中发现原整复位置丢失。

（2）操作方法：患者麻醉后，平卧手术台上。通过苏氏正骨手法得到满意复位，Gartland Ⅱ型骨折采用外侧方平行钢针固定。选择第一枚钢针固定的部位，将其穿过骨化的肱骨小头中心部位上方，使其与鹰嘴窝的边缘连接则能提供较大的稳定，然后进一步穿透对侧的骨皮质。第2枚钢针通过肱骨远端骨骺外侧的肱骨小头，并正好在骨骺内。在肱骨外侧髁的上方，与第1枚钢针平行并穿入对侧的骨皮质。

Gartland Ⅲ型骨折的骨折端不稳定，旋转移位，手法复位后仍未达到复位标准者，自肘后侧做1.0cm左右的切口，切开皮肤及皮下组织，以止血钳钝性分离至骨折端，以直径2.5mm的克氏针插入骨折端，撬拨复位，复位满意后由助手维持复位，术者采用2枚长250mm、直径2.0mm或1.5mm克氏针分别从肱骨外髁、肱骨内上髁的前侧进针，进针角度在冠状面上与肱骨干成角10°～20°，在矢状面上与肱骨干成角30°～45°，经断端穿过至肱骨远断端内，外侧骨皮质，穿透，针尖穿出2～3mm（年龄小或肘内侧肿胀明显，内上髁触摸不清的患者，两枚针均从外侧穿入，以免误伤尺神经）。C型臂X线机透视观察骨折端是否有反常活动，满意后针尾折弯剪断。屈肘70°～80°位，后侧长臂石膏托固定。麻醉复苏后检查五指屈伸收展及感觉情况。术后伤肢悬吊，肘关节冰袋间断冷敷。3天后更换针道敷料，以后3～5天换药一次，保持针道清洁，干燥。术后7～10天去除石膏托，主动肘关节功能训练，6～8周骨折达临床愈合即可拔出克氏针。

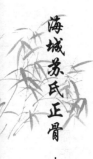

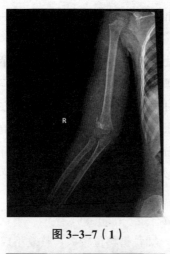
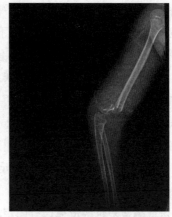

图 3-3-7（1）　　　　　　　图 3-3-7（2）　术前

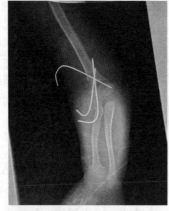
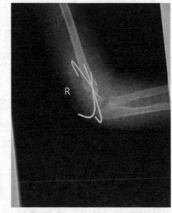

图 3-3-8（1）　　　　　　　图 3-3-8（2）　术后

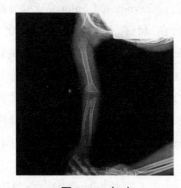
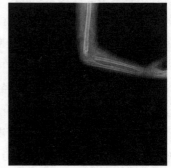

图 3-3-9（1）　　　　　　　图 3-3-9（2）　术后 5 周

病例信息：

女性，年龄：5 岁。

诊断：右肱骨髁上骨折（Gartland Ⅲ型）。

治疗：全麻下手法复位，克氏针内固定术。

术后 5 周复查：骨折愈合良好，取出内固定针。

四、尺桡骨骨折（儿童孟氏骨折）

（一）概述

孟氏骨折可见于各年龄组，但以儿童和少年多见，其在临床的漏诊率高。研究表明，非标准正侧位片为漏诊主要原因之一，准确的正侧位 X 线片应包括肘腕关节，同时还必须充分显示肘关节，对年幼患者尤为重要。必要时与对侧对照，以正确判断肱桡关节是否异常。因此要特别重视对于尺桡骨骨折患儿 X 线片拍摄时体位的选择。

（二）治疗原则

治疗目标是完全恢复前臂的旋转并且不留下外观畸形。治疗原则，复位桡骨头，恢复尺、桡骨骨的长度及对线。

1. 手术指征

（1）手法复位失败或复位后不稳定，重新移位者。

（2）尺骨多段骨折及桡骨小头骨折者。

（3）尺骨开放性骨折需做清创者。

（4）多发性骨折需要切开复位。

（5）伴有神经损伤者。

（6）陈旧性损伤，肘关节伸直功能受限及前臂旋转障碍者。

闭合复位经皮克氏针、弹性针常可取得较满意的结果；较大年龄的儿童推荐使用钢板固定。陈旧性损伤，尺骨截骨向后成角，恢复尺骨长度及力线，钢板内固定（外固定器固定），桡骨小头复位，环状韧带重建。

（三）微创治疗

1. 苏氏正骨手法复位，撬拨复位经皮克氏针（弹性髓内针）固定术

（1）适应证：尺、桡骨不稳定性骨折，重叠移位明显，手法复位失败或复位后的位置不稳定，以及复查中发现原整复位置丢失的患者。

（2）操作方法：患者麻醉后首先通过苏氏正骨手法复位尺骨骨折，手法整复后仍重叠转移，自骨折端背侧做 0.5cm 左右的切口，切开皮肤及皮下组织，以止血钳钝性分离至骨折端，以直径 2.5mm 的克氏针插入骨折端，撬拨复位，复位满意后由助手维持复位，术者根据髓腔的宽度选择 1 ~ 2 枚直径 2.0mm 或 1.5mm 克氏针分别从尺骨鹰嘴顶点，沿髓腔方向钻入，进入尺骨远端干骺端骺板下 0.5 ~ 1.0cm 处。尺骨长度及成角畸形纠正后，桡骨头脱位大多可自行复位。然后复位桡骨骨折，自远端的背侧进针，沿髓腔方向钻入，进入近端干骺端骺板下 0.5 ~ 1.0cm 处。在 C 型臂 X 线机下透视观察骨折端是否有反常活动，肱桡关节吻合情况，满意后针尾折弯剪断。后侧长臂石膏托肘关节屈曲80°位固定。麻醉复苏后检查五指屈伸收展及感觉情况。术后伤肢悬吊，肘关节冰袋冷敷。3天后更换针道敷料，以后3~5天换药一次，保持针道清洁、干燥。术后3周去除石膏托，主动肘、腕关节功能训练，4~6周锻炼前臂旋转功能，6~8周骨折达临床愈合即可拔出克氏针。

2. 苏氏正骨手法复位，撬拨复位弹性髓内针固定术

（1）适应证：尺、桡骨不稳定性骨折，重叠移位明显，手法复位失败或复位后的位置不稳定，以及复查中发现原整复位置丢失的患者。

（2）操作方法：患儿全麻下患儿仰卧位。患肢消毒，铺无菌巾。选择直径合适的弹性髓内针（针的直径＝髓腔狭窄处直径的60%~80%），将髓内针预弯，预弯弧度为髓腔直径的3倍，其曲率的顶点与骨折部位在同一水平线上。

在尺骨干近端的桡侧进针，桡骨干自桡骨远端桡背侧进针。在患肢骨骺板处作一2~3cm小切口，钝性分离达骨膜，切开骨膜，距离骺板2cm处，与骨干成45°角，用钻头打开一侧骨皮质，再以尖锥开髓，将预弯的髓内针装入插入器，沿开髓口插入髓腔，髓内针的顶端朝向髓腔，轻轻旋转手柄推入髓内针至骨折端，采用拔伸牵引、旋转、捺正等手法纠正重叠、成角、旋转等移位。骨折复位困难者，可用一枚克氏针插入骨折端撬拨，将骨折复位。继续进针，使髓内针进入骨折另一端髓腔，进针时可旋转调整髓内弯头的方向，使骨折近端进一步复位。髓内针插入到理想的位置后，检查骨折固定稳定，C型臂X线机下观察髓内针是否穿入骺板。剪断髓内针的尾部，针尾保留1.0~1.5cm，不折弯埋在骨骼的旁边，缝合切口。石膏托固定。术后4~6周，骨折端形成骨痂后，更换小夹板外固定，锻炼关节功能。一般在术后3~11个月骨折愈合；关节功能基本恢复正常以后拔出髓内针。

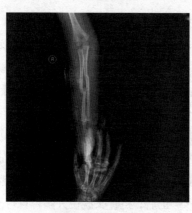

图 3-3-10（1）

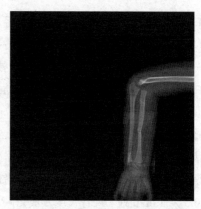

图 3-3-10（2）　术前

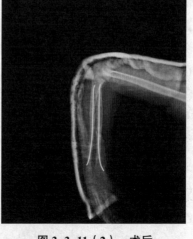

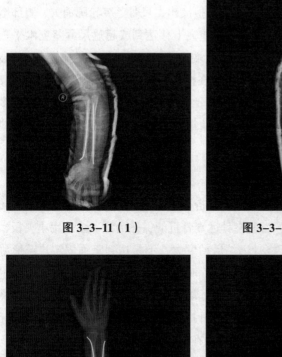

图 3-3-11（1）　　　　　　　　　　图 3-3-11（2）　术后

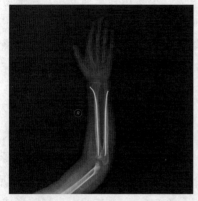

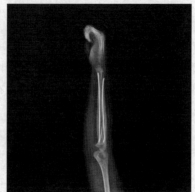

图 3-3-12（1）　　　　　　　　　　图 3-3-12（2）　术后三个月

附图信息

男性，年龄：9 岁。

诊断：右尺桡骨中 1/3 骨折合并桡骨小头脱位（孟氏骨折Ⅳ型）。

治疗：全麻下手法复位复位，弹性髓内针内固定术。

术后 3 个月复查：骨折愈合良好，取出内固定针。

五、桡骨远端骨折

（一）概述

桡骨远端骨折系指发生于旋前方肌近侧缘以远部位的骨折，包括 Colles 骨折、Smith 骨折、Barton 骨折等，约占全身骨折的 1/6，好发于中老年人，女性多见。桡骨远端骨折多由于间接外力引起，摔倒时，肘部伸直，前臂旋前，腕部背伸，手掌着地，应力作用于桡骨远端而发生骨折，多横形，粉碎形亦不少见。桡骨远端骨折临床表现为腕疼痛肿胀，尤其以掌屈活动受限。骨折移位严重者，可出现餐叉状畸形，即腕部背侧隆起、掌侧突出，尺骨茎突轮廓消失，腕部增宽，手向桡侧移位，尺骨下端突出，桡骨茎突上移达到或超过尺骨茎突水平。桡骨远端有压痛，可触及向桡背移位的骨折端，粉碎骨折可触及骨擦音。Colles 骨折是指桡骨下端的骨松质骨折，骨折发生在桡骨下端 2 ~ 3cm 范围内的骨松质部位，为人体最常发生的骨折之一，约占所有骨折的 10%，以老年人及成年人占多数。骨折多为粉碎型，关节面可被破坏。幼年人受到同样暴力可造成桡骨下端骨骺分离。

（二）治疗原则

1. 非手术治疗　简单无移位的骨折，干骺端骨折，关节面无损伤的 Colles 骨折、Smith 史密斯骨折。目前桡骨远端骨折的保守治疗，多采用小夹板、石膏及支具等固定方式。由于桡骨远端活动度大，不易达到坚强固定，畸形愈合及桡骨短缩发生率较高，在选择保守治疗时应严格掌握适应证。保守治疗主要适用于无移位或轻度移位的关节外桡骨远端骨折，或者部分稳定的关节内桡骨远端骨折的患者。对于稳定性桡骨远端骨折，绝大多数患者可获得满意的疗效；但对于不稳定性骨折的治疗方式选择现在仍存在争议。

2. 手术治疗

（1）切开复位钢板内固定：切开复位内固定术是目前最常用的手术方式之一，其适应证包括复杂的关节内骨折，以及各种类型的不稳定桡骨远端骨折。另外，切开复位内固定术还可用于保守治疗失败、不愈合或畸形愈合的骨折。

①适应证：Barton 骨折，关节面塌陷大于 2mm，关节面中央塌陷形成冲床死骨。联合尺骨茎突基底部骨折。背向成角大于 15°。

②操作方法：患者仰卧位，臂丛麻醉生效后，上肢置于臂桌上，上臂近端上止血带。常规消毒铺单后，启动电动止血带，术始。Henry 切口长约 3.5cm，切开皮下组织及深筋膜，显露桡侧腕屈肌腱、桡动脉间隙，向两侧牵拉，注意保护桡动脉、正中神经。显露旋前方肌，沿旋前方肌的桡骨止点切开，显露桡骨骨折断端。清理血肿，直视下给予复位，并用 2.0mm 克氏针临时固定，放置钢板，选择合适位置，临时克氏针固定，C 臂机透视检查，见骨折断端及钢板位置佳。逐个拧入螺钉。稍适活动右腕关节，见骨折端位置佳，固定牢稳。

（2）关节镜辅助内固定技术

适应证：桡骨远端关节面塌陷，形成冲床死骨，尺骨茎突基底部骨折合并 TFCC 损伤。

此种治疗方式的优势体现在复位过程能在可视下操作完成，能直接撬拨复位关节面并评估复位效果，避免螺钉进入关节面。同时可对 TFCC 进行一期修复。

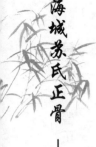
海城苏氏正骨——苏继承骨伤特色经验撷粹

（三）微创治疗

苏氏传统手法复位，克氏针多功能外固定架固定术。

1. 适应证 开放性骨折，AO 分型Ⅱ型、ⅢA、ⅢB 型骨折，部分无冲床死骨的ⅢC 型骨折，尺骨茎突Ⅰ度，不合并 TFCC 损伤的粉碎骨折。

2. 操作方法 助手握持右手，保持中立位，并持续牵引。另一助手握持右前臂骨折近端，对抗牵引。术者位于患者患侧，行苏氏下压折顶、回旋提拉法对骨折进行复位，C 型臂 X 线机下视桡骨骨折对位对线良，骨折一次性复位成功，2 枚 2.5mm 克氏针分别经皮穿入，自近端跨越骨折线至桡骨远端关节软骨下骨交叉固定，针尾留于皮外折弯，C 臂透视下见桡骨远端关节面平整，对位对线良好。在右桡骨骨折近端及右手第 2 掌骨、第 3 掌骨处做微切口，套管保护下预钻孔，4 枚 4mm×75mm 螺纹针分别钻入固定，选用线型适当大小号 T 型外固定架固定，C 型臂 X 线机下视骨折对线良好，关节面平整，调紧锁针座。

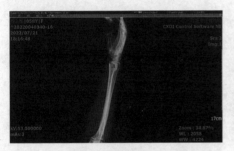
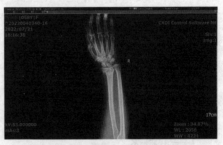

图 3-3-13（1）　　　　　　　图 3-3-13（2）　术前

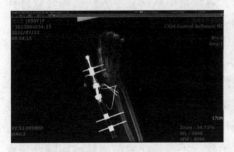
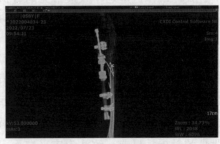

图 3-3-14（1）　　　　　　　图 3-3-14（2）　术后

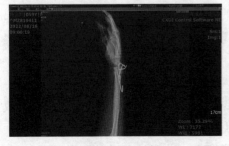
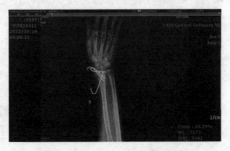

图 3-3-15（1）　　　　　　　图 3-3-15（2）　拆除外固定架

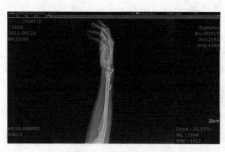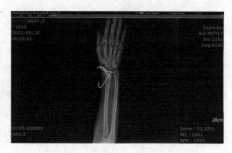

图 3-3-16（1）   图 3-3-16（2）   术后 3 个月

附图信息：

女性，年龄：58 岁。

诊断：①右桡骨远端粉碎骨折。

　　　②右尺骨茎突撕脱骨折。

　　　③右三角软骨复合体损伤。

2022 年 7 月 23 日，在臂丛神经阻滞麻醉下行 C 型臂 X 线机下骨折微创复位，克氏针内固定，超腕外固定架固定术。2022 年 8 月 16 日，复查 X 线片后拆除外固定架，功能锻炼后腕关节功能良好。术后 3 个月骨折愈合后拔除克氏针。

六、股骨颈骨折

（一）概述

股骨颈骨折是老年人最常见的骨折。通常是由从站立位置跌落的轻微外伤造成的；年轻人多见于交通事故或高处坠落等高能量损伤。

（二）治疗原则

股骨颈骨折的治疗方法包括保守治疗、闭合或切开复位内固定、半髋或全髋关节置换等，其治疗效果受患者的年龄、骨折类型、骨质情况、伴发疾病等多种因素影响。未移位骨折或嵌插骨折可采取内固定治疗或保守治疗；对移位股骨颈骨折，目前一致认为应采取手术治疗。手术治疗的前瞻性或回顾性研究表明：48 小时后手术者，30 天病死率增加 41%；1 年病死率增加 32%。虽然常规 48 小时内手术在许多医院还难以做到，但是必须知道，不恰当的延迟对髋部骨折患者是有害的，尤其是那些风险比较低或者年纪比较轻的老人。手术方案选择如下。

1. 内固定治疗

（1）股骨颈骨折复位内固定的原则：①解剖复位或近似解剖复位；②有效小损伤内固定；③早期活动不可负重，扶拐要长达数年。

（2）闭合复位中空加压螺钉、螺纹斯氏钉或克氏针内固定术手术指征：各

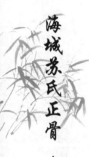

种类型股骨颈骨折均可先试行闭合复位内固定术。

（3）切开复位内固定术手术指征：移位严重股骨颈骨折闭合复位失败者。

2. 人工关节置换

（1）双极人工股骨头置换术手术指征：高龄体弱、预期生存期不长，股骨近端骨质严重疏松者，难以满意复位内固定或内固定术失败的股骨颈骨折。

（2）人工全髋关节置换术手术指征：①年龄 65 岁以上 Garden Ⅲ～Ⅳ型骨折闭合复位内固定失败；②髋关节原有严重骨关节炎；③伴有股骨头完全脱位的股骨颈骨折；④有移位的陈旧性股骨颈骨折。

（三）微创治疗

苏氏正骨法复位空心拉力钉固定术。

1. 适应证　Garden Ⅱ型以上，符合手术指征的患者。

2. 操作方法　采用安全可靠的"神经刺激仪定位股神经阻滞麻醉"，患者麻醉后首先通过苏氏正骨手法抖牵旋按法进行整复，第一助手以一手托握伤肢足跟，另一手掌握伤足；第二助手置于健肢下侧，一手顶健肢足底，另一手压健肢膝前，与第一助手形成对抗；第三助手置于患者健侧腰部，双手稳按骨盆。而后第一助手视其骨折移位情况做适度的抖动，使其能松弛肢体肌肉骨节。在抖的同时予以牵引，矫正重叠移位，恢复肢体长度，视其骨折旋转移位及前后移位情况进行顺势伤肢内旋，再通过术者向下按压或向前托顶，来纠正骨折的内外移位。术者以一手拇指或拳顶顶住会阴偏前方或偏后方，另一手置于大转子后或前方，双下肢伸直，伤肢外展30°，施加牵引至双下肢等长，再使伤肢于轻度抖动后内旋20°，术者再依骨折有否前后移位的情况下，双手逆其远端移位方向，于抖动的同时相向施力，随即内收至中立位，或略外展，叩击双转子使骨折嵌插，多数可获得满意复位。

C 型臂 X 线机观察骨折复位情况，使骨折对位对线尽量达解剖复位。复位质量多采用 Garden 指数来衡量。在正位片上，股骨头内侧承重骨小梁的中心轴线与股骨干内侧皮质呈160°～170°角，如果小于160°则表示有髋内翻，大于180°表示有髋外翻。侧位片上股骨头与股骨颈轴线呈180°角，正常的指数变动应在20°之内，多数骨折均可用此法达满意复位。

前关节囊减压术：术者于腹股沟韧带髂前上棘下方4.5cm、股动脉外侧1.5cm为进针点，以 φ2.5mm 导针穿刺进入髋关节囊，有扑空感，经导针放置减压导管后，拔出导针，有血性关节液排出，适当负压吸引，减轻关节囊内压力，引出 3.0～8.0mL 血性液体。

闭合复位空心钉加压内固定：C 型臂或 G 型臂 X 线机透视髋部正侧位证实复位满意后，常规消毒铺巾，选取直径 2.5mm 导针于大粗隆4cm处经皮沿股骨颈下缘皮质钻入，尖端位于股骨头软骨下 3 ~ 5mm。分别于大粗隆下 3cm 和 2cm 处经皮沿股骨颈中线和股骨颈上缘骨皮质将导针钻入，在股骨颈内呈倒三角形分布。沿导针分别做长 0.5cm 皮肤切口，分离导针周围组织达骨膜，分别测量所需空心钉长度。扩孔后，选择长度合适的空心钉拧入。空心钉螺纹均要超过骨折线以远，尖端位于股骨头软骨下 5 ~ 10mm。麻醉复苏后积极进行股四头肌功能舒缩活动，踝关节和足趾屈伸功能锻炼。术后 3 个月内禁侧卧、患肢负重、盘腿。3 个月后根据骨折愈合情况开始部分负重。

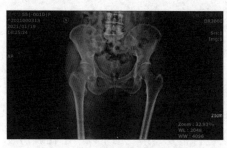

图 3-3-17　术前

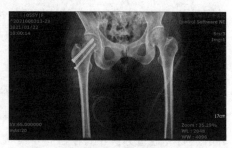

图 3-3-18　术后正位

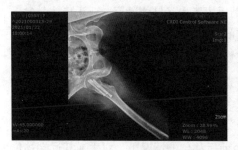

图 3-3-19　术后轴位

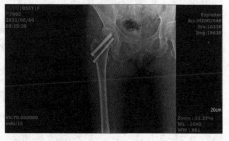

图 3-3-20　术后 16 个月

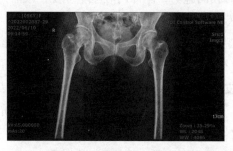

图 3-3-21　术后 16 个月取出内固定

附图信息：

女性，年龄：55 岁。

诊断：右股骨颈骨折（Garden Ⅲ型）。

治疗：全麻下手法复位复位，空心拉力丁内固定术。

术后 16 个月复查：骨折愈合良好，取出内固定。

七、股骨粗隆骨折

（一）概述

粗隆间骨折最常见于 65 岁以上的老年人，女性多于男性，约占全身骨折的 1.4%，可引起髋内翻畸形，影响患肢功能。90% 以上的患者年龄大于 70 岁，绝大多数患者合并多种慢性疾病。

（二）治疗原则

保守治疗适合于年老体弱或伴有严重的内科疾病不能耐受手术者，以及本人不愿意手术者。Horowitz 报道病死率高达 34.6%。对于骨折前日常活动良好、身体能够耐受手术、合并疾病有效控制的患者首选手术治疗。手术治疗可于最短时间消除痛苦，允许早期活动，减少合并症，降低病死率。

手术治疗原则：最小的创伤、最短的手术时间、对机体损伤小、最佳的治疗效果。

手术方案选择：稳定性骨折选用动力髓螺钉（DHS）；不稳定性骨折外侧壁完整选用髓内钉；外侧壁粉碎选择锁定板、微创复位外固定器等。

（三）微创治疗

苏氏正骨手法复位，单侧斜孔多功能支架外固定术。

1. 适应证　适用于 Garden Ⅰ、Ⅱ、Ⅲ型。

2. 操作方法　麻醉状态下，骨折经苏氏正骨手法复位后，术区常规消毒，铺无菌巾，C 型臂 X 线机监测下，于股骨大粗隆外侧顶点下方约 1.0cm 偏前为进针点，导针方向平行于股骨颈中轴线，其下方 2.0cm 处，同样以 φ4.5mm 骨圆针平行第 1 枚针进针。C 型臂 X 线机观察骨折正轴位对位及内固定位置良好，拔出导针，拧入 2 枚 φ6.0mm×200mm 的粗螺纹针。另将于远折端外侧垂直一股骨干方向，通过多功能夹块钻入 φ4.5 骨圆针过对侧骨皮质约 0.5cm，拔出导针，拧入 2 枚 φ6.0mm×130mm 的细螺纹针。将远端一枚螺纹针固定，C 型臂 X 线机监测下，骨折正侧位对位对线良好，并用加压器调整使骨折端充分对合，锁紧多功能支架，同时将远端针道内髂胫束十字形切开，常规包扎，术后麻醉未复苏情况下，即将患侧膝关节屈曲 90°放置在三角形海绵垫上，放置时指导家属定时按揉腓总神经走行处，防止一过性卡压伤。

针对老年股骨粗隆间骨折，合并严重骨质疏松症，以及骨折 Evans ⅢA 以上等骨折极不稳定的类型，在以往斜孔多功能外固定结合"强斜针"固定基础上，在股骨近端固定方式上进行改进。将以往 2 枚 6.0mm 粗螺纹针改为多枚直径 4.5mm 骨圆针进行固定。多针弹性固定降低应力遮挡效应，增加固定强度，此外能够与外固定架近端夹块更加灵活匹配。在此基础上，配合 3.5mm 强斜针固定，最大限度满足固定的可靠性，减少髋内翻的发生。

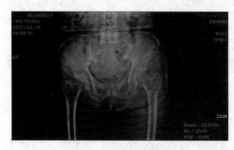
图 3-3-22　术前

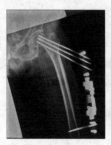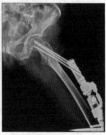
图 3-3-23　术后正，侧

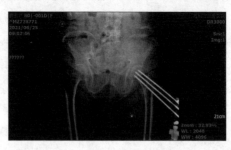
图 3-3-24　术后 3 个月

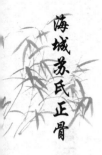
附图信息：

女性，年龄：79 岁。

诊断：左股骨粗隆骨折。

治疗：于 3 月 19 日 X 线下行苏氏抖牵旋按复位，经皮穿针多功能外固定术

术后 3 个月复查（6 月 25 日）：骨折愈合良好，计划撤除外固定架。

八、股骨干多段骨折

（一）概述

股骨干骨折是指粗隆下 2～5cm 至股骨髁上 2～5cm 的骨干骨折，是最常见的骨折之一，占全身骨折的 4%～6%，男性多于女性，约为 2.8：1。10 岁以下儿童占多数，约为总数的 1/2。

1. 应用解剖　股骨是人体最长的管状骨，而且是人体下肢负重的重要骨体之一。股骨干由骨皮质构成，表面光滑，后方有一股骨粗线，是骨折切开复位对位标志。股骨上端呈圆柱形，向下延行成椭圆形，至髁上部位而成三角形。股骨外观呈向前向外的弧度，于中 1/3 更为明显。

股骨干为三组肌肉所包围，其中伸肌群最大，以股四头肌（股直肌、股内侧肌、股外侧肌、股中间肌）肌群为主，由股神经支配（L2-4）。屈肌群次之，以半腱肌、半膜肌、股二头肌为主，由坐骨神经支配（L4-S2）。内收肌群最小，以股薄肌、耻骨肌、长收肌、短收肌、大收肌为主，由闭孔神经支配（L2-4）。由于大腿的肌肉发达，骨折后多有错位及重叠。股骨干周围的外展肌群与其他肌群相比较，其肌力稍弱，外展肌群位于臀部，附着在大粗隆上，由于内收肌的作用，骨折远端常有向内收移位的倾向，已对位的骨折，常有向外弓的倾向，这种移位和成角倾向，在骨折治疗中应注意纠正和防止，否则内固定的髓内针、钢板，可以被折弯曲、折断，螺丝钉可以被拔出。在股骨上、中 1/3 骨折时，由于肌肉相隔，股动、静脉不易被损伤。股骨下 1/3 骨折时，由于血管位于股骨骨折的后方，而且骨折远端常向后成角，故易刺伤该处的腘动、静脉。

2. 病因病机　为强大的直接暴力所致，亦有间接暴力所致的。股骨干是全身最粗的管状骨，强度最高。本类骨折多由于高能量直接暴力所造成，以粉碎性及横行骨折常见。交通事故是主要致伤原因，工农业外伤、生活外伤和运动外伤次之。堕落伤骨折多为间接暴力所致，斜形骨折或螺旋形骨折常见，少年儿童可发生嵌插骨折或不全骨折。间接暴力打击或火器伤所致骨折周围软组织损伤重、出血多，闭合骨折的内出血量即可达到 500 ~ 1000mL，可并发休克。如有头、胸、腹部复合伤和多发骨折则更易发生休克。

3. 移位成角

（1）股骨干上 1/3 骨折时，骨折近端因受髂腰肌，臀中、小肌及外旋肌的作用，而产生屈曲、外展及外旋移位；远端骨折端则向后上、内移位。

（2）股骨干中 1/3 骨折时，骨折端移位无一定规律性，视暴力方向而异，若骨折端尚有接触而无重叠时，由于内收肌的作用，骨折向外成角。

（3）股骨干下 1/3 骨折时，由于膝后方关节囊及腓肠肌的牵拉，骨折远端多向后倾斜，有压迫或损伤动、静脉和胫、腓总神经的危险，而骨折近端内收向前。

4. 诊断分型　根据骨折的形状可分为：①横行骨折，大多数由直接暴力影响，骨折线为横行。②斜行骨折，多由间接暴力所引起，骨折线呈斜行。③螺旋行骨折，多由强大的旋转暴力所致，骨折线呈螺旋状。④粉碎性骨折，骨折线在三块以上者（包括蝶形的），多如砸伤。⑤青枝骨折，断端没有完全断离，多见于儿童。由于骨膜厚，骨韧性较大。伤时未全断。

（二）治疗原则

目前股骨干骨折的治疗方法较多，必须依据骨折的部位、类型，以及患者的年龄、体质状况等，选择比较合理的治疗方案，但一定要遵循尽最大努力恢复肢体长度和力线，纠正旋转移位，尽量用微创技术保护骨折局部血运，早期功能康复的原则。

（三）微创治疗

1. 传统特色苏氏正骨手法与外固定器结合治疗股骨多段骨折　在腰硬联合或全身麻醉下，患者取仰卧位，术区常规消毒，铺无菌单，在C型臂X线机透视下，进行手法复位。助手双手握住两侧髂骨固定骨盆，另一助手双手握住踝部使伤肢中立位进行持续对抗牵引，矫正骨折的成角、重叠移位，术者施手法，双手环抱游离段骨体，"下压折顶、回旋提拉"方法，遵循"子求母"的原则，分段复位，由于中间游离段骨体浮动，如果不能解决旋转问题，常规从前外侧钻孔拧入一枚螺纹针做为把手，矫正旋转并与近端对位固定，用多功能在大粗隆与外髁中点连线上量好位置，定点划线，在穿针点部用尖刀将皮肤及深筋膜切开1cm，用止血钳纯性剥离软组织，再放置套管，保持与骨的中点垂直，将近端与中间段用钻头钻透对侧骨皮质，各拧入2枚6mm×150mm螺纹针，针尖过对侧骨皮质约2mm为宜，将多功能近端与中间夹块固定在针体上锁紧，拔除临时固定的螺纹针，再将远折断，以上述方式再行手法复位，远端同样方式拧入2枚6mm×150mm螺纹针，将远端多功能夹块固定在针体上，调整残余移位，锁紧外固定支架及加压器。

2. 术后管理及康复训练

（1）复位固定后，伤肢抬高，膝关节置于屈曲位。待麻醉复苏后即伸屈膝关节，做股四头肌功能锻炼，并配合CPM治疗。

（2）预防脂肪栓塞、血栓的发生。

（3）针道换药每周1次，用碘伏消毒，无菌敷料包扎。

（4）2～3周即可拄拐离床功能锻炼，做股四头肌功能锻炼。

（5）3周拍片见断端有缝隙者，应随时回缩加压器。在10周左右骨痂形成时将加压器撤除，改为弹性固定以加速骨折愈合。

（6）骨折愈合拍片见骨折线模糊或消失，可在18周左右撤除外固定支架及固定针。并嘱患者不间断进行功能锻炼。

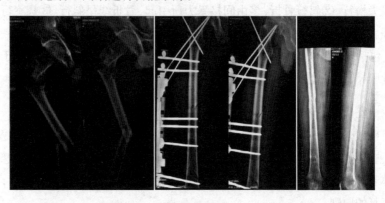

图 3-3-25

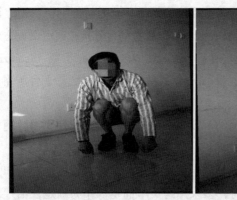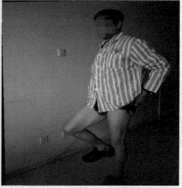

图 3-3-26

九、胫骨平台骨折

（一）概述

胫骨平台骨折是膝关节创伤中常见的骨折之一，约占全部骨折的 1%，在老年人骨折中约占 8%。多发生于青壮年，以 40—50 岁患者居多，男性与女性患者分别占 72.9% 和 27.1%，男女比为 3∶1。致伤原因中，交通伤最多，占46.7%，压砸伤和高处坠落伤分别占 31.1% 和 18.7%；单髁骨折约占 60%，由于膝关节存在生理外翻角，损伤机制以外侧暴力常见，因此累及外侧平台的骨折约占 90%，双髁骨折占 30% ~ 35%。胫骨平台骨折常合并半月板（57%）和前交叉韧带损伤（25%），后交叉韧带（5%）、外侧副韧带（3%）及内侧副韧带损伤（5%）则相对少见。骨折涉及关节面，累及膝关节负重面，易致膝关节力线改变、关节畸形、关节功能障碍。常合并半月板、韧带等损伤容易漏诊。

（二）治疗方式

治疗目的，恢复关节面的平整、关节稳定性及正常的关节轴，可靠固定骨折并允许早期无痛的膝关节运动及患者活动，关节功能完全恢复，避免创伤性关节炎。

1. 非手术治疗 适应证为不完全骨折、骨折无移位或移位＜3mm、患者麻醉风险高或预后要求低、有手术禁忌证等。非手术治疗方法主要包括骨牵引、石膏固定、膝关节支具等，其可能出现的并发症有骨牵引针道感染、肺部感染、压疮、畸形愈合、失用性骨质疏松、关节僵硬、创伤性关节炎、深静脉血栓形成等。

2. 手术治疗 手术治疗的目的在于优先恢复正常的下肢力线、恢复关节面的平整及关节的稳定性，牢固固定骨折并允许早期进行无痛膝关节运动及患肢活动。其远期治疗目标为关节功能恢复、避免创伤性关节炎。手术指征：关节面塌陷＞3mm 或平台增宽＞5mm；干骺端成角＞5°。

（1）切开复位内固定：目前多采用拉力螺钉、普通解剖钢板、锁定钢板等方法对骨折进行固定。非锁定钢板适用于简单胫骨平台骨折；锁定钢板适用于粉碎性复杂骨折或伴有严重骨质疏松骨折。适应证如Schatzker Ⅰ型、Schatzker Ⅱ、Schatzker Ⅳ型、Schatzker Ⅴ型、Schatzker Ⅵ型骨折。应对胫骨平台压缩性骨折伴严重骨质疏松骨折进行植骨。

（2）皮质骨开窗或关节镜辅助下复位：植入松质骨或骨替代物后钢板螺钉固定。适应证如Schatzker Ⅲ型骨折

（3）微创外固定支架治疗：外固定架可作为临时固定使用，亦可作为确切性治疗方法。做临时固定使用时，多采用跨关节固定；作为确定性治疗时，多采用不跨关节固定。可以减少高能量复杂胫骨平台骨折导致的并发症，尤其是伴有严重软组织损伤者。适应证如Schatzker Ⅰ－Ⅵ型骨折。

（三）微创治疗

苏氏正骨手法复位，微创撬拨复位，植骨，空心拉力钉（克氏针）内固定，外固定支架固定术。

1. 适应证 胫骨平台塌陷骨折，Schatzker Ⅰ－Ⅵ型骨折。

2. 操作方法 麻醉成功后，术区消毒，C型臂X线机透视下，苏氏手法复位（苏氏内翻捺正法、外翻捺正法、拔伸旋转合拢法），如复位后塌陷骨块未完全抬起，则用3.5mm骨圆针插入撬拨复位，Ⅲ型骨折于胫骨平台下方3～4cm处微创切口长约2.5cm，骨质开窗约1.5cm×1.5cm保持骨质完整，选用自制撬拨器插入窗口进行撬拨，直至关节面平整，2.0mm克氏针、拉力钉固定关节面骨块，取髂骨块植入。

平台骨折复位满意后，于胫骨近、远端侧各经皮钻入3.0mm骨圆针，通过骨折端达内外侧平台软骨下。保持胫骨近端骨折的对位及力线，然后连接支架外固定。麻醉复苏后开始股四头肌舒缩及抬腿训练。越膝外固定支架3周撤除，或改成膝下支架外固定，配合苏氏髌骨松动手法治疗：早期功能训练，预防膝关节僵硬、帮助恢复膝关节功能。

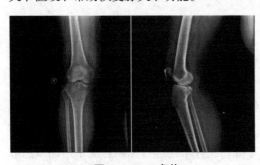

图3-3-27 术前

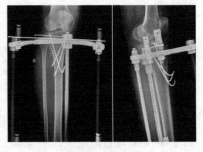

图3-3-28 术后

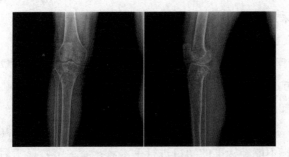

图 3-3-29　术后 6 个月

附图信息：

女性，年龄：56 岁。

诊断：①右胫骨平台粉碎性骨折（Schatzker Ⅳ型）。

②右胫骨髁间嵴骨折。

③右踝部软组织挫伤伴擦皮伤。

④右膝前交叉韧带损伤。

⑤右侧腓骨头粉碎骨折。

⑥右膝外侧半月板损伤。

⑦右膝内侧半月板后角退变。

2021 年 7 月 2 日，采取 C 型臂 X 线下骨折微创复位，髂骨取骨断端植骨，克氏针内固定，大腿架外固定术。术后半年骨折愈合良好，撤除外固定，膝关节稳定，关节功能恢复良好。

十、胫腓骨骨折

（一）概述

胫腓骨干骨折在全身骨折中约占 9.45％。10 岁以下儿童尤为多见，其中以胫腓骨双骨折最多，占全身骨折的 5.1％；胫骨次之，占全身骨折的 3.85％；腓骨干骨折最少，占全身骨折的 0.59％。治疗虽较容易，且多无明显的功能障碍，但如果处理不当者可能出现感染、迟缓愈合或不愈合等并发症，甚至有截肢的严重后果，因此对胫腓骨骨干骨折应认真处理。

（二）治疗原则

胫腓骨骨干骨折的治疗目的是矫正成角、旋转畸形，恢复胫骨上、下关节面的平行关系，恢复肢体长度。

1. 非手术治疗　非手术治疗适用于无移位的胫骨骨干骨折，或有移位的横行、短斜形骨折，经手法复位可纠正其折端移位，恢复小腿力线。无移位的胫骨骨干骨折可采用石膏或小夹板外固定。有移位的横行或短斜形骨折采用手法复位后，以小夹板或石膏固定。

2. 手术治疗 主要包括普通加压钢板、带锁髓内钉、MIPPO 技术结合 LCP 钢板等内固定方法。

（1）普通加压钢板

①适应证：胫骨干骨折伴有经关节的干骺端骨折，不适合髓内固定者；软组织损伤严重，不能经标准的切口进行手术者；膝关节置换术后假体以远的胫骨干骨折。

经皮钢板固定在技术上要求高，对线不良较其他固定方法多见。

②操作方法：于胫骨外侧骨折端附近做长 10 ~ 15cm 切口，显露骨折端，复位，骨折对位对线良好后，取合适长度的普通钢板预弯后，于骨折端上下至少 3 枚螺钉固定。清点器械纱布无误后，逐层缝合切口。

（2）带锁髓内钉

①适应证：胫骨干Ⅰ型、Ⅱ型和ⅢA型的开放和闭合骨折治疗的首选方法，适用于多断的和双侧胫骨干骨折。

②操作方法：麻醉显效后屈髋屈膝位，骨折处小切口复位，在胫骨结节与髌韧带下缘纵行切开皮肤 6 ~ 7cm，暴露髌韧带并牵向外侧，显露胫骨结节上缘。常规扩髓，置入交锁髓内钉，然后置入交锁钉，最后上钉尾螺帽，清点器械、纱布无误后逐层缝合。

（3）MIPPO 技术结合 LCP 钢板

①适应证：闭合粉碎性骨折，简单横行骨折，干骺端骨折。

②操作方法：采用腰硬联合麻醉，麻醉显效后患者取仰卧位，先行牵引闭合复位；在大腿根部上好止血带。于骨折远近端前内侧分别做 2 ~ 4cm 长纵行皮肤切口。用长组织剪或骨膜剥离子进行皮下分离，形成皮下隧道。将合适的 LCP 钢板经皮下隧道插入骨折部位。C 臂机透视下骨折复位，调整钢板的位置，准确确定螺孔的位置，切 0.5 ~ 0.8cm 长的小口，在导钻保护下依次钻孔、丝攻、拧入螺钉，再次行 C 臂机透视，确定骨折及钢板位置满意后关闭切口，抬高患肢，松开止血带。清点器械、纱布无误后，逐层缝合切口。

（三）微创治疗

苏氏手法复位，多功能外固定器固定术。

1. 适应证 胫骨干开放性骨折，软组织条件差，创口重度污染，皮肤软组织缺损等无法行髓内固定的骨折。

2. 操作方法 硬膜外麻醉，待麻醉成功后，患者取仰卧位，常规消毒、铺单。在 C 臂机透视下复位，以骨折线为中心，在胫前内侧面纵轴中心线上选取

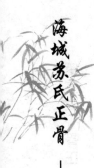

4 个进针点，切口均为 1cm。然后与胫骨内侧面垂直的方向电钻钻孔，在骨折远近端各放入 2 枚螺丝钉，安装外固定架，然后再在 C 臂机透视下使骨折复位，旋紧各旋钮，使骨折间隙尽量减小。术后配合苏式吐纳功训练。

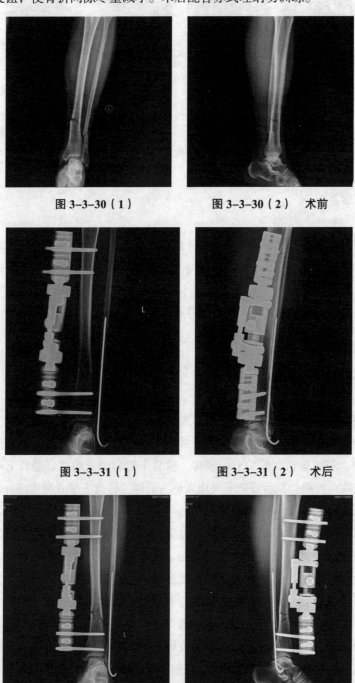

图 3-3-30（1）　　　　　　　图 3-3-30（2）　术前

图 3-3-31（1）　　　　　　　图 3-3-31（2）　术后

图 3-3-32（1）　　　　　　　图 3-3-32（2）　术后 1 个月

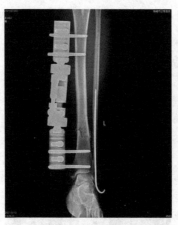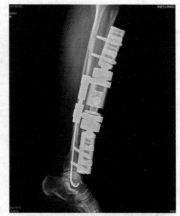

图 3-3-33（1）　　　　　图 3-3-33（2）　术后 2 个月

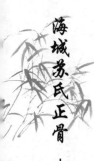

附图信息：

男性，年龄：57 岁。

诊断：左胫腓骨闭合粉碎性骨折并软组织挫伤。

2021 年 3 月 10 日，在椎管内麻醉下行胫腓骨骨折 X 线下手法复位，多功能架外固定，腓骨骨折克氏针内固定术。2021 年 12 月 23 日，术后 9 个半月，骨折愈合良好，撤除外固定，关节功能恢复良好。

十一、踝关节骨折

（一）概述

踝关节是人体负重量最大的滑车关节。站立时全身重量均落在踝关节上，行走时的负荷值约为体重的 5 倍。日常生活中行走、跳跃活动，主要依靠踝关节的背伸、跖屈运动。踝关节由胫骨、腓骨下端和距骨组成。胫骨下端内侧向下的骨突称为内踝，其后缘向下突出者称为后踝，腓骨下端骨突构成外踝。内、外、后三踝构成踝穴，距骨位于踝穴内。

踝部骨折脱位发生的原因复杂，类型很多。韧带损伤、骨折和脱位可单独或同时发生。根据受伤姿势可分为内翻、外翻、外旋、纵向挤压、侧方挤压、跖屈和背伸等多种，其中以内翻损伤最多见，外翻损伤次之。踝部骨折为最常见的关节内骨折。多由间接外力引起，极少数由纵向挤压所致。当踝关节跖屈位时，小腿突然受到强有力的向前冲击力，可导致踝关节后脱位。当踝关节背伸位，自高处坠落、足跟着地，可导致踝关节前脱位。当压缩性损伤使下胫腓关节分离时，可导致踝关节上脱位。根据骨折脱位的程度，损伤又可分为三度：单踝骨折为一度；双踝骨折、距骨轻度脱位为二度；三踝骨折、距骨脱位为三度。

（二）治疗原则

踝关节结构复杂，暴力作用的机制及骨折脱位的类型也较多样。一般的治疗原则，无明显移位的骨折用石膏外固定。0°中立位3～4周即可。有移位的骨折，手法复位，石膏外固定。固定期可进行功能锻炼，并配合药物治疗。若手法整复失败或系开放性骨折脱位，可考虑切开复位内固定；陈旧性骨折脱位则考虑切开复位植骨术或关节。

（三）微创治疗

C型臂X线机下行踝关节骨折脱位苏氏正骨手法复位，纠正胫距关节错位，克氏针内固定术；踝关节三维架外固定术。

1. 适应证 手法复位失败者或具有以下情况者应考虑手术治疗。

（1）内踝骨折块较大，波及胫骨下关节面1/2以上者。

（2）外翻外旋型内踝撕脱骨折，尤其是内踝有软组织嵌入。

（3）单踝、双踝、三踝骨折合并胫距关节错位。

（4）陈旧性骨折，继发创伤性关节炎，影响功能者。

2. 操作方法 患者麻醉成功后，取仰卧位，常规碘伏消毒术区皮肤。铺无菌巾。C型臂X线机下透视，术者给予苏氏正骨手法复位，见胫距关节面平整，胫距关节错位纠正，骨折对位良好，自外踝合适位置分别钻入2枚克氏针，1枚通过外踝尖、通过髓腔向腓骨近端穿入，另1枚由外踝合适位置穿越骨折线进入胫骨远端，穿过胫骨内侧皮质。X线下见内固定稳定，骨折及错位对位良好，再于跟骨及胫骨下段合适位置各平行穿入一枚直径2.5mm克氏针，在第5跖骨及第1跖骨合适位置各穿入一枚直径2.5mm克氏针，将踝关节三维固定架置入相应孔眼内锁紧；无菌纱布包扎切口及针道。再次X线下透视，见两枚克氏针位置良好，骨折固定稳定，胫距关节错位已纠正，踝关节给予踝关节三维固定架固定于踝关节90°背伸位，针道包扎固定。

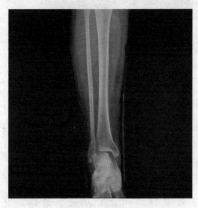 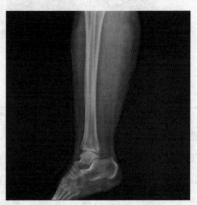

图 3-3-34（1）　　　　　图 3-3-34（2）　术前

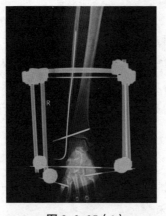
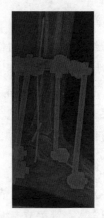

图 3-3-35（1）   图 3-3-35（2）　术后

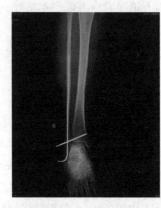
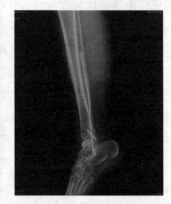

图 3-3-36（1）   图 3-3-36（2）　术后 3 个月

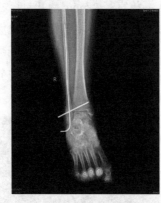
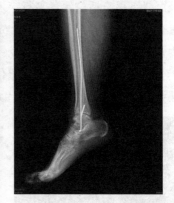

图 3-3-37（1）   图 3-3-37（2）　术后 4 个月

附图信息

女性，年龄：74 岁

诊断：右侧外踝闭合性骨折合并胫距关节错位。

术式：C 型臂 X 线机下右外踝骨折手法复位，纠正胫距关节错位，克氏针内固定术；踝关节三维架外固定术。

第四章　筋柔

　　中医学认为，经筋主束骨，司关节运动，保持人体正常的运动功能，维持人体正常的体位姿势。在骨折损伤时，或是通过手法整复捺正，或是微创手术使得骨折的位置以复正，以达到骨正的目的。筋者，肉之力也。经筋的这一功能，在骨伤疾病中起着极为重要的作用。本章不仅系统论述了经脉、经筋的分布，功能主治，着重强调筋用之以柔这一基本原则，这也是苏氏正骨在骨折、筋伤病诊治中总结的不二法门。

第一节　经筋原止，用之以柔

　　医者不明经络，犹人夜行无烛。经络者，所以决死生、处百病、调虚实，不可不通，亦不可不知也。经络体系，包括十二经脉、奇经八脉、十二经别、十五络脉、十二经筋和十二皮部。十二经脉是经络系统的主干，"内属于府藏（腑脏），外络于支节"（《灵枢·海论》），将人体内外联系成一个有机的整体；十二经筋亦是经络系统的重要组成部分，在伤科领域尤为重要，本节将重点介绍十二经脉及十二经筋。

一、十二经脉

　　十二经脉的名称由手足、阴阳和脏腑三部分组成。十二经脉按其流注次序分别为手大阴肺经、手阳明大肠经、足阳明胃经、足太阴脾经、手少阴心经、手太阳小肠经、足太阳膀胱经、足少阴肾经、手厥阴心包经、手少阳三焦经、足少阳胆经和足厥阴肝经。十二经脉是经络系统的主体，故又被称为"正经"。

（一）十二经脉的名称和含义

　　手足，表示经脉在上下肢分布的不同，手经表示其外行路线分布于上肢，足经表示其外行路线分布于下肢。脏腑，表示经脉的脏腑属性，如肺经表示该经脉属肺脏，胃经表示该经脉属胃腑。阴阳表示经脉的阴阳属性及阴阳气的多寡。一阴一阳衍化为三阴三阳，以区分阴阳气的盛衰：阴气最盛为太阴，其次为少阴，再次为厥阴；阳气最盛为阳明，其次为太阳，再次为少阳。三阴三阳的名称广泛应用于经络的命名，经别、络脉、经筋也是如此。

（二）十二经脉的分布

十二经脉是经络系统的主要内容。《灵枢·海论》概括指出了十二经脉的分布特点："十二经脉者，内属于府藏，外络于支节。"在内部，十二经脉隶属于脏腑；在外部，分布于四肢、头面和躯干。

1. 外行部分 十二经脉"外络于支节"。这里的"支节"，可理解为经脉在四肢及头面和躯干这些体表部位的分支和穴位，其"有穴通路"是经脉的主要循行路线，一般经穴图和经穴模型都表示这些内容。

（1）四肢部：四肢内侧面为阴，外侧面为阳。手足阴经分布于四肢的内侧，手足阳经分布于四肢的外侧。以大指向前、小指向后的体位描述，手三阴经分布于上肢的内侧，其中，上肢内侧面前缘及大指桡侧端为手太阴，上肢内侧面中间及中指桡侧端为手厥阴，上肢内侧面后缘及小指桡侧端为手少阴；手三阳经分布于上肢的外侧，其中，分布于次指桡侧端至上肢外侧面前缘为手阳明，无名指尺侧端至上肢外侧面中间为手少阳，小指尺侧端至上肢外侧后缘为手太阳。

足三阳经分布于下肢的外侧，其中，下肢外侧面前缘及次趾外侧端为足阳明，下肢外侧面中间及第4趾外侧端为足少阳，下肢外侧面后缘及小趾外侧端为足太阳；足三阴经分布于下肢的内侧，其中，大趾内侧端及下肢内侧面中间转至前缘为足太阴，大趾外侧端及下肢内侧面前缘转至中间为足厥阴，小趾下经足心至下肢内侧面后缘为足少阴。

十二经脉在四肢的分布规律：太阴、阳明在前，厥阴、少阳在中（侧），少阴、太阳在后。在小腿下半部及足部，足厥阴有例外的曲折、交叉情况，即排列于足太阴之前，至内踝上8寸处再交叉到足太阴之后而循行于足太阴和足少阴之间。

（2）头和躯干部：十二经脉在头和躯干部的分布，大致是手三阴联系胸，足三阴联系腹及胸，手足三阳联系头。阳经在头和躯干部的分布较广泛，大致情况是阳明行于身前，少阳行于身侧，太阳行于身后，在头部也是如此。分布于躯干部的经脉路线由内而外划分成若干侧线，这些侧线距正中线的距离及与经脉的对应关系。

2. 内行部分 十二经脉"内属于府藏"，即指其内行部分。脏腑中，脏为阴，腑为阳。手三阴联系于胸部，其内属于肺、心包、心；足三阴联系于腹部，其内属于脾、肝、肾，这就是所谓的"阴脉营其藏"。阳经属于腑，足三阴内属于胃、胆、膀胱；手三阳内属于大肠、三焦、小肠，这就是所谓的"阳脉营其府"。

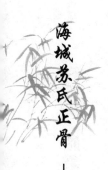

（三）十二经脉的表里属络

脏腑有表里相合关系，十二经脉内属于脏腑，亦有相应的表里相合关系。阴经为里，属于脏；阳经为表，属于腑。互为表里的阴经与阳经在体内有属络关系，阴经属脏络腑，阳经属腑络脏。如手太阴肺经属肺、络大肠，手阳明大肠经属大肠、络肺。十二经脉如此构成六对表里属络关系：手太阴肺经与手阳明大肠经、手厥阴心包经与手少阳三焦经、手少阴心经与手太阳小肠经、足太阴脾经与足阳明胃经、足厥阴肝经与足少阳胆经、足少阴肾经与足太阳膀胱经。经脉的表里关系，除经脉一阴一阳的互相衔接、脏与腑的互相属络外，还通过经别和络脉的表里沟通而得到进一步加强。

（四）十二经脉的走向和流注

十二经脉的循行有一定的方向，或上行，或下行，形成"脉行之逆顺"，其走向规律：手三阴经从胸走手，手三阳经从手走头，足三阳经从头走足，足三阴经从足走腹（胸）。这就是《灵枢·逆顺肥瘦》所说的"手之三阴从藏走手，手之三阳从手走头，足之三阳从头走足，足之三阴从足走腹（胸）"。这种"脉行之逆顺"，后来称为"流注"。有了逆顺，十二经脉之间就可连贯起来，构成"如环无端"的气血流注关系。十二经脉主运行气血，营气行于脉中，卫气行于脉外。营气的运行顺序也就是十二经脉的顺序，而且与前后正中的督脉和任脉也相通。

（五）十二经脉的衔接

十二经脉正常的流注，除需逆顺之走向外，各经脉尚需相互衔接。十二经脉之间的连接，除了两经直接相连外，有的是通过分支相互连接的，手足、阴阳经通过以下三种形式相互衔接

1. 阴经与阳经（表里经）在手足部衔接　手太阴肺经在食指与手阳明大肠经交接；手少阴心经在小指与手太阳小肠经连接；手厥阴心包经在无名指与手少阳三焦经衔接；足阳明胃经在足大趾（内侧）与足太阴脾经相接；足太阳膀胱经在足小趾与足少阴肾经相连；足少阳胆经在足大趾（外侧）与足厥阴肝经连接。

2. 阳经与阳经（同名阳经）在头面部衔接　手阳明大肠经和足阳明胃经在鼻旁连接；手太阳小肠经与足太阳膀胱经在目内眦交接；手少阳三焦经和足少阳胆经在目外眦衔接。

3. 阴经与阴经（手足三阴经）在胸部衔接　足太阴脾经与手少阴心经交接于心中；足少阴肾经与手厥阴心包经交接于胸中；足厥阴肝经与手太阴肺经交接于肺中。

二、十二经筋

十二经筋，是指与十二经脉相应的筋肉部分，其分布范围与十二经脉大体一致。"筋"，《说文解字》解作"肉之力也"，意指能产生力量的肌肉；而"腱"是"筋之本"，是筋附着于骨骼的部分。全身筋肉按经络分布部位同样分成手足三阴三阳，即十二经筋。经筋各起于四肢末端，结聚于骨骼和关节部，有的进入胸腹腔，但不像经脉那样属络脏腑。手足三阳之筋都到达头目，手三阴之筋到胸膈，足三阴之筋到阴部。

（一）手太阴经筋

手太阴经筋，起于大指之上，沿大指上行，结于鱼际之后；行寸口动脉外侧，上行沿前臂，结于肘中；向上经过臂内侧，进入腋下，出缺盆部，结于肩峰前方；其上行结于缺盆，向下内行结于胸里；分散通过膈部，会合于膈下，到达季胁。

其病症：当经筋循行所过处出现强滞、痉挛和酸痛，若成为"息贲"病，可见胁肋拘急，上逆吐血。

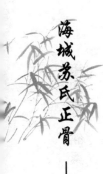
海城苏氏正骨——苏继承骨伤特色经验撷粹

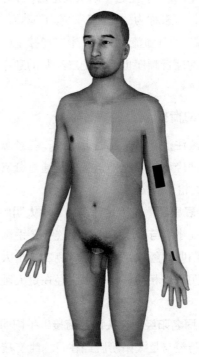

图 4-1-1　手太阴经筋

（二）手阳明经筋

手阳明经筋，起始于食指桡侧端，结于腕背部；向上沿前臂，结于肘外侧；上经上臂外侧，结于肩峰部。分支绕肩胛部，夹脊柱两旁；直行的从肩峰部上颈。

分支上向面颊，结于鼻旁颧部；直行的走手太阳经筋前方，上额角，散络头部，下向对侧颔部。

其病症：所经过之处可出现牵扯不适、酸痛及痉挛，肩关节不能高举，颈不能向两侧转动。

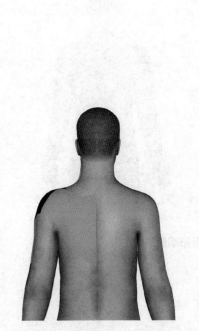
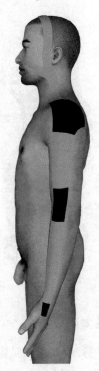

图 4-1-2　手阳明经筋

（三）足阳明经筋

足阳明经筋，起始于足次趾、中趾及无名趾，结于足背；斜向外行加附于腓骨，上结于膝外侧；直行的上结于大转子部；向上沿胁部联系脊柱。直行的上沿胫骨，结于膝部；分支之筋结于腓骨部，并合足少阳经筋；直行的沿伏兔上行，结于大腿部而聚会于阴器。上向腹部而分布开，至缺盆处结集；再向上至颈部，夹口旁，会合于鼻旁颧部，向下结于鼻，向上并合足太阳经筋。太阳经筋为"目上纲"（上睑），阳明经筋为"目下纲"（下睑）。另一支，从面颊结于耳前部。

其病症：可出现足中趾掣强，胫部筋肉痉挛，下肢跳动、僵硬不舒，股前筋肉拘紧，股前部肿，疝气，腹部筋肉拘紧，向上牵掣到缺盆和颊部。突然发生口角歪斜，如有寒邪则掣引眼睑不能闭合；有热则筋松弛使眼睑不能睁开。颊筋有寒，则使筋肉紧急，牵引面颊和口角；有热则筋肉松弛，不能胜过对侧收缩，所以口歪。

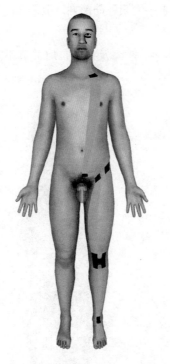

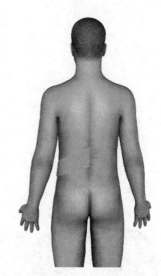

图 4-1-3　足阳明经筋

（四）足太阴经筋

足太阴经筋，起始于大趾内侧端，上行结于内踝，直行向上结于膝内辅骨（胫骨内髁部）；向上沿着大腿内侧，结于股前，会聚于阴器部。向上到腹部，结于脐，再沿着腹内结于肋骨，散布到胸中，在内的经筋则附着于脊柱。

其病症：可出现足大趾强滞不适，内踝部痛，转筋，膝内侧骨痛，股内侧牵引髀部作痛，阴部扭转疼痛，并向上引脐及两胁作痛，牵引胸中和脊内疼痛。

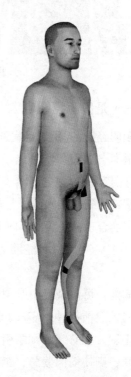

图 4-1-4　足太阴经筋

（五）手少阴经筋

手少阴经筋，起于小指内侧，结于腕后豆骨处；向上结于肘内侧；上入腋内，交手太阴经筋，伏行于乳里，结聚于胸中；沿膈向下，联系于脐部。

其病症：可见胸内拘急，心下积块；上肢筋有病，则肘部出现牵拉不适；本经经筋循行部位支撑不适、转筋和疼痛。

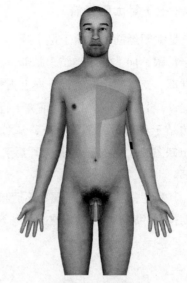

图 4-1-5　手少阴经筋

（六）手太阳经筋

手太阳经筋，起于手小指之上，结于腕背；上沿前臂内侧，结于肱骨内上髁后，以手弹该骨处，有感传及于手小指之上；上行结于腋下。其分支走腋后侧，向上绕肩胛部，沿着颈旁出走足太阳经筋的前方，结于耳后乳突部；分支进入耳中；直行的出于耳上，向下结于下颔处，上行的连属于眼外眦。

其病症：见小指僵滞不适，肘内锐骨后缘疼痛；沿臂的内侧，上至腋下，及腋下后侧等处酸痛；绕肩胛牵引颈部作痛，并感到耳中鸣响，疼痛牵引颔部，眼睛闭合一会才能看清物景。颈筋拘急，可发生筋瘘、颈肿等症。

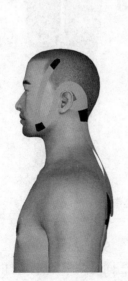
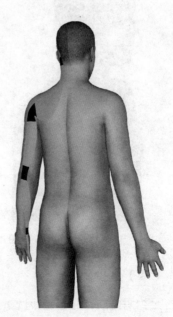

图 4-1-6　手太阳经筋

（七）足太阳经筋

足太阳经筋，起始于足小趾，上结于外踝；斜上结于膝部；下方沿足外侧结于足跟，向上沿跟腱结于腘部；其分支结于小腿肚（腨内），上向腘内侧，与腘部一支并行上结臀部；向上夹脊旁，上后项；分支入结于舌根。直行者结于枕骨，上向头项，由头的前方下行到颜面，结于鼻部。分支形成"目上纲"，下边结于鼻旁。背部的分支，从腋后外侧结于肩髃部位；一支进入腋下，向上出缺盆，上方结于完骨（耳后乳突）；再有分支从缺盆出来，斜上结于鼻旁部。

其病症：可见足小趾僵滞不适和足跟部掣引酸痛，腘窝部挛急，脊背反张，项筋拘急，肩不能抬举，腋部僵滞不适，缺盆中牵掣样疼痛，不能左右活动。

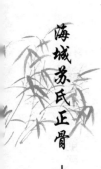
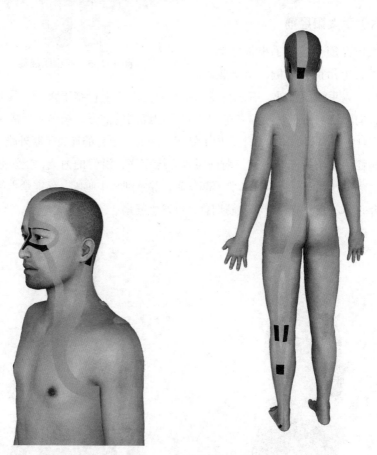

图 4-1-7　足太阳经筋

（八）足少阴经筋

足少阴经筋，起于足小趾下边，入足心部，同足太阴经筋斜走内踝下方，结于足跟，与足太阳经筋会合；向上结于胫骨内髁下，同足太阴经筋一起向上行，沿大腿内侧，结于阴部，沿膂（脊旁肌肉）里夹脊，上后项结于枕骨，与足太阳经筋会合。

其病症：可见足下转筋，所经过和所结聚的部位，都有疼痛和转筋的证候，病在足少阴经筋，主要有痫证、抽搐和项背反张等证，病在背侧的不能前俯，在胸腹侧的不能后仰。背为阳，腹为阴，阳筋病，项背部筋急，而腰向后反折，身体不能前俯；阴筋病，腹部筋急，而身不能后仰。

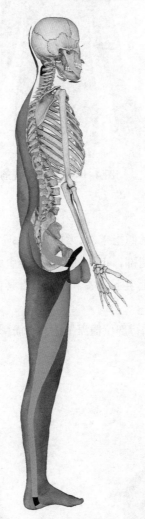

图 4-1-8 足少阴经筋

（九）手厥阴经筋

手厥阴经筋，起于中指，与手太阴经筋并行，结于肘内侧；经上臂内侧，结于腋下，分散前后夹两胁。分支进入腋内，布散胸中，结于膈部。

其病症：见经筋循行部位僵滞不适，转筋，以及胸痛或成为气息急迫之症。

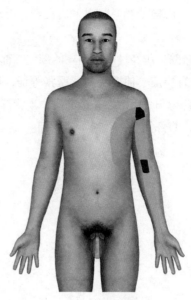

图 4-1-9　手厥阴经筋

（十）手少阳经筋

手少阳经筋，起于第四指末端，结于腕背；上沿前臂外侧，结于肘尖；向上绕行于上臂外侧，上肩部，走向颈部，会合手太阳经筋。其分支当下颌角部进入，联系舌根；一支上至下颌关节处，沿着耳前，连接目外眦，上达颞部，结于额角。

其病症：可见经筋循行部位僵滞不适，转筋掣引，舌卷缩。

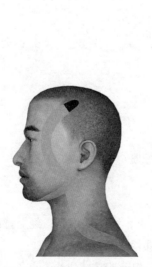

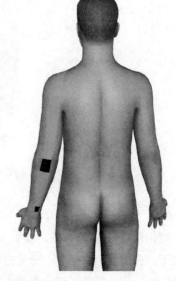

图 4-1-10　手少阳经筋

海城苏氏正骨——苏继承骨伤特色经验撷粹

（十一）足少阳经筋

足少阳经筋，起于第4趾，上结于外踝，再向上沿胫外侧结于膝外侧。其分支另起于腓骨部，上走大腿外侧，前边结于伏兔（股四头肌部），后边结于骶部。直行的经侧腹季胁，上走腋前方，联系于胸膺和乳房，结于缺盆。直行的上出腋部，通过缺盆，走向太阳经的前方，沿耳后上绕到额角，交会于头顶，向下走向下颌，上方结于鼻旁。分支结于目外眦，成"外维"。

其病症：可见足第4趾强滞不适，掣引转筋，并牵连膝外侧转筋，膝部不能随意屈伸，腘部的经筋拘急，前面牵连髀部，后面牵引尻部，向上牵及胁下空软处及胁部作痛，向上牵引缺盆、膺乳、颈部所维系的筋发生拘急。如果从左侧向右侧维络的筋拘急时，则右眼不能张开。因为此筋上过右额角与跷脉并行，阴阳跷脉在此互相交叉，左右之筋也是相交叉，左侧的维络右侧，所以左侧的额角受伤会引起右足不能活动，这叫"维筋相交"。

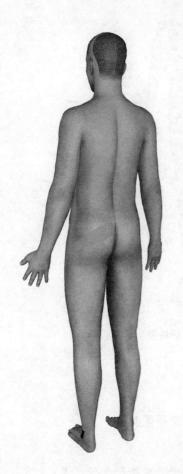
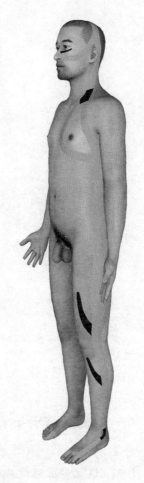

图 4-1-11　足少阳经筋

101

（十二）足厥阴经筋

足厥阴经筋，起始于足大趾的上边，向上结于内踝前方；向上沿胫骨内侧，结于胫骨内髁之下，再向上沿大腿内侧，结于阴器而与各经筋相联络。

其病症：足大趾强滞不适，内踝前部痛，膝内侧部痛，大腿内侧痛、转筋，阴器功能丧失。若伤精则阳痿不举，伤于寒邪则阴器缩入，伤于热邪则阴器挺长不收。

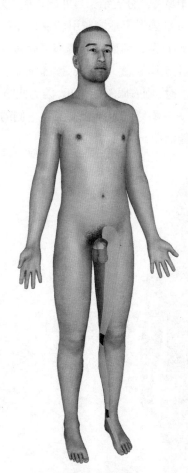

图 4-1-12 足厥阴经筋

三、用之以柔

（一）桡骨远端骨折术后拇指关节活动受限案

患者，女。

诊断：①右桡骨远端粉碎骨折。②右尺骨茎突撕脱骨折。③右三角软骨复合体损伤。

给予苏氏传统手法复位，克氏针多功能外固定架固定术（图 4-1-14）。术后 3 个月出现右手拇指屈曲挛缩，背伸活动受限。

苏继承教授查体后指出：筋束骨，主司关节运动。《灵枢》记载："手太阴之筋，起于大指之上，循指上行，结于鱼后。""手阳明之筋，起于大指次指之端，结于腕。"结合本例患者临床症状，病位在于手太阴经筋、手阳明经筋。手太阴筋失濡养，而呈现屈曲挛紧不柔和貌。手阳明之筋失其拮抗作用。同时给予患者手法理筋，牵拉、推按，以恢复拇指的功能，治疗 3 周，拇指功能基本正常。（图 4-1-13）。

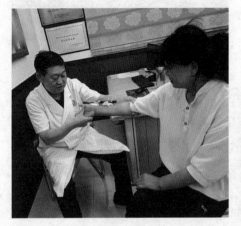
图 4-1-13

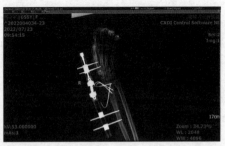
图 4-1-14

（二）尺骨鹰嘴骨折后肘关节活动受限案

患者，女。肘关节僵硬伴活动受限 1 个月来诊。

追问病史，患者于 3 个月前行尺骨鹰嘴骨折克氏针固定术（如图 4-1-16 所示）。

查体：患侧肘关节周围软组织僵硬，肘关节活动度：屈曲 100°，旋前 50°，旋后 50°，尺神经沟见饱满。

苏继承教授指出：骨折损伤后，手术克氏针固定，解决了骨正的问题，但忽略了筋柔在功能锻炼中的重要性。《灵枢·经筋》记载："手三阳之筋或结于肘内锐骨之后，或结于肘，或上结于肘外，手之三阴筋或结肘中，或上结于肘后廉，或结于肘内廉。其病，当所过者支转筋。"明确指出手三阳之筋与手三阴之筋均结于肘关节周围，共同主司肘的功能活动。本例患者肘关节的屈曲角度明显受限，表明患者手之三阴筋，挛紧占主导作用，手之三阳筋为辅。理筋时当于肘内行一指禅手法，以弹拨筋结，松解粘连。关节处的理筋手法完毕后，一定要拉伸，必要时可以在适当拉力下，行关节理筋整复手法。同时嘱患者行苏氏肩肘式功能锻炼法，每次 2 次，每次 30 分钟。以使经筋柔和，气血周流，功能康健。

本例患者在苏继承教授悉心治疗 3 周后，肘关节功旋前和旋后位近 80°，屈曲接近 145°（图 4-1-15）。

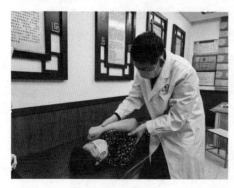

图 4-1-15

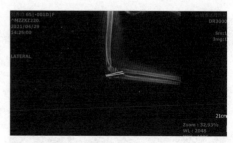

图 4-1-16

（三）锁骨骨折后肩关节活动受限案

患者，男，38 岁。肩关节活动受限月余来诊。

患者 2 个月前因锁骨骨折，行骨穿针手术（图 4-1-18）。术后回家调养。因调养不当，现患者出现肩关节粘连伴活动受限。

查体：前屈上举 110°，后伸 20°，外展上举 130°，内外旋各 45°。

苏继承教授查体后指出：患者锁骨损伤后及术后，应及时给予活血行气、消肿止痛、预防肩关节粘连的药物治疗，患者因家中调护不当，出现继发的创伤性肩关节周围炎。病因为调护失宜，气血瘀滞造成。《灵枢》记载："手太阳经筋，其支者，后走腋后廉，上绕肩胛……手阳明之筋，结于肩髃，绕肩胛；手少阳之筋，上绕臑外廉，上肩……手太阴之筋，结肩前髃……手少阴之筋，上入腋，交太阴……手心主之筋，结腋下。"手之三阴三阳经筋，或结于肩前，或结于肩后，共同主司肩关节的正常功能活动。苏继承教授用一指禅手法给患者弹拨天宗穴、点按肩三穴、拿捏肩井穴（图 4-1-17），以松解手之六条经筋在肩关节周围的粘连，调畅气血，缓解疼痛，同时嘱患者行苏氏头颈式及肩肘式功法锻炼，以恢复肩的正常功能。

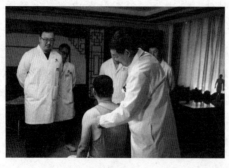

图 4-1-17

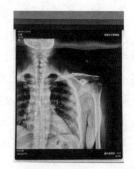

图 4-1-18

（四）右足内侧楔骨背侧及第1、2、3、4跖骨基底部跖侧撕脱骨折案

患者，男，37岁。下楼梯时扭伤右足部。

查体：右足部软组织中度肿胀，畸形不明显，局部皮肤少量青紫色瘀斑，足背第1楔骨及2、3跖骨压痛（+），骨擦音及异常活动不明显。末梢血运良好，足背动脉搏动有力，足趾活动良好，皮肤感觉正常。

右足DR检查：右足诸骨结构正常，未见明显骨折征象。

右足三维CT：右足内侧楔骨及第1、2、3、4跖骨基底部可见撕脱骨折。

苏继承教授处置如下。

诊断：①右足内侧楔骨及第1、2、3、4跖骨基底部撕脱骨折。②右足跗附关节损伤（Ⅰ级）。

处置：①石膏固定6周。②患足禁负重。③足部外敷消肿膏。④卧床患肢肌力训练。⑤6周后复诊。

2022年8月18日复诊（6周）。

查体：右足部软组织轻度肿胀，畸形不明显，局部皮肤无明显青紫色瘀斑，足背第1楔骨及2、3跖骨压痛不明显，骨擦音及异常活动不明显。末梢血运良好，足背动脉搏动有力，足趾活动良好，皮肤感觉正常，患肢负重轻度疼痛。

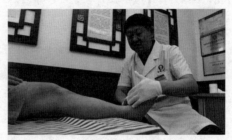

图4-1-19

处置：①解除石膏托外固定。②足部手法按摩，理筋复健。（图4-1-19）③踝关节主、被动功能训练。

2022年9月7日复诊（9周）。

查体：右足部软组织无肿胀，畸形（-），局部皮肤无紫色瘀斑，足背压痛不明显，骨擦音及异常活动不明显。末梢血运良好，足背动脉搏动有力，足趾活动良好，皮肤感觉正常，患肢负重无疼痛，步态良好。（图4-1-20）

苏继承教授指出，本例诊断明确的关键在于查体的详细，以及借助三

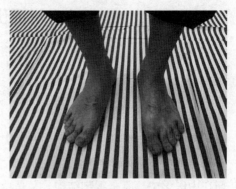

图4-1-20

维CT的检查，避免了临床误诊的发生。在治疗上以石膏制动和消肿治疗，为理筋复健做准备。《灵枢》记载：足三阴，三阳之筋，或起于中三指，或起于大指之端内侧，或起于足小指，或起于小指之下，或起于小指次指，或起于大指之上。

结于踝关节周围，主司指、踝的运动。本例患者的足六经筋起点处均有损伤，影响患者的功能康复。理筋手法可以促进局部气血通畅，温经通脉，行气活血，促进炎症物质的吸收，加速骨质的愈合。

（五）髌骨骨折保守治疗案

患者，女。外伤后髌骨骨折伴胫骨平台塌陷性骨折。

入住我院传统苏氏骨科病房保守治疗。图为苏继承教授为患者行小夹板固定术及抱膝圈固定，同时给予外敷消肿止痛膏。下肢抬高位。并指导患者做功能锻炼，以加速气血循环，活血行气，预防粘连。《灵枢》记载：足阳明之筋，起于中三指，结于跗上，上结于膝外廉……足太阴之筋，起于大指之端内侧，上结于内踝。其直者，结于膝内辅骨，结于髀……足太阳之筋，起于足小指，上结于踝，上结于膝，上结于臀……足少阴之筋，起于小指之下，结于踵，于足太阳之筋合，而上结于内辅骨之下，循阴股……足少阳之筋，起于小指次指，上结外踝，结于膝外廉，上走髀……足厥阴之筋，起于大指之上，上结于内踝之前，结内辅骨之下，上循阴股。一伸一屈间，膝关节周围的六条经筋都得以锻炼，运行气血，消肿止痛，预防肌肉萎缩，促进骨质愈合。

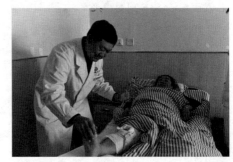

图 4-1-21

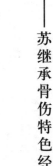

第二节　辨证伤筋，论治使柔

一、中西医学对筋的认识

（一）中医对筋的认识

"筋"，会意字，从肉，从力，从竹也。本义是附着、连接在骨和肉上的组织结构。《说文解字》云："筋，肉之力也。"筋的组织结构"多丝似竹"。筋在中医学中，既是解剖结构，又是功能单位，连缀了人体的四肢百骸，具有重要的生理功能。经筋损伤，临床表现万千，这使得我们临床中医师，不但要了解经脉、经筋的循行路线、原始起止、标本根结、离合出入外，还要识得其经筋的生理及损伤的病理机制，才能做到明心见性，论治畅达，调和以柔。

1. 筋与五脏的关系　筋与五脏表里相连，经络相维系，构成了一个庞大的脉络系统。

（1）筋与肝：根据藏象学说理论，筋是肝系统中的一部分，为五体之一，与肝关系最为密切。五体即筋、脉、肉、皮、骨，和人体肢体运动有十分密切的关系，尤其筋、肉、骨三者更为各种运动的基本要素。因此，筋既是人体具有物质基础的组织之一，又是人体运动功能的重要组成部分。《素问·阴阳应象大论》云："东方生风，风生木，木生酸，酸生肝，肝生筋，筋生心，肝主目。其在天为玄，在人为道，在地为化。化生五味，道生智，玄生神，神在天为风，在地为木，在体为筋，在脏为肝。"肝系统基本被概括为肝为藏魂、储血之脏，是筋之宗。在五行属木，主升主动。具有主疏泄、主藏血的生理功能。其开窍于目，在体合筋，其华在爪，在志为怒，在液为泪，肝与胆相表里。在肝的功能体系中，筋是重要的组成部分之一，"在体为筋"说的是肝的外在功能表现形式。《素问·五脏生成》云："肝之合，筋也。""肝生筋"则说明肝对筋的濡养和保护作用。因此，筋是肝的"在体"形式，由肝所生、所养，故称"肝主筋"。正如《素问·六节藏象论》云："肝者罢极之本，魂之居也，其华在爪，其充在筋。"筋由肝所生，依靠肝血濡养，只有肝的功能正常，筋才能发挥其生理作用。

（2）筋与肾：肾为先天之本，主骨生髓，藏精主水，是人体生长发育和生殖之官。肾主纳气，开窍于耳，其华在发。肝肾、精血同源，筋骨相连互用，充分说明筋与肾的密切关系。《素问·上古天真论》在论述人由幼到老的生命过程时指出"女子七岁，肾气盛，齿更发长……四七，筋骨坚，发长极，身体盛壮"；"丈夫八岁，肾气实，发长齿更……三八，肾气平均，筋骨劲强，故真牙生而长极；四八，筋骨隆盛，肌肉满壮……七八，肝气衰，筋不能动；八八，天癸竭，精少，肾脏衰，形体皆极。"从论述中可以看出，筋的生长发育和功能有赖于肾之精气营养。

（3）筋与脾：脾为后天之本，主运化升清，主肌肉四肢，主统血，开窍于口，其华在唇。筋的正常生理功能需要脾生化的气血精微营养，脾主肉，筋肉相续，密不可分。

（4）筋与肺：肺主气而司呼吸，主宣发和肃降，通调水道。肺朝百脉、主治节，在体合皮，其华在毛，开窍于鼻。筋的各种功能需要气的推动。如肺气不足，筋失气养，则痿而无力。

（5）筋与心：心主血脉而藏神志，在体合脉，其华在面，开窍于舌。筋需血养而柔，筋柔骨正，气血以流，方能维持正常生命活动。

2. 筋的生理功能 "筋、脉、肉、皮、骨"在中医学中统称为"五体"，是人体重要的组织结构，隶属于五脏。筋与其他"四体"相互联系、相互为用。《灵枢·九针十二原》中记载："皮肉筋脉，各有所处，病各有所宜，各不同形，各以任其所宜。"说明皮、肉、筋、脉各有不同。五体中筋、骨二者的关系最为密切。筋、骨在位置上紧密相连，骨深而筋浅，《难经》亦有"四伤于筋，五伤于骨"的记载。在功能上筋骨互依，相互为用，完成人体各种运动。《灵枢·本脏》云："经脉者，所以行血气而荣阴阳，濡筋骨，利关节者也。是故血和则经脉流行，营复阴阳，筋骨劲强，关节清利矣。"阐明了筋骨的生理活动需要气血的濡养，而筋骨强劲对人体阴阳、气血的平衡也起着重要的作用。通过总结，可将筋的生理功能概括为三点：①筋是连缀四肢百骸，与骨相接，构成关节；②筋与骨相互为用，束利濡润关节，维护关节的运动功能；③筋与脉（经）共同输运气血，以供肢体关节所用，同时维系阴阳、脏腑、气血的功能。《素问·生气通天论》"是故谨和五味，骨正筋柔，气血以流，腠理以密，如是则骨气以精，谨道如法，长有天命"的论述高度概括了筋的生理功能。

（二）西医学对筋的认识

从西医学的角度看，筋究竟指的是哪些组织结构呢？不少人认为筋就是西医学所说的软组织，而筋伤就是西医学的软组织损伤。其实，这种观点并不正确。软组织涵盖的范围很广，不仅包括肌肉、韧带、腱鞘、滑囊、关节囊、筋膜等，还包括血管、神经、淋巴管、内脏、大脑、小脑、脑桥、延髓、脊髓等。这些组织都有独立的结构，分属不同的系统，各自具有不同的功能。因此，软组织与筋概念并不相同，筋伤也不能完全等同于软组织损伤。然而，关于筋在西医学中对应的组织结构，学术界还尚有争论，但多数学者认同筋应该与下述三类组织结构有密切联系。

1. 肢体运动的动力系统　筋的本意是"肉之力"，也就是说筋是人体运动的源泉，它包括肢体运动的整个动力系统。人的运动是在神经系统支配下，通过肌肉舒缩而实现的。运动系统的肌肉属于骨骼肌，又称横纹肌，由肌纤维构成。其中部称肌腹，它能收缩和舒张，是执行人体运动的基本单位之一。其两端为腱，属纤维性结缔组织，不能收缩，仅能传递力量。肌肉收缩所产生的力量与肌纤维的数量成正比，缩短的幅度与肌纤维的长度成正比。肌纤维一般能缩短至其原来长度的 1/3 ~ 1/2。肌纤维中充满肌质网、线粒体、肌糖原和排列整齐的肌原纤维。电镜下观察，肌原纤维由交错排列于暗带和明带的粗肌丝及细肌丝组成。粗肌丝含肌球蛋白，位于暗带；细肌丝含肌动蛋白，一段位于明带，另一段位于暗带，并交错地伸入粗肌丝之间。当神经冲动传至时，粗肌丝的腺苷三磷酸酶被激活而使腺苷三磷酸分解产生能量，并使肌球蛋白与肌动蛋白结合成肌动球蛋白复合物，细肌丝因而全部被拉进暗带，形成肌原纤维收缩。神经冲动停止时，呈现出的是一系列与此方向相反的活动。一些肌肉收缩，另一些肌肉协同配合，对抗地位的肌肉则适度放松并保持一定的紧张度，这些肌肉所产生的力都是通过运动系统的纤维组织结构传达到骨骼，从而完成肢体动作的。任何一个动作都是在神经系统支配下肌肉群共同作用的结果，即使一个简单的运动

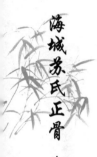

往往也有多个肌肉的参与。而无论是肌肉、肌腱还是神经，均属于中医学"筋"的范畴。

2. 运动器官的连接系统　由于筋具有连缀四肢百骸、束骨利关节的作用，故筋应与运动器官的连接系统有关。运动器官的连接系统包括两个部分：一是动力的传输部分，主要指肌腱，也包括筋膜。肌腱是肌腹两端的索状或膜状致密结缔组织，起到肌肉的附着和固定作用。一般一块肌肉的肌腱分附于两块或两块以上骨骼，肌腱的牵引作用可使肌肉收缩，从而带动骨骼的运动。长肌的肌腱多呈圆索状；阔肌的肌腱阔而薄，呈膜状，又称腱膜。肌腱是连接骨骼肌肌腹与骨骼之间的单轴致密纤维性结缔组织束，是弹性小、寡血管的组织，用于传导肌腹收缩所产生的力，牵引骨骼使之产生运动。肌腱本身不具有收缩能力，但具有很强的耐压、抗张力和抗摩擦的能力。另外一部分为骨连接，主要指活动关节的关节囊、韧带等，也包括不动关节的韧带连接、软骨连接等。关节囊是由跨过关节附着于邻近骨的独特的纤维组织所构成的膜性密封关节腔。关节囊分为内、外两层。关节囊的内层为滑膜层，薄而柔软，由血管丰富的疏松结缔组织构成。平行和交叉的致密纤维组织相贴，并移行于关节软骨的周缘，与骨外膜有坚固连接。滑膜形成皱褶，围绕在关节软骨的边缘，但不覆盖软骨的关节面。滑膜层产生滑膜液，可提供营养，并可起润滑作用。外层为厚而坚韧的纤维层，由致密结缔组织构成。纤维层增厚部分称为韧带，可加固骨与骨之间的连接，并防止关节的过度活动。动力传输和骨连接所构成的运动器官连接系统从结构到功能都与中医的"筋"相吻合。

3. 肢体运动的信号传输系统　《灵枢·经筋》中详细记述了手足十二经筋的循行和功效，其中部分内容与西医学的周围神经有相似之处。如《灵枢·经筋》载："手太阳之筋，起于小指之上，结于腕，上循臂内廉，结于肘内锐骨之后，弹之应小指之上，入结于腋下。"这段文字所述的筋与尺神经在上肢的走行是相同的，因此，可以看出中医的筋与部分西医学的周围神经有极高的一致性。这说明古人已经认识到筋是人体生物信息、特别是肢体运动信息传递的通道。

因此，根据筋的概念、走行和筋传出及传入两方面的生理功能，可以认为筋与肢体运动信号的传输系统高度统一。肢体运动信号传输系统包括两个重要结构，即运动终板和本体感受器。运动中，神经系统的信息传达到肌肉，其传递过程的关键部位在于神经纤维与肌纤维的接触点，即神经肌肉接头，又称运动终板。更具体地说，运动终板是指肌肉纤维细胞膜与神经末梢的接触部位。电子显微镜观察显示，运动神经纤维在到达末梢时先脱去髓鞘，再分叉成为裸露的终末细丝，其顶端膨大，嵌入肌细胞膜的表层，与肌细胞膜之间形成极其微小的间隙；同时，神经纤维末梢下方的肌细胞膜（即终板膜）有规律地向细胞内凹陷，使终板膜的表面积大大增加，有利于运动终板在神经肌肉信息传递中发挥相应的作用。当神经纤维将生物电流传导至末梢引起运动终板的神经递质向接头间隙释放时，这种物质到达终板膜表面可立即与膜表面的受体结合，并提高终板膜对钠离子和钾离子的通透性，从而改变肌细胞膜内外的电位差，使肌细胞产生动作电位，引起肌肉收缩。运动单位神经传入的关键部位是本体感受器，亦称"固有感受器"，位于肌肉、肌腱和关节内的感受器可感受身体的运动和位置的变化，向中枢提供信息。其与接受外界刺激的远距离感受器及外感受器相对而言。脊椎动物的肌梭和腱梭是具有代表性的，分别以该骨骼肌或腱的机械伸展为适宜刺激而兴奋，并将其伸展的程度报向中枢。这些传递活动与中医筋的生理功能是一致的。

因此，筋与西医学中肢体运动的动力系统、运动器官的连接系统和肢体运动的信号传输系统密切相系，发挥连缀四肢百骸、束利濡润关节、输运气血的功效。

二、筋伤的病因

筋伤病因是指引起人体筋伤疾病发生的原因。掌握和了解疾病的病因，对疾病的诊断和治疗具有重要的意义。筋伤的发病因素是比较复杂的，也是多方面的。中医学对筋伤病因的论述很多，如《内经》中记载的"坠落""击仆""举重用力""五劳所伤"等。《金匮要略·脏腑经络先后病脉证》中提出："千般疢难，不越三条：一者，经络受邪，入脏腑，为内所因也；二者，四肢九窍，血脉相传，壅塞不通，为外皮肤所中也；三者，房室、金刃、虫兽所伤。"此后，历代医家对筋伤疾病病因的分类各有不同，但归纳起来不外是外因、内因和不内外因三大类。

（一）外因

1. 暴力伤害　暴力伤害是急性筋伤的常见原因，是指人体遭受外界暴力所致的损伤，如跌仆、坠落、撞击、闪挫、扭捩、压轧等。暴力直接或间接作用于人体肢体、关节等部位，引起筋的损伤。损伤可以是闭合性的，如钝性挫伤、棍棒打击伤、撞击碾压伤、扭伤等，也可以为开放性并伴有皮肤、肌肉等组织的损伤。

2. 肌肉收缩暴力　当人体跌仆扭闪时，肌肉急剧而不协调的剧烈收缩可引起筋的损伤。肌肉收缩暴力所致的筋伤多为撕裂伤，呈闭合性，表现为肌腱、韧带的撕裂或断裂，常伴有肌肉损伤。

3. 劳损伤害　劳损是由长时间保持一种姿势或过度活动引起的人体某些组织器官的损伤。中医学"久视伤血，久卧伤气，久坐伤肉，久立伤骨，久行伤筋"的理论就是对劳损筋伤的详细描述，同时指出慢性劳损亦为筋伤的病因之一。

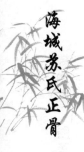

《素问·血气形志》曰："形苦志乐，病生于筋。"强调慢性劳损引起的筋伤多因单一姿势及动作、长期不正确的体位或不良的生活习惯而致人体某一部位长时间过度用力，造成身体局部筋的积累性损伤。如长期弯腰的工作可致腰肌劳损、反复的伸腕用力而致网球肘等疾病的发生。

4. 外邪侵袭 风、寒、暑、湿、燥、火等外邪侵袭是导致筋伤的又一因素，其中尤以风、寒、湿邪最为常见。《素问·生气通天论》云："因于湿，首如裹，湿热不攘，大筋软短，小筋弛长，软短为拘，弛长为痿。"由于筋有皮肤的保护，风寒侵袭直接侵犯而致的筋伤，比较少见。多数是外力、过劳等因素损伤后，机体感受风、寒、湿邪侵袭而引起的筋伤。如慢性的腰肌劳损患者复感风、寒、湿邪侵袭，可加重腰痛症状并出现风寒表证，因此，在辨证施治时应特别注意。

5. 职业因素 现代社会的专业分工使职业工种更加细化，因此，从事某种职业的人常在单一姿势下长期劳作，会使筋骨关节受到极大的影响，引起某些部位的筋伤。如近些年，利用电脑和网络学习、工作的人逐渐增多，这种长期伏案的单一姿势可致颈、腰部肌肉劳损，造成颈、腰椎筋伤。因此，筋伤的发生与职业有较密切的关系。从某种意义上讲，职业、工种也是一种致病的因素。

（二）内因

机体的内在因素亦为人体筋伤的致病原因，这些因素不仅可以引起筋伤疾病，同时可以影响预后与转归。一般年龄、体质、情志、局部解剖结构等内在因素可对筋伤疾病的发生产生影响。

1. 年龄 《素问·上古天真论》曰："女子四七，筋骨坚，发长极，身体盛壮……丈夫三八，肾气平均，筋骨劲强，故真牙生而长极……七八，肝气衰，筋不能动；八八，天癸竭，精少，肾藏衰，形体皆极，则齿发去。"这说明不同年龄，其筋的生理状态不一样，因此，筋伤的好发部位和发生率也有明显的差异。如小儿多发生髋关节错缝，这是因为小儿年幼，筋骨发育不全，髋关节较成人薄弱，所以在髋部扭伤时，易发生髋关节错缝；再如中老年人骨关节疾病的发病率远远高于青壮年人，这是因为人在 40 岁以后筋骨逐渐衰弱，筋骨关节出现退行性改变而导致。

2. 体质 体质是人体先天禀赋和后天调养的共同结果，其强弱与损伤的发生有密切的关系。体质强壮，气血旺盛，肝肾充实，则筋骨强盛，承受外界的暴力和风、寒、湿邪侵袭的能力逐渐增强，因此不易发生筋伤类疾病；即便发病，由于素体阴阳平衡、气血调顺、体质康健，病情也多以轻为主，且病程较短。若体弱多病、气血虚弱、肝肾不足，则筋骨痿软，承受外界暴力和风、寒、湿邪侵袭的能力下降，易发筋伤，且恢复也较慢。所以，《素问·生气通天论》有云："是故谨和五味，骨正筋柔，气血以流，腠理以密，如是则骨气以精，谨道如法，长有天命。"

3. 解剖结构 解剖结构对筋的影响可表现为两个方面。首先，解剖结构是否正常对筋发挥生理功能有一定的影响。解剖结构正常，筋承受外力的能力就强；反之解剖结构异常，筋承受外力的能力也就相应减弱，因而比较容易发生筋伤。如腰骶部先天性畸形者容易造成腰部扭伤。其次，局部解剖的生理特性对筋伤的形成亦有影响。人体有些部位的筋结构坚韧，一般不易造成损伤；而有些部位的组织结构较脆弱，轻微外力即可导致筋伤。

例如：髋关节骨质结构和周围的韧带组织较强劲，因此，只有较强的暴力才能造成髋关节部位的筋伤；而肩关节是全身活动范围最大的关节，其关节盂浅而小，关节周围韧带也较薄弱，因此，损伤的机会也比其他部位多。

4. 情志内伤 《素问·痿论》载："思想无穷，所愿不得，意淫于外，入房太甚，宗筋弛纵，发为筋痿。"《灵枢·本神》云："肝悲哀动中则伤魂，魂伤则狂妄不精，不精则不正，当人阴缩而挛筋。"从以上文献可以看出，七情变化太过，尤其是悲哀过度，可伤及筋络。另外，肝肾同源，房事过度，耗伤精血，筋骨失养，也会出现筋伤病候。这些论述提示我们，筋伤和七情内伤有一定关系，在筋伤的治疗和康复过程中要充分重视情志因素，以促进筋的恢复。

（三）内因与外因的相互作用

筋伤的病因较其他内科疾病简单，以外力伤害和劳损伤害为筋伤发生的主因。筋伤发生后，多种因素的参与使病情产生各种不同的变化。也就是说筋伤的发生、发展、转归，除去外界因素之外，还与患者的年龄、体质、解剖结构、职业工种及个人生活习惯、长期姿势等有密切关系。《素问·评热病论》所言"邪之所凑，其气必虚"，则说明大部分外界致病因素是通过引起机体内因变化而起作用的。人体正气强盛，机体受伤的机会就相对减少，外界致病因素只有在机体虚弱或致病因素超越了人体防御能力时才能导致疾病的发生，所以说筋伤往往是内外因素综合的结果。虽然外界因素是引起筋伤的主要原因，但内因的影响亦不可小视，因此，在筋伤疾病的发生过程中，外因与内因是相互联系、相互影响、相互作用的。

由于筋伤疾病的主因为外力伤害和劳损伤害，所以就要求我们在日常生活、学习、工作中，采取正确的防护措施，掌握科学的方法，按照各种规范、规则进行操作，避免外力和劳损对人体造成损伤。

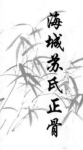

三、筋伤的病机

筋伤可引起受损部位疼痛、肿胀、功能障碍等症状，主要的发病部位是在受伤的筋络和关节。人体是由脏腑、经络、皮肉、筋骨、气血等共同组成的一个整体，筋伤除了局部变化，也可引起脏腑、经络、气血的功能紊乱和一系列全身反应。因此，在研究筋伤的病机时，既要重视局部的变化，也应探讨全身可能出现的反应。认识筋伤的病机及其发展变化规律，运用中医整体观处理好局部和整体间的关系可以指导临床的诊断与治疗，并能准确判断预后。

（一）气血病机

气血是维持人体正常生命活动的物质基础，筋、骨、皮、肉只有依靠气血的充养才能发挥正常的生理功能。气、血虽然是两种不同的物质，但两者的关系十分密切，且相互依存，故中医有"气为血之帅，血为气之母"之说。因此，在筋伤疾患中，气血损伤多同时出现。筋伤可导致气血生理功能失常，所出现的病理变化主要可分为气滞血瘀和气血两虚两型。

1. 气滞血瘀 气血运行于全身，流注四末，若受外界暴力而引起筋肉损伤，络脉随之受损，气血互阻，气机不利，形成血肿，可致气血运行流通障碍，则出现"气伤痛，形伤肿"之象。气血损伤多同时出现，所以在治疗时应理气活血。但需要指出的是，在气血损伤的同时疾病常有所偏胜，或偏重于伤气，或偏重于伤血，故辨证时当加以鉴别。气滞的特点是外无肿形，胀闷疼痛，范围较广，痛无定处，体表无明显压痛点。血瘀的特点是外有肿形，刺痛，痛有定处，血瘀时可在伤处出现青紫斑迹。

2. 气血两虚 伤科中气血虚弱的原因常有两种：一是素体气血不足，筋伤后持续损耗，导致气血两虚。二是血瘀形成，瘀血不去，新血不生，日久导致气血两虚。

气血两虚可影响局部或全身的脏腑功能，症见面色不华、疲倦乏力、头目眩晕、自汗气短、脉细弱无力等。气血虚弱，筋脉失养，可致局部手足麻木、筋挛、关节活动不利等症状。

（二）脏腑病机

脏腑是维持人体生命活动的主要器官。脏腑功能正常，气血得以生化，经络得以通畅，筋、骨、皮、肉得以濡养润泽。筋伤虽伤其筋，但可以引起脏腑功能的减退，特别是久伤未愈者，可出现面色苍白、精神抑郁、食欲减退、气短无力等症状。同样，脏腑内伤之后，不但本身脏器可以出现病症，也可以影响到筋、骨、皮、肉。因此，脏腑功能减弱，机体则易受外邪而致病。

筋伤与肝、肾、脾三脏关系最为密切。肝主筋，主运动，主藏血；肾主骨，主生髓；脾主肌肉，为后天之本。肝、肾、脾的亏虚可表现为筋的运动不灵活，因此肝血不足，血不养筋，即可出现手足拘挛、肢体麻木、屈伸不利等症。骨是人体的支架，骨的坚硬依赖于肾气的濡润和脾气荣养，脾肾不足，则骨髓空虚，肌痿无力，即可出现腿足痿软不能行动、腰酸背痛活动不便等症。肝、肾、脾三脏亏虚主要见于久病之后或年老体弱者。

（三）经络病机

经络是运行全身气血、联络脏腑肢节、沟通上下内外、调节体内各部位的通路，可起到濡养筋骨、滑利关节的作用。筋伤时，经络必然受到损伤，进而引起气血运行不畅，脏腑失和，出现全身病变。同样，脏腑失和也可以累及经络，损伤及筋，形成筋伤病症。临床辨证施治时，应整体把握筋伤疾病，灵活运用经络、脏腑学说，以达到调整内脏功能和体表组织、器官功能的目的。

四、筋伤的分类

中医学对筋伤的分类可见于诸多骨伤科医学著作中，一般将筋伤疾病分为两类：一类为开放性筋伤，称为"金疮"；另一类是闭合性筋伤，病名较多，如"筋断""筋转""筋歪""筋走""筋翻""筋柔""筋强""筋粗""筋结""筋痿"等。这种分类方法是对筋伤病因、病理及临床症状的概括。

在临床应用中，急性筋伤主要把握筋伤的"筋断"与"筋不断"两种类型。"筋断"是指受伤后，筋全部或部分断裂的病变；"筋不断"是指筋扭伤后瘀血肿痛，甚至偏离原来正常位置的病变。慢性筋伤即所谓"筋走""筋歪""筋翻""筋转"等。而"筋强""筋粗""筋缩""筋结""筋痿""筋柔"等，是指筋伤后没有得到正确诊治，或筋络形成慢性劳损而逐渐发生的病理变化。临床表现为筋僵硬、强直、痉挛、增生、囊肿、结块、挛缩、松弛、痿软等异常现象。

随着对筋伤认识的不断深化，上述分类方法在临床中已不常用。中医筋伤学在继承传统的基础上，借鉴生物学和西医学的理论，对筋伤疾病重新进行了分类。

（一）按损伤的性质分类

1. 扭伤　任何关节，包括可动和微动关节，因间接暴力使其突然发生超出生理范围的活动，造成筋膜、肌肉、韧带、关节囊等筋络过度牵拉，从而引起扭曲、移位、撕裂、断裂等多种损伤。如踝关节由于在不平的道路行走或奔跑，或由高处跌下，或踏入凹陷处，使足突然内翻或外翻而引起踝关节侧副韧带、关节囊损伤，即属于踝关节扭伤。

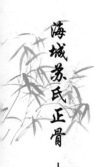

2. 挫伤 挫伤是暴力打击，如跌仆、撞击、重物挤压等直接作用于肢体而引起的闭合性损伤。挫伤以外力直接作用的局部皮下组织、筋膜肌肉、肌腱等损伤为主。轻者局部血肿、瘀血，病变仅在筋络；重者可伤及肌肉、肌腱、血脉、关节等，出现肌腱断裂、骨错缝，血管、神经损伤，甚至伤及脏腑、经脉和气血而造成内伤。如棍棒直接打击胸部，或胸部受到重物的挤压，造成的胸壁软组织挫伤，严重者并发呼吸窘迫综合征。

3. 碾挫伤 钝性物体推移挤压与旋转挤压的外力直接作用于肢体，造成以皮下及深部组织为主的严重损伤，往往形成皮下组织的碾挫伤及肢体皮肤的脱套损伤。如上肢绞入机器皮带内，或被慢行的汽车轮碾压等造成的碾挫伤，常伴有不同程度的皮肤剥脱或肢体皮肤脱套等严重损伤。

4. 疲劳损伤 肢体关节因长期单一动作、姿势造成局部筋络组织疲劳而致损伤。如久坐、伏案工作导致腰椎骨关节病、颈椎病等，多属于筋伤中的疲劳损伤。

（二）按受伤的时间分类

1. 急性筋伤 中医学称为"新伤"，是突然暴力造成的损伤，一般指伤后不超过2周的新鲜损伤。急性筋伤的特点：一般有明显的外伤史，局部疼痛、肿胀、血肿及瘀血斑，功能障碍等体征较明显。

2. 慢性筋伤 慢性筋伤可分为两类。一类指疲劳筋伤，是筋伤中的主要内容；另一类指急性损伤后失治或治疗不当，迁延日久而形成的慢性损伤，急性筋伤后超过2周未愈者，即属慢性筋伤。中医学称为"陈伤"。

（三）按受伤的程度分类

1. 撕裂伤 是由于扭、挫、牵拉等强大外力造成的某一部位的筋部分撕裂损伤，筋的连续性依然存在，属于"筋不断"损伤，一般腰部、腕部、踝部及指间关节的扭伤多属于撕裂伤。由于致伤外力的大小、作用方向及致伤的程度不同，导致筋伤后的形态也各异。如肌腱周围的筋膜被撕裂，使肌腱失去系带稳定的组织，肌腱发生移位，即所谓的"筋走""筋歪""筋离"等；如肌肉、滑膜、关节囊撕裂可造成组织挛缩或纤维化瘢痕形成，从而导致肌肉或筋膜的翻转、移位、变性，形成块状、片状、条索状、结节状异常结构。按撕裂损伤后筋的性质改变，又分为"筋硬""筋缩""筋软""筋痿"等。

2. 断裂伤 断裂伤的机理与撕裂伤相同，只是外力大小有别。断裂伤可造成某些筋的全部断裂，使连续性丧失，属于"筋断"损伤。一般来说，断裂伤外力要比撕裂伤外力大，可导致严重的功能障碍和明显的局部疼痛、肿胀、淤血，并出现淤血斑、畸形等临床表现。

3. 骨错缝 骨错缝是指可动关节和微动关节在外力的作用下发生微细错动

而言，也称为"骨缝开错"，多因扭伤、挫伤而发生。与脱位相比，骨错缝在程度上要轻得多，但也可引起功能活动的障碍和局部疼痛、肿胀等。西医学称此种现象为"小关节紊乱症"，患者有明显症状、体征，但缺乏明确的影像学表现。

第三节　推拿理筋，功能为柔

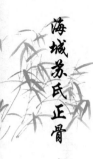

推拿理筋法

推拿理筋手法是运用推、拿、按、摩、牵、旋、摇、拍等手法，作用于伤损处，具有理筋活络、行气活血、温通经脉等功效的一类外治手法。推拿理筋手法源自《黄帝内经》的按摩法，隋唐医学四大科中"按摩"是其一。具体方法出自《诸病源候论》和《备急千金要方》。

理筋法是整骨的首要大法，只有"筋柔"才能"骨正"。理筋手法的特点是点线结合，也就是根据不同的部位在应用推、拿、按、摩、牵、旋、摇的不同手法过程中，除了局部施法，解决肌肉的等长收缩功能，还要配合关节运动以松解肌肉的等张收缩功能，才能达到理筋目的。

值得注意的是，对肌肉的推拿按摩，也是肌肉的运动，需付出能量。所以，在治疗过程中要给患者适当的休息，更不要天天推拿，否则不仅达不到治疗目的，反而加重损伤。

（一）推拿理筋法作用原理

1. 活血化瘀，消肿止痛　人体各部位伤筋后，其损伤部位的血管破裂而致瘀阻，或流注于四肢关节，或留滞于筋络肌腠，则为肿为痛，施以适当手法，有助于气血运行，调畅气机，通顺经络，消除血管痉挛，增进血液循环，加速瘀血的吸收，从而达到气行则血行、血行则肿消、通则不痛之目的。故《医宗金鉴·正骨心法要旨》指出："按其经络，以通郁闭之气；摩其壅聚，以散瘀结肿，其患可愈"。

2. 舒筋活络，解除痉挛　手法直接加速局部气血运行，通畅经络通道，改善肌肉、筋骨、关节等组织营养状态，调整机体内部平衡，而且在局部施以多种不同手法，可牵拉理顺筋腱和肌纤维，舒展肌肉筋络，解除肌肉痉挛。

3. 松解粘连，滑利关节　损伤之后，无论是何种筋伤，局部筋腱、韧带、关节囊等软组织皆可因出血血肿机化而产生粘连，予以适当的手法，可宣通闭阻气血，剥离、松解粘连组织，消除腱鞘狭窄，通利活络关节。

4. 理顺筋络，整复移位　正确的理筋手法，通过合理的外力作用，能使筋伤后所致之"筋出槽""骨错缝"得到整复，软组织撕裂复原，肌腱滑脱理正，调整神经根管容积，松动小关节，使神经根管和小关节的粘连获得松解，改善局部循环，可使突出的椎间盘与椎管内神经根相对位置关系发生改变，减轻或消除突出物对神经根的压迫。

5. 调节血中内源性致痛和镇痛因子的含量　现代医学研究证实手法有降低患者血中内源性致痛物质的含量、升高患者血中内源性镇痛物质含量的双向作用。

（二）推拿理筋法操作要领、适应证、禁忌证

1. 操作要领

（1）手法前应详细询问病情，明确诊断。对损伤局部进行望、比、摸，要做到"手摸心会"，了解筋腱、韧带有无断裂、粘连及全身的体质情况等。

（2）施手法前应征得患者同意，只有取得患者的密切配合，手法才能顺利完成。

（3）施手法前应考虑好合理的步骤。对选用何种手法，如何进行，患者采取何种体位，助手如何配合，以及是否需用麻醉止痛剂，如何采用手法等，都要预先考虑到。

（4）施手法前应将施手法后需用的各种器材如敷药、绷带等准备好，放在身边备用。

（5）施手法时应全神贯注，操作准确、熟练，用力轻重适度。每次施手法宜先轻后重，范围由小渐大。速度先慢后快，并注意观察患者的治疗反应，随时进行调整。

（6）施手法时应注意局部解剖结构与相邻关节的生理、病理关系及活动范围，避免造成不必要损伤。

（7）严格掌握手法的禁忌证和适应证。

2. 适应证

（1）急性、慢性闭合性筋伤。

（2）骨关节及筋脉有轻度解剖移位者。

（3）急性筋伤失治或误治致关节僵直者。

（4）骨折、脱位后期关节僵直或肌肉萎缩者。

（5）风寒湿邪内侵机体，凝聚筋骨之间，引起肢节疼痛，活动不利者。

（6）筋伤并发其他病症者。

3. 禁忌证

（1）急性软组织损伤早期局部疼痛剧烈或肿胀瘀血严重者慎用；肌腱或韧

带大部分或完全断裂者禁用。

（2）诊断尚不明确的急性脊柱损伤伴有脊髓损伤症状者禁用。

（3）急性传染病、急性肿瘤、骨关节结核、骨髓炎、皮肤病、脓肿、脓毒血症等患部禁用。

（4）心脏病、甲亢患者禁用颈椎推拿按摩。

（5）严重糖尿病患者，以及有出血倾向的血液病患者禁用。

（6）精神病患者发作期慎用。

（7）妇女妊娠期或月经期慎用。

（8）年老体弱、骨质疏松、脊柱有重度滑脱症，以及脊柱手术后患者应慎用。

（9）对手法有恐惧心理，不愿合作者，慎用。

（10）极度疲劳、饱食、饥饿患者慎用。

（三）常用推拿理筋手法

1. 推法　推法是用手指前端，大鱼际、小鱼际和掌根部，在受损伤的部位或穴位上，上下左右推动。推法视其手法不同，分为单手推法、双手推法、八字分推法、虎口推法和掌根推法5种。推时手掌或指腹应紧贴于病变部位的皮肤，着力均匀推动，使治疗部位的皮肤发红、发热为止。

（1）动作要领：着力部要紧贴体表，推进的速度宜缓慢均匀，压力应适中，做单向直线推进。（图4-3-1）

（2）适用范围：此法主要用于腰背部、上肢、下肢等部位。

（3）功用主治：此法可舒筋活络、消瘀散结、活血止痛、缓解痉挛，主治四肢冷痛、颈项劳损、肢体麻木等。

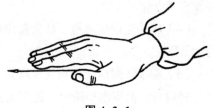

图4-3-1

2. 拿法　"捏而提之谓之拿"，用指腹的力，将受伤的组织钳起，一并向上拿，使受损伤的组织呈半圆形，然后放松，由轻到重，以达深层组织。一般在提拿时，方向应与肌腹垂直。

（1）动作要领：拿法操作时肩臂要放松，腕要灵活，以腕关节和掌指关节活动为主，以指峰和指面为着力点，手指相对用力，力量宜由轻到重，再由重到轻。操作动作要和缓、连贯，不能间断。指端相对用力提拿时可带有揉捏动作，操作时指间关节伸直或微屈，不可用指端、指甲抠掐，亦不可突然用力，操作后需配合局部揉摩，以缓解不适。注意拿捏时间不宜过长，次数不宜过多。（图4-3-2）

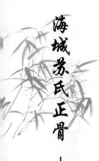

（2）适用范围：颈、肩及四肢等肌肉丰满的部位均可应用。

（3）功用主治：此法可舒筋活络、解表发汗、镇静止痛、开窍提神，主治头痛、项强、肌肉酸痛等症。

3. 按法 按法是用手指、手掌、拳、肘尖按压病变部位的一种方法。《医宗金鉴·正骨心法要旨》谓："按者，谓以手往下抑之也。"手法分为掌按法、指按法、肘按法。手指的操作一般由轻到重，并以颤动动作向肌肉深部按压，使患者自觉深部组织有酸胀、闷热、麻感为度。

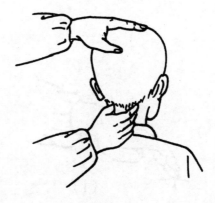

图 4-3-2

（1）掌按法：医生根据治疗范围表面凹凸的不同情况，选用手指、掌根部、全掌等向下按压，按压时先吸定局部皮肤，再逐渐加力。

①动作要领：术者上肢、腕关节背伸，以掌根、鱼际、全掌或双掌重叠紧贴施术部位，以肩关节为支点，利用上半身的重量，通过上臂、前臂、腕关节传至掌部，垂直向下按压。按压后要稍作片刻停留，使手紧密与治疗部位接触，即吸定。然后逐渐加力按压至治疗力度，停顿片刻后逐渐撤力至吸定，再次重复上述动作。在腰背等部位，压紧片刻后可发力加重一下，此时常有"咔嗒"的响声，按压撤力时可缓缓揉动；在胸腹部使用时，按压的力不能太大，同时手掌要随着患者的呼吸而起伏。

②适用范围：此法适用于治疗面积大而较平坦的部位，如腰背部、胸腹部、下肢。（图4-3-3）

③功用主治：掌按法具有通经活络、解痉止痛、松解粘连、调整骨缝、疏松筋脉、温中散寒、活血祛瘀的作用，主要用于腰、背、四肢疼痛，脊柱侧弯、胸腹痞满、脘腹疼痛等症。

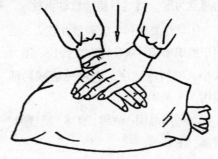

图 4-3-3

（2）指按法：术者以拇、食、中指的指腹，或以食指、中指屈曲之近侧指间关节背侧按压于相应部位，按压指主动发力，垂直向下施压，直至局部产生酸、胀、得气的感觉后持续数秒再放松，即所谓"按而留之"。使用此手法时，如单手指力不足，操作者可使用指间关节点按，或用另一手拇指重叠于按压指上辅以按压。点穴时，使用一手多穴的方法为多。在临床中，此法常与揉法结合使用。（图4-3-4）

119

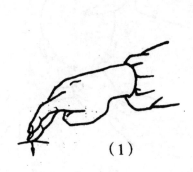

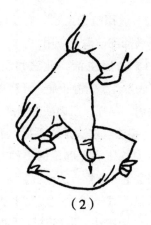

（1） （2）

图 4-3-4

①动作要领：按压力要由轻到重，稳而持续，压而不动，使力渗透，方向与受力面垂直。最后缓慢收力，不可施以暴力。医生应修剪指甲，避免刺伤患者皮肤。

②适用范围：全身各部位均可应用，尤其是经络循行部位和穴位。

③功用主治：指按法具有通经活络、解痉止痛、温经散寒、行气活血、祛邪扶正等作用，主治各种急、慢性筋伤伴疼痛之病症。其治疗功效与选取的经穴有密切关系。

（3）肘按法：术者肘关节屈曲，以肘尖或肘关节的尺骨近段着力于施术部位，用上半身的重量，由轻而重地垂直向下持续按压，以局部有酸、胀、得气的感觉为度，得气后持续数秒再放松，并可配合局部的揉动或弹拨手法。

①动作要领：本法刺激性较大，适用于组织丰满、病位深在之部位。用力大小、时间应适度，以避免造成局部损伤。（图 4-3-5）

②适用范围：颈部、肩部、腰背部、臀部、下肢等。

③功用主治：肘按法具有通经活络、解痉止痛、行气活血等作用，主治各种急、慢性筋伤所致疼痛之病症。其治疗功效与选取的经穴有密切关系。

4. 摩法 摩法是用手指或手掌作用于患者体表，轻柔地来回抚摩的动

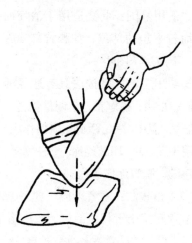

图 4-3-5

作。掌摩法在施行手法时，医者肩部宜放松，肘关节微屈，腕部维持于一定的屈曲位，摩动时手紧贴皮肤，动作灵活，轻缓柔和。（图 4-3-6）

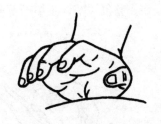 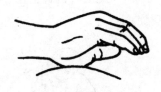

图 4-3-6

动作要领：掌摩法以掌根部或大鱼际为着力点，上肢做小幅度轻柔和缓的环旋运动，腕部放松，掌面保持水平，指间略分开，手指自然摆动。

5. 摇法 摇法是摇动关节的一种方法，即以关节为轴，使之被动地进行旋转、回旋、摇动和屈曲，要求摇的幅度由小到大，直至最大可能的限度。但要注意，对骨折、脱位及急性肌腱撕裂伤等，禁用此手法。一般分为颈部摇法、腰部摇法、肩部摇法、肘部摇法、髋部摇法、膝部摇法等。

（1）颈部摇法：患者取坐位，术者站在患者身后，两手端抱其头部，向上提起，并作颈部的回旋环转运动。（图 4-3-7）

①动作要领：摇法要在提端下进行，速度不宜过快，亦可作为某些复合手法的准备手法，动作应平稳，范围由小到大，确保摇动幅度在生理活动范围内。两手协调配合，动作宜柔和，用力稳、准，除被摇动的关节外，其余

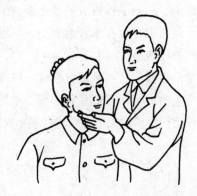

图 4-3-7

部位应固定，避免产生晃动。摇动时切勿使用暴力或蛮力，摇动的速度宜由慢渐快，尤其摇动之初速度要慢，可随摇转次数的增加和患者的适应程度渐渐加速。

②功用主治：此法可舒筋活络、行气活血、通利关节、解除压迫，用于治疗颈椎病、落枕、颈部扭伤、颈项酸痛等症。

（2）腰部摇法（图 4-3-8）

①仰卧位摇腰法：患者取仰卧位，两下肢并拢，自然屈膝、屈髋，施术者一手按患者膝关节，另一手按住足踝部，双手协同用力，带动腰部做顺时针或逆时针方向的摇转运动。

②俯卧位摇腰法：患者取俯卧位，两下肢并拢，自然伸直，术者一手按压腰部正中，一手托住患者双下肢大腿前方，做顺时针或逆时针方向的摇动，同时按压腰部的手应施加适当的压力。用力要自然，不可粗暴，动作幅度由小到大，循序渐进。

③功用主治：此法可松解粘连、解痉止痛、整复关节，主治腰部多种急、慢性筋伤病症。

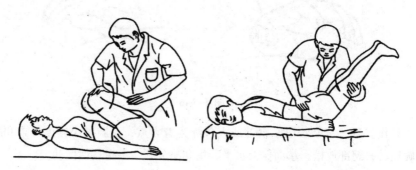

图 4-3-8

（3）肩部摇法

①托肘摇肩法：患者取坐位，肩部放松，患侧肘关节自然屈曲，术者站于患者患侧，用一手扶按肩关节上部，另一手从其前臂下方穿过，以手腕托住肘关节，使其前臂放在术者前臂上，然后双手协调用力，让患肩做顺时针或逆时针方向的环转摇动。（图4-3-9）

②牵拉摇肩法：患者取坐位，肩部放松，术者站于其患侧，用一手扶按于肩关节上方，另一手握住其手部，稍用力做手臂牵拉，待手臂拉直后，保持一定牵拉力，并使肩关节做顺时针或逆时针方向的环转摇动。（图4-3-10）

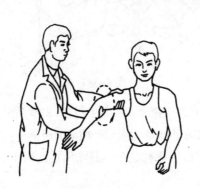

图 4-3-9

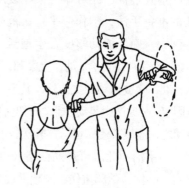

图 4-3-10

③大云手：患者取坐位，双上肢放松自然下垂，术者站于其前外方，两足成"丁字步"，面向患者而立，双手掌握住患肢的腕关节，适当牵拉上肢并使上肢内收逐渐上抬，当上举至160°时，一手顺势由腕部沿前臂、上臂滑移至肩关节上部，稍作停顿，然后略向下按，握腕的一手上提，使肩关节上抬，然后使肩关节外展，从后下方落回初始下垂的位置，下落时扶按肩部的一手随势沿上臂、前臂滑回腕关节，呈初始时两手掌握住腕部的状态。（图4-3-11）

此方法使肩关节大幅度摇转1周，宜反复应用数次。在摇转肩关节的过程中，要配合脚步的移动以调节身体的重心，当使肩关节向上及向后外方摇转时，前足可进一小步，身体重心向前；当使肩关节向下及向前外下方复原时，前足退步，身体重心后移。

以上动作要领：回旋环转的幅度要由小到大，速度不宜过快。

④功用主治：此法可松解粘连、滑利关节，主治肩部急、慢性筋伤疾病。

（4）肘部摇法：患者取坐位，上肢放松，术者一手托住肘关节，另一手握住腕关节，将前臂由内向外作回旋摇动，同时屈伸肘关节。在操作过程中，术者也可以做反方向摇旋，正反宜交替应用。（图4-3-12）

①动作要领：摇肘动作要由小到大，不可过度，以防损伤肘关节。

②功用主治：此法可舒筋活络、行气活血，主治肘部急、慢性筋伤疾病。

（5）髋部摇法：患者取仰卧位，术者一手握住患者小腿远端，另一手扶住膝关节，使其屈膝、屈髋，然后环转摇动，即为髋部屈摇法。另有髋部直摇法，具体方法为术者一手握住小腿，另一手扶住髋部外侧，在牵引下作环转摇动。（图4-3-13）

①动作要领：环转摇动幅度应由小到大；直摇法应在轻度牵引下进行。

②功用主治：此法可松解粘连、解痉止痛、整复关节，主治髋部急慢性筋伤疾病。

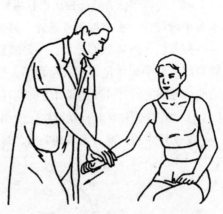

图 4-3-11

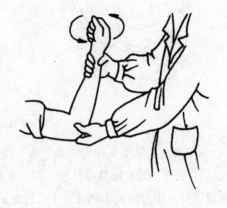

图 4-3-12

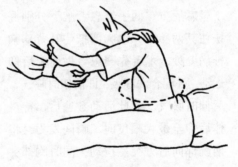

图 4-3-13

第四章　筋柔

（6）膝部摇法：膝部摇法也有两种。一种是患者坐在床边，小腿自然下垂，术者半蹲位，一手拿按患者髌骨，另手握住小腿远端，双手配合做环转摇动；另一种方法为患者取仰卧位，一侧髋膝屈曲，术者一手托扶其屈曲的膝关节后腘窝部，另手握住足踝部或足跟部，然后两手做协调运动，使患者膝关节做被动的小范围的顺时针或逆时针方向的环转运动。（图 4-3-14）

①动作要领：环转摇动幅度应由小到大，大腿部要相对固定。

②功用主治：此法可滑利关节、解痉止痛，主治髋部急、慢性筋伤疾病。

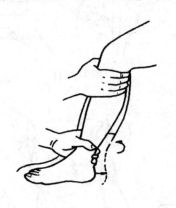
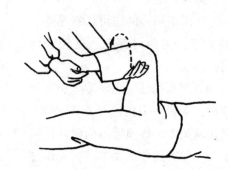

图 4-3-14

6. 牵法 牵法又称为"牵引法"或"对抗法"，是用牵拉手法来治疗躯干或肢体疾病。医者紧握患肢的一端，根据受伤关节能活动的程度，顺势而行，缓慢牵拉，用力的大小酌情而定，切忌暴力或用力过猛。

操作方法：患者取坐位，两手十指交叉扣住并抱于颈椎后部，术者立于患者后方，两手经患者腋下分别握扶住其两腕部，以胸部抵住其背部胸椎病变处，术者先嘱患者做前俯后仰运动，并配合深呼吸，即前俯时呼气，后仰时吸气，如此活动数遍后，待身体后仰至最大限度时，瞬间发力，将两腕部向后方突然拉动，同时胸部突然向前抵，常可听到弹响复位声。

①动作要领：动作宜顺而灵巧，不应使患者紧张，应使其注意力集中地调节呼吸，发力应突然，并掌握使患者胸椎合理后伸的力量。（图 4-3-15）

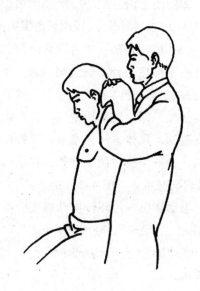

图 4-3-15

②功用主治：此法可开胸顺气、纠乱复正、行气止痛，主治胸部闪挫岔气及小关节紊乱、错落等症。

7. 拍法　拍法是用手指、手掌、拳等叩击肌肉的一种方法，分为拳击法、掌拍击法、五指拍击法等。患者可取俯卧位或坐位，术者双手五指并拢成空掌，上下摆动手腕，两手交替用虚掌拍击患者的治疗部位。（图4-3-16）

①动作要领：拍打时以手腕活动为主，双手成虚掌，注意拍击的力度。

②适用范围：此法主要适用于肩背、腰骶及下肢外侧部。

③功用主治：此法可通达气机、舒畅经络，主治劳损性筋伤疾病。

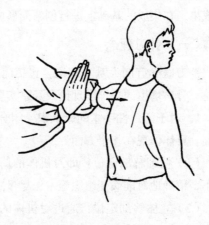

图 4-3-16

第四节　针刀解筋，气血调柔

一、针刀概论

针刀：以针的理念刺入人体，又能发挥刀的切割、剥离等治疗作用的医疗器械称为针刀。

《黄帝内经》讲到的"九针"中，有"带刃的针"，叫"铍针"，以此针在体表放脓、放血。"铍针"的指导理论是传统中医学的经络学说，技术操作过程是循经取穴，刺入穴位后"得气"或在局部放点血就出针，以达治疗疾病目的。而"针刀"是在人体解剖学、人体生理学、病理学、生物力学等现代医学理论指导下，其进入人体时是个"针"的理念，进入人体并到达需要的解剖位置后，就完全是西医的"手术刀"的作用了，以切、削、铲、磨、刮、凿和组织剥离等手术方式，以达治疗疾病的目的。

当然在临床实践中也发现，"针刀"可以按中医理论进行"循经取穴"，并可以收到比传统针灸针更好的治疗效果，但它的治疗机制和针灸是有些不同的。针灸针是以调节经络之气来治病，而"针刀"是以切开粘连、调节电生理线路来治病。调节电生理线路是利用"针刀"的"方向性"来实现的，调节经络之气是用针灸针"捻、转、提、插"的运针手法来实现的，这正说明针刀是

125

来源于针灸学的理论和方法，又不完全等同于针灸学的理论与方法。因此说，针刀既得到了中医理论的传承，又具备了现代医学的内涵。针刀医学是经过30余年临床和基础研究，在中医理论的指导下，吸收现代自然科学和西医学的最新成果，在集成的基础上进行创新而形成的一个新的医学学科。

（一）针刀理念

针刀医学有四大基本理论，包括闭合性手术理论、慢性软组织损伤病理学理论、骨质增生的病理学理论及经络实质理论。

1. 对于闭合性手术的新认识　闭合性手术对解剖知识的要求比开放性手术更高。具体体现在4个方面。

（1）精细解剖定位：即对机体的局部精细结构的掌握，以保证在不可视状态下，精确地对准病变组织施术，尽量减少对健康组织的损伤。

（2）立体解剖定位：通过对机体的立体组织结构的掌握，以确保在闭合性手术中，针刀可沿一条安全的手术入路进入体内。

（3）动态解剖定位：即对非标准体位下的解剖结构掌握，以确保患者因肢体畸形或处于强迫体位等非标准体位下的正确定位。

（4）体表定位：描述体内解剖结构在身体表面对应的点或线的位置。只有清楚了解体内结构在体表的投影位置，才能有效避免损伤神经、血管等重要组织和健康组织。

2. 对慢性软组织损伤的新认识

（1）重新界定软组织的范围：以往国内外医学理论把软组织限定在运动系统，而针刀医学则认为软组织包括人体除了唯一的硬组织（骨组织）之外所有的组织，因为它们具有相似的力学特性，其损伤的病理变化过程也有相同规律。这一认识对临床具有重要的指导意义，改变了过去对内脏组织器官慢性疾病的治疗思路和方法，为这类顽固的慢性内脏组织器官疾病的治疗找到了有效的方法。

（2）明确慢性软组织损伤的概念，提出软组织损伤的各种形式：认为软组织损伤的形式包括暴力性损伤、积累性损伤、情绪性损伤、隐蔽性损伤、疲劳性损伤、侵害性损伤、人体自重性损伤、手术性损伤、病损性损伤、环境性损伤、功能性损伤等大类。这极大拓宽了人们认识慢性软组织损伤的视野，提高了对许多慢性病本质的认识。

认为慢性软组织损伤疾病的根本病因是人体的动态平衡失调：人体的组织、器官，在特定的时间和空间的范围内，能够自由的活动，叫作动态平衡，反之叫作动态平衡失调。造成动态平衡失调的病理因素有4类，即粘连、挛缩、瘢痕和堵塞。我们的内脏受到各种形式的损伤之后，在人体自我复修过程中，最后的结果同样是粘连、挛缩、瘢痕、堵塞，形成了新的病理因素，同样导致内

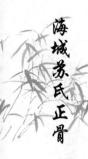

脏实体的动态平衡失调和流体的动态平衡失调。因此，内脏的慢性损伤性疾病和运动系统的慢性软组织损伤性疾病的本质是一样的。

（三）针刀的适应证

针刀由最初主要用于慢性软组织损伤疾病、骨性疾病的治疗，发展至目前已经可以应用于内、外、妇、儿、皮、五官、杂病等临床各科疾病的治疗，且收到了很好的疗效。

1. 软组织疾病 各种因慢性软组织损伤而引起四肢躯干各处的一些顽固性疼痛点，慢性软组织损伤疾病中"粘连"这一病理概念，我们从两个方面来认识，一种是外伤性软组织粘连，一种是病理性软组织粘连。

外伤性软组织粘连，包括暴力外伤、积累性损伤、隐蔽性外伤、情绪性损伤，以及许多种损伤方式所引起的软组织粘连。

病理性软组织粘连，诸如风湿和痘、痛、疖切开排脓及其他做切开手术治疗的疾病伤口愈合后，均可能引起软组织粘连。可能引起肌肉与骨、韧带、神经、血管等粘连，使局部疼痛，功能受限。这些都可以用针刀来治疗。

2. 骨质退变的增生性疾病 骨刺的生成，有的是关节本身压应力过高引起，有的是软组织拉应力过高引起，主要是肌肉和韧带紧张、挛缩引起，应用针刀可将紧张和挛缩的肌肉和韧带松解。在所有骨关节附近的肌肉和韧带附着点处的骨质增生（或骨刺）大多是软组织的原因，针刀有很好的疗效。

压应力过高引起的骨刺，就不是单用针刀所能治疗的，因为小针刀无法恢复它的力平衡。小针刀只适应软组织拉应力过高引起的骨刺，因为小针刀能够恢复它的力平衡，从而也就可以恢复动态平衡，所以小针刀是治疗这部分骨质增生（或骨刺）的最有效方法。

3. 滑囊炎 人体的滑囊非常多，是肌肉和关节活动所需润滑液的供给器官。滑囊受到急、慢性损伤之后，就会引起滑液囊闭锁，而使囊内的滑液排泄障碍，造成滑囊膨胀，而出现酸、胀、疼痛、运动障碍等症状。或由于过度膨胀而挤压周围的神经、血管，出现麻木、肌肉萎缩等症状。此种病变用常规的治疗方法难以奏效，应用针刀闭合性将滑囊从深面十字切开，针刀术后用手指迅速将滑液囊压扁，往往可立见成效。

4. 四肢躯干因损伤而引起的后遗症 损伤后遗症，包括四肢、躯干损伤，经治疗急性症状已解除，超过 100 天以上者，尚残留的功能障碍或肌肉萎缩，无其他引起骨断筋伤并发症时，均可用针刀疗法来治疗，但有时需要配合其他疗法，若肌肉已经萎缩到没有再生能力的情况下，针刀疗法也并不理想。

5. 骨化性肌炎初期（包括肌肉、韧带钙化） 对于骨化性肌炎，针刀治疗适合在骨化还没有完全僵硬之前，就是说肌肉还有弹性的情况下，才适合针刀治疗，不过疗程比较长，一般要 60 天左右。骨化性肌炎的病因和骨质增生一样，是肌肉和韧带拉应力过高引起，限制了人体的正常功能。

6. 各种腱鞘炎 针刀治疗各种腱鞘炎，有时疗效极快，尤其对狭窄性腱鞘炎、跖管综合征、腕管综合征之类，有特殊的疗效，但有时也必须配合一些药物。

7. 肌肉和韧带积累性损伤 针刀治疗肌肉和韧带积累性损伤，对病损较久的疗效显著，对病损时间较短的疗效较差。

8. 外伤性肌痉挛和肌紧张（非脑源性的） 外伤性肌痉挛和肌紧张在表现极为复杂。有的单独构成一种疾病，有的夹杂在其他疾病当中表现为一种症状，有的表现比较隐蔽，而由于肌痉挛和肌紧张继发出一种突出的临床症状。但只要搞清原因，是肌肉痉挛和肌紧张者，应用针刀治疗，都能取得立竿见影的效果。

9. 手术损伤后遗症 做切开手术如在四肢施行，特别是在关节附近，容易造成腱鞘狭窄，筋膜、肌肉、韧带、关节囊挛缩，结疤粘连，导致功能障碍。这是很令人烦恼的后遗症，针刀对此施行闭合性松解术，有很理想的疗效。

10. 病理性损伤后遗症 病理性损伤，指由于某种疾病导致软组织变性挛缩、结疤、粘连这一类疾病。如骨髓炎愈合后，类风湿关节炎导致的关节伸屈受限，软组织变性挛缩、结疤、粘连，针刀也有很好的疗效。特别是类风湿关节炎中期、晚期这种变化导致肢体畸形，一直是无法解决的难题，针刀就可以解决。

11. 骨干骨折畸形愈合 骨干骨折畸形愈合影响功能或有肿胀不消，肌肉萎缩、麻木、疼痛无法解除者，必须在愈合处折断，再行复位，重新固定，纠正畸形。通常要做切开手术，创伤大，软组织损伤重，容易造成肢体无力等后遗症。传统中医治法用三角木垫于畸形愈合处，手法将其强行折断，再复位治疗。此法亦易损伤软组织，更易将健骨折断，不易在需要折断的部位截断而造成新的骨折创伤，应用针刀闭合性折骨，可完全避免上述两种方法的不足，准确无误地在需要折断的地方折断，又不损伤周围的软组织，保证这些软组织形态的完整性，有利于功能的恢复。关节附近骨折及关节内骨折畸形愈合，也可以应用针刀闭合性折骨，但成功率不到 60%，所以不列为适应证。

12. 整形外科 针刀治疗用于整形外科疗效也非常满意。如矫正部分五官不正、消除皱纹、矫正小儿"O"形腿、"K"形腿、"X"形腿及成人肢体畸形等。

13. 慢性内科疾病 针刀医学对部分慢性内科疾病的病因病理有了全新的认识，在这种新的病因病理的指导下，不仅对此类疾病能够从根本上治愈，而且速度很快，一般针刀治疗 1 ~ 2 次即可。如糖尿病、慢性支气管炎、功能性心脏病、浅表性胃炎、慢性胰腺炎、慢性结肠炎、慢性肾炎、慢性膀胱炎、前列腺炎、慢性盆腔炎等，疗效在 80% 以上。

14. 肛肠科疾病　针刀对肛肠科疾病疗效也很确切，不需要外科手术，即可将内、外痔核消除。

15. 皮肤病　对一部分皮肤病也有很好的疗效。它是在对部分皮肤病的病因病理新观点的指导下进行的，疗效极为神速，如鸡眼、痤疮、慢性荨麻疹、白癜风、顽癣、牛皮癣等。

16. 妇科病　针刀医学对一部分妇科病的病因病理进行了深入的研究，并且有了崭新的认识，在这些新观点的指导下，用针刀治疗取得了很好的疗效。如痛经、乳腺小叶增生、卵巢囊肿、月经不调等。

17. 急性软组织损伤　针刀对急性软组织损伤的治疗也取得了良好的疗效。

18. 内分泌失调和部分感染性疾病　对一部分内分泌失调疾病和部分感染性疾病，应用针刀治疗已经取得部分疗效，现正在深入研究，有望取得较大的突破。

针刀疗法对以上这 18 个方面的疾病都有相当好的疗效，对其中一大部分疾病则有独特的疗效，随着时间的推移，在国内外学者共同努力下，针刀医学还会有更大的发展，并广泛地应用在临床实践中。

（四）针刀操作技术

小针刀在有它独特的使用方法和操作技巧，在施行操作时，术者须严格掌握适应证，遵照进针四步规程操作，选择正确手术入路，并能熟练运用手法进行操作，还要注意严格执行无菌操作，小针刀要高压或煮沸消毒，进针部位的皮肤要先用碘酒涂擦，然后再用酒精脱碘，再铺上消毒小洞巾，只有这样才能保证疗效，避免感染差错。

1. 进针四步规程　所谓四步规程，就是小针刀手术在刺入时，必须遵循的 4 个步骤，一步也不能省略，而且每一步都有丰富的内容。

（1）定点：在确定病变部位和搞清该处的解剖结构后，在进针部位用紫药水做一个记号，局部碘酒消毒，再用 75% 乙醇脱碘，覆盖上无菌小洞巾。

（2）定向：使刀口线和大血管、神经及肌肉纤维走向平行，将刀口压在进针点上。

（3）加压分离：在完成第二步后，右手拇指、食指捏住针柄，其余三指托住针体，稍加压力不使刺破皮肤，使进针点处形成一个长形凹陷，刀口线和主要血管、神经及肌肉纤维走行平行。这样，神经、血管就会被分离在刀刃两侧。

（4）刺入：当继续加压，感到一种坚硬感时，说明刀口下皮肤已被挤到接近骨质，稍一加压，即可刺破皮肤，此时进针点凹陷基本消失，神经、血管即膨起在针体两侧。此时可根据需要施行手术方法进行治疗。

2. 小针刀手术方法　小针刀在的应用操作较为复杂，经过不断实践，总结为八法。

（1）纵行疏通剥离法：粘连结疤发生于肌腱、韧带附着点时，将刀口线与肌肉、韧带走行方向平行刺入患处，当刀口接触骨面时，按刀口线方向疏剥，按附着点的宽窄，分几条线疏剥，不可横行剥离。

（2）横行剥离法：当肌肉、韧带和骨发生粘连，将刀口线与肌肉或韧带走行方向平行刺入患处，当刀口接触骨面时，做和肌肉或韧带走行方向垂直的铲剥，将肌肉或韧带从骨面上铲起，当觉得针下有松动感时，即可出针。

（3）切开剥离法：当几种软组织互相粘连结疤，如肌肉与韧带、韧带与韧带互相结疤粘连时，将刀口线和肌肉或韧带走行方向平行刺入患处，将互相间粘连或瘢痕切开。

（4）铲磨削平法：当骨刺长于关节边缘或骨干，并且骨刺较大，将刀口线和骨刺竖轴垂直刺入，刀口接触骨刺后，将骨刺尖部或锐边削去磨平。

（5）瘢痕刮除法：瘢痕如在腱鞘壁或肌肉的附着点处和肌腹处，可以小针刀将其刮除。先沿软组织的纵轴切开数条口，然后在切开处反复疏剥两三次，刀下有柔韧感，说明瘢痕已碎，出针。

（6）骨痂凿开法：当骨干骨折畸形愈合，影响功能，可用小针刀穿凿数孔，将其手法折断再行复位，较小骨痂，将小针刀刀口线和患骨纵轴垂直刺入骨痂，在骨折间隙或两骨间隙穿凿两三针即可分离，较大骨痂同法穿凿七八针后，再行手法折断，并且不会在手法折断时再将好骨折断，只会在骨痂需要折断的位置折断。

（7）通透剥离法：当某处有范围较大的粘连板结，无法进行逐点剥离，在板结处可取数点进针，进针点都选在肌肉和肌肉或其他组织相邻的间隙处，当针接触骨面时，除软组织在骨面的附着点之外，都将软组织从骨面铲起，并尽可能将软组织互相之间的粘连疏剥开来，并将结疤切开。

（8）切开肌纤维法：当某处因为部分肌肉纤维紧张或挛缩，引起顽固性疼痛、功能障碍时，将刀口线和肌肉纤维垂直刺入，切断少量的紧张或痉挛的肌纤维，往往可使症状立解。此法可以广泛用于四肢腰背痛疾病的治疗。

二、针刀的临床治疗

（一）屈指肌狭窄性腱鞘炎

屈指肌狭窄性腱鞘炎又称弹响指，是指因屈指肌腱鞘慢性无菌性炎症导致腱鞘狭窄，进而影响手指屈伸功能的一种疾病，因多数患者患指屈伸时有弹响出现，故名"弹响指"。

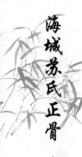

海城苏氏正骨——苏继承骨伤特色经验撷粹

1. 临床表现

（1）症状：该病好发于拇指或中指及无名指，表现为屈指时疼痛伴有弹响。严重者患指失去屈伸功能，呈伸直固定位或屈曲固定位。

（2）体征：患指掌指关节掌侧压痛并可触及硬结，患指屈伸弹响甚至屈伸不能。

2. 针刀治疗

（1）体位：患者取俯卧位，患手下垫敷无菌巾。

（2）定点：术者以拇指在患指掌指关节掌侧触压以寻找压痛点并以记号笔标记。压痛点的范围因人而异，有的为点状，有的为线形。该病的好发部位在与掌骨头相对应的指屈肌腱环形滑车的边缘，因此，压痛点大多位于相应掌骨头的体表投影处。

（3）消毒与麻醉：以碘酊及75%乙醇各消毒3遍，消毒范围要包括整个患手的五指及腕部，以保证手术时术者操作区域均为无菌区域。在压痛点进针，针尖穿过腱鞘时可有落空感，继续进针达肌腱时针下可有针尖碰触坚韧组织的感觉。令患者屈伸患指，术者可感觉到针尖与运动的肌腱之间所产生的摩擦，此时停止进针，回抽无回血，注射1%利多卡因约1mL。

（4）针刀松解：术者以右手拇、食指捏持针柄做好进针准备，令患者轻轻屈伸患指，术者以左手拇指指腹前端按在定点处，触摸膨大肌腱的滑动并确定肌腱膨大的位置。进针时，令患者半屈患指，使肌腱的膨大部位进入滑车狭窄处并维持该位置不动，在肌腱膨大部位的表面进针并使刀锋达肌腱表面。在此位置轻提针刀至腱鞘表面，切割腱鞘3～4下，针下有松动感时说明已达到松解目的。出针后令患者屈伸患指，观察屈伸障碍是否解除。手术全过程中必须始终保持刀口线与患指纵轴平行，禁止调转刀口线以避免横断肌腱。术后压迫10～15分钟以彻底止血，无菌敷料包扎。

3. 术后注意事项

（1）术后3天内保持局部清洁、干燥以防止感染。

（2）术后要经常屈伸患指，以防止粘连的发生。

（二）腕管综合征

腕管综合征临床常见，是在多种原因作用下，最终导致腕部神经卡压出现的一种疾病。多以重复性手部运动，特别是抓握性手部运动者为主，女性高发。

1. 临床表现

（1）症状：疾病早期，疼痛、麻木是患者的主要症状，疼痛常位于腕及拇、食、中指，夜间疼痛明显，常被麻木、胀痛、刺痛所惊醒，甩手、按摩手腕可使疼痛有所缓解，此为典型的麻醒史。有些与屈腕有关的腕关节运动如拧毛巾等动作能加重症状。随病情的发展，疼痛逐渐加重，患肢出现腕关节以下正中神经支配区的感觉障碍，手的握力及捏力下降，严重者出现鱼际肌萎缩、拇指掌侧外展。

（2）体征：①腕部叩击试验阳性。②腕掌屈试验阳性。③腕背屈试验阳性。

（3）影像学检查：常规 X 线检查可以了解有无腕关节骨性关节炎，腕管的切线位摄片能了解腕管的形态。CT 及 MRI 检查明确腕管内是否存在肿瘤样病变，或异常的肌肉、神经受压的程度。

2. 针刀治疗

（1）体位：患者取俯卧位，患手下垫敷无菌巾。

（2）定点：自掌长肌腱尺侧与远侧腕横纹的交点向掌心延长 20mm，在该线的两端及中间定 2 ~ 3 点。

（3）消毒与麻醉：在定点区域常规消毒、铺无菌洞巾，消毒范围为腕部掌侧面皮肤区域。铺无菌洞巾，暴露定点周围之皮肤区域。

（4）针刀松解：术者左手拇指按在进针点处，使针刀垂直于进针点皮肤表面，刀口线与上肢纵轴平行，使针尖快速穿过皮肤，穿过掌腱膜达屈肌支持带表面，小心切割 2 ~ 4 下以切断部分屈肌支持带纤维，如患者出现向手指的触电感则轻提针刀再行切割。每点操作相同，术毕出针，压迫止血，无菌辅料包扎。

3. 术后注意事项　术后 3 天内保持局部清洁、干燥以防止感染。减少腕关节活动。

（三）臀上皮神经卡压综合征

臀上皮神经卡压综合征又称"臀上皮神经炎"或"臀上皮神经痛"，是引起腰腿疼痛的常见原因之一。

1. 临床表现

（1）症状：本病主要表现为一侧或两侧腰臀部和大腿外上方呈弥散性刺痛，或酸胀痛，或有撕裂样疼痛，疼痛可放射到臀下方和大腿外侧，少数可至小腿外侧及足背外侧，但绝大多数不超过膝关节平面，或表现为下肢牵扯样疼痛但痛不过膝。弯腰、转体、起坐或提腿等动作均可使疼痛加重，严重者可出现疼痛难忍、起坐困难、跛行等。

（2）体征：髂嵴中段有明显压痛点若干个，压痛同时可有向臀部放射感。

（3）辅助检查：腰部及骶部影像一般无特征性表现。

2. 针刀治疗

（1）体位：患者取俯卧位。

（2）定点：多数患者可以触及固定的压痛点，其压痛点与臀上皮神经行程中的 6 个固定点（尤其是入臀点）基本相符，寻找压痛点并予以标记。

（3）消毒与麻醉：在定点区域常规消毒、铺无菌洞巾，暴露定点周围之皮肤区域。

（4）针刀松解：术者左手拇指按压于髂嵴上缘处定点位置，右手持针刀，使针身垂直于髂嵴上缘骨面，刀口线方向与身体矢状面平行，将针刀刺入皮肤后直达髂嵴上缘骨面，轻提针刀 3 ~ 4mm，再切至骨面，以切断少量胸腰筋膜纤维，解除其对臀上皮神经的卡压，每点切割 4 ~ 5 下，手下有松动感时出针，压迫止血，无菌敷料包扎。

3. 术后注意事项　3 天内避免针孔接触水，避免出汗，以防止感染。

（四）肩胛提肌损伤

肩胛提肌损伤又称为肩胛提肌综合征，是以肩背部及项部疼痛不适，有酸重感，严重时影响颈肩及上肢的活动为主要表现的疾病。

1. 临床表现

（1）症状：肩胛提肌损伤临床一般分为急性及慢性损伤。急性损伤有明确的损伤史，发病突然，多为一侧发病，起病急，痛势剧，同时伴有患处肿胀、拒按，疼痛可沿肩胛提肌的走向放散，上肢及肩关节活动受限。慢性肩胛提肌损伤主要表现为颈肩背部酸胀疼痛，有沉重不适感，可向头颈部或肩背部放散，严重者可见颈部活动受限，或患侧耸肩畸形。多累及单侧，亦可双侧受累。疼痛部位以肩胛骨上角最为明显，有颈部肌肉僵硬，耸肩或活动肩关节时，肩胛骨内上方可有弹响声。低头、受凉或提拿重物时症状加重。病程久的患者可以出现头痛、头昏、心情烦躁等症状。

（2）体征：在肩胛提肌体表投影范围内可有组织肿胀、僵硬，压痛明显。让患者尽力后伸患侧上肢，上提并内旋肩胛骨，可使疼痛加剧，或根本不能完成此动作。或活动肩关节时，肩胛骨上角有摩擦音，重按弹拨有弹响声。

（3）辅助检查：颈胸椎 DR 线检查可排除骨性病变。再次排除心脏、胆囊等病变引起的肩部牵涉痛。

2. 针刀治疗

（1）体位：患者取俯卧位或坐卧位，治疗过程中体位保持不变。

（2）定点：术者以拇指在患者肩胛上角按压，寻找压痛点并予以标记。

（3）消毒与麻醉：常规皮肤消毒，铺无菌洞巾。以 1% 利多卡因局部麻醉，进针方法同针刀治疗，针抵肩胛上角骨质后将针头稍提起，回抽无回血，每点注射 1 ~ 2mL。

（4）针刀松解：术者左手拇指按压于肩胛骨上角处定点位置，右手持针刀，使针身垂直于肩胛骨上角边缘骨面（以左手按压手感判断），将针刀刺入皮肤后直达肩胛骨上角骨面，缓慢移动刀锋至肩胛骨上角边缘，在此位置轻提针刀

3 ~ 4mm，再切至骨缘，以切断少量肩胛提肌附着点纤维，充分降低其张力，并将可能存在于此处的瘢痕、纤维化等病变组织松解，每点切割 4 ~ 5 下，手下有松动感时出针，压迫止血，无菌敷料包扎。

3．术后注意事项

（1）3 天内避免针孔接触水，避免出汗，以防止感染。

（2）术后 2 周，患侧上肢应避免家务劳动及提重物，以免患处受到刺激，影响恢复。

（3）嘱患者注意保暖、避风寒，进行适当的颈背部功能锻炼，以巩固疗效。

（五）梨状肌综合征

梨状肌综合征是指因外伤或劳损等因素导致，引起局部坐骨神经及血管受刺激压迫而产生的一系列临床综合症状。是引起急慢性坐骨神经痛的常见疾病。

1．临床表现

（1）症状：疼痛是梨状肌综合征的主要表现。疼痛以臀部为主，并可向下肢放射，严重时不能行走或行走一段距离后疼痛剧烈，需休息片刻后才能继续行走。患者可感觉疼痛位置较深，放散时主要向同侧下肢的后面或后外侧，有的还会伴有小腿外侧麻木、会阴部不适等。疼痛严重的臀部呈现"刀割样"或"灼烧样"的疼痛，双腿屈曲困难，双膝跪卧，夜间睡眠困难。大小便、咳嗽、打喷嚏等因为能增加腹压而使患侧肢体的窜痛感加重。

（2）体征

①压痛：患侧臀部压痛明显，尤以梨状肌部位为甚，可伴萎缩，触诊可触及弥漫性钝厚，成条索状或梨状肌束，局部变硬等。

②直腿抬高试验：该试验在 60°以前出现疼痛为试验阳性。因为梨状肌被拉长至紧张状态，使损伤的梨状肌对坐骨神经的压迫刺激更加严重，所以疼痛明显。但超过 60°以后，梨状肌不再被继续拉长，疼痛反而减轻。

③梨状肌紧张试验阳性：试验方法，患者取俯卧位，患肢屈膝，医生一手按在患者患侧臀部，另一手握住踝关节向外扳，使髋关节产生内旋动作，出现坐骨神经症状加重，即为阳性。

（3）鉴别诊断：梨状肌综合征的主要表现为臀部疼痛并向患侧放射，即坐骨神经压迫症状。在临床中造成坐骨神经压迫症状的疾病有多种，因此确诊梨状肌综合征时需要除外其他疾病造成的坐骨神经疼痛，主要有坐骨神经炎和根性坐骨神经痛。

①坐骨神经炎：本病起病较急，疼痛沿坐骨神经的通路由臀部经大腿后部

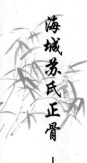

腘窝向小腿外侧放散至远端，其疼痛为持续性钝痛，并可发作性加剧或呈烧灼样刺痛，站立时疼痛减轻。

②根性坐骨神经痛：本病多由于椎间盘突出症、脊柱骨关节炎、脊柱骨肿瘤及黄韧带增厚等椎管内及脊柱的病变造成。发病较缓慢，有慢性腰背疼痛病史，坐位时较行走时疼痛明显，卧位疼痛缓解或消失，症状可反复发作，小腿外侧、足背的皮肤感觉减退或消失，足及趾背屈时屈肌力减弱，踝反射减弱或消失，结合影像检查以协助诊断。

2．针刀治疗

（1）体位：患者取俯卧位，平卧于床上。

（2）梨状肌点：髂后上棘与股骨大转子连线的中点处向内侧一横指处。

（3）消毒麻醉：常规消毒，消毒范围为定点周围 10mm 区域。铺无菌洞巾后，在各定点以 1% 利多卡因局部麻醉。

（4）针刀松解：结合压痛反应，确定进针点。进针时，针刀与皮肤垂直，刀口线与躯体矢状面平行，针刀快速刺入皮肤，缓慢探索进针到达骨面，后将针刀向内侧移动到坐骨大孔边缘上缘，在此处提起针刀约 10mm 再切割至骨面 2～3 下。如患者出现触电感，则停止操作，稍向上或下方移动刀锋后继续操作。完成操作后出针，压迫止血，无菌敷料包扎。

3．术后注意事项

（1）3 天内避免针孔接触水，避免出汗，以防止感染。

（2）多休息，避免劳累。

（六）膝关节内侧韧带与鹅足区损伤

膝关节内侧韧带与鹅足区损伤是临床常见的一种引起膝关节疼痛的疾病，常见于肥胖者、体力劳动者与运动爱好者。

1．临床表现

（1）症状：行走时，尤其是上下楼梯时膝关节疼痛，疼痛位置位于膝关节内侧或无法确定准确位置，下蹲或由蹲（坐）位站起时疼痛加重，严重者出现跛行。

（2）体征

①局部压痛：膝关节内侧多点压痛，压痛点多位于股骨内侧髁至胫骨内侧髁之间的区域内。

②胫侧副韧带分离试验（又称侧压试验）：令患者取仰卧位，伸直膝关节，检查者站立于患者患肢一侧床旁，一手握于伤肢踝关节上方，以另一手之手掌顶住膝关节外侧，自膝外侧向其内侧持续推压，强力使小腿被动外展，此时膝内侧出现疼痛者为阳性。

（3）辅助检查：X线检查一般无异常，部分患者可见韧带钙化表现，严重者可见内侧关节间隙变窄。

2. 针刀治疗

（1）体位：患者平卧，膝下垫枕，使膝关节屈曲成150°左右。

（2）定点：术者以拇指在膝关节内侧股骨内侧髁至胫骨内侧髁之间的区域内（包括鹅足区）按压寻找压痛点，压痛点的分布可因人而异。

（3）消毒麻醉：以碘酊消毒3遍，75％酒精脱碘3遍，消毒范围为定点周围10cm左右皮肤区域。铺无菌洞巾，暴露定点周围之皮肤区域。以1％利多卡因注射液局部麻醉。

（4）针刀松解：术者在定点处垂直进针，使针快速穿过皮肤，然后缓慢探索进针，保持针身与皮肤垂直，针刀尖端达到骨面，轻提针体1～2mm，纵向切割2～3下，然后调转刀口线与下肢纵轴垂直，切割2～3下，以达到松解韧带张力、破坏粘连或瘢痕组织等目的，操作完毕后按压以保证针口无出血，无菌包扎。

3. 注意事项

（1）术后3天内避免针孔接触水，避免出汗，以防止感染。

（2）多休息，避免劳累。

（七）髌下脂肪垫损伤、髌韧带损伤、髌下滑囊炎

髌下脂肪垫损伤、髌韧带损伤、髌下滑囊炎都表现为膝关节下方的疼痛。以解剖位置而言，髌下脂肪垫位于髌韧带下，髌下滑囊（3个）位于髌韧带内侧面与胫骨之间，从临床症状上很难具体区分，针刀治疗时也往往一并处理，因此合并论述。

1. 临床表现

（1）症状：本病有膝关节急性损伤病史或劳损史，髌骨下方疼痛，行走时或有跛行，上下楼（山）时疼痛明显加重（下楼、下山时尤甚），膝关节屈伸不利，可有"打软腿"现象。

（2）体征

①髌骨下方压痛：包括髌尖、胫骨粗隆及二者之间的凹陷处。

②股四头肌收缩时可引起髌骨下方疼痛。

③膝关节被动过伸过屈试验阳性：患者仰卧或坐位，检查者一手扶按其大腿前侧的膝关节上方用力下压，另一手托在其小腿下用力上提，使其膝关节被动过伸；然后再反向用力，使膝关节尽量屈曲，髌骨下方出现疼痛者为阳性。

④髌韧带松弛试验阳性：患者仰卧，检查者将拇指置于患者髌骨底上缘，用力将髌骨推向下方并使其翘起，另一手拇指尖在髌尖下缘按压，出现压痛者为阳性。

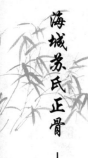

（3）辅助检查

①膝关节 DR 光片检查可见髌尖延长或脱钙，髌韧带影增厚，髌韧带内可有钙化灶形成。

②彩超可见髌下脂肪垫损伤与髌下滑囊炎有形态学的改变。

2．针刀治疗

（1）体位：患者平卧，患肢屈曲成 80°左右。

（2）定点：在上述体位状态下，术者以拇指在髌韧带上按压寻找压痛点并标记，重点是髌骨下缘与髌韧带连接处（髌尖）、髌韧带中点、髌韧带下端与胫骨粗隆连接处，这些压痛点即为进针点。

（3）消毒、铺无菌洞巾与麻醉：常规消毒，消毒范围为定点周围 50mm 区域皮肤。铺洞巾后，以 0.5%～1%利多卡因局部麻醉，麻醉进针方法同针刀松解进针法。

（4）针刀松解

①髌韧带中点的松解：患者仰卧于治疗床上，令患膝尽力屈曲成 80°左右以使髌韧带紧张，已标记的压痛点位于髌韧带体表投影表面，术者持针刀，使刀口线与下肢纵轴平行，持针手的中指与无名指抵在定点处皮肤表面以控制进针速度和深度，在定点处进针，穿过皮肤后，即到达髌韧带表面，此时可明显感到韧性阻力，稍用力下压针刀，使之穿越髌韧带，视进针点位置调整针刀方向，使刀锋刺向髌韧带上 1/3 部深面（髌下深囊所在位置），切割深度约 2mm（髌下深囊紧贴在髌韧带深面），切割 2～3 下以切开髌下深囊。将针身向侧方倾斜，下压针身使之紧贴皮肤表面，保持此角度推进针刀 5mm 左右，使针刀尖部进入髌韧带与髌下脂肪垫之间，纵向摆动针刀约 45°以剥离髌韧带与髌下脂肪垫之间的粘连。完毕后将针刀提至髌韧带下方，将针身向另一侧倾斜，完成同样操作后出针，局部按压片刻，观察无出血，术毕。

②髌骨下缘处的松解（松解髌韧带在髌尖的附着点、分离髌骨内侧面与脂肪垫之间的粘连）：进针方法同上。针刀穿过皮肤及皮下组织后，掉转刀口线与下肢纵轴成 90°，切割髌韧带 2～3 下。然后将针身下摆与皮肤约呈 45°，推进针刀到达髌骨尖端，沿髌骨内侧面探索切割 5～10mm，重复此操作 2～3 次，将髌骨内侧面与脂肪垫之间的粘连剥离。

③胫骨粗隆上缘的松解（切开胫骨粗隆腱下囊，松解髌韧带在胫骨粗隆的附着点，分离髌韧带内侧面下端与脂肪垫下极之间的粘连）：保持体位不变，在胫骨粗隆上缘压痛点处进针，刀口线与下肢纵轴平行，针刀垂直于皮肤表面刺入，直达骨面（胫骨粗隆上方骨面），先行提起针刀至髌韧带深面，再切向骨面 2～3 次以切开胫骨粗隆腱下囊；再将针刀提至髌韧带深面，将针身向侧方倾斜，下压针身使之紧贴皮肤表面，推进针刀 5mm 左右，使针刀尖部进入髌

韧带与髌下脂肪垫之间，纵向摆动针刀约 45°以剥离髌韧带与髌下脂肪垫之间的粘连；最后，将针刀提至皮下（髌韧带表面），调转刀口线 90°使其与下肢纵轴垂直，切割髌韧带 2 ~ 3 下，出针，压迫止血。

④胫骨粗隆高点的松解（切开髌下皮下囊）：保持体位不变，在胫骨粗隆高点压痛点处进针，刀口线与下肢纵轴平行，针刀垂直于皮肤表面刺入，直达骨面（胫骨粗隆骨面），提起针刀至皮下，反复切向骨面 2 ~ 3 次，充分切开髌下皮下囊，出针，压迫止血。

3. 注意事项

（1）操作于无菌室内进行，严格注意无菌操作。

（2）多休息，避免劳累。

（八）髂胫束损伤

髂胫束损伤有两种表现形式：一为髂胫束摩擦综合征、一为髂胫束挛缩症。

1. 髂胫束摩擦综合征的临床表现

（1）症状：本病有膝关节慢性劳损史，主诉为屈伸膝关节时出现膝关节外侧疼痛并可伴有响声，尤以上下楼（山）时明显，患者习惯于伸直膝关节以减少摩擦引起的疼痛。

（2）体征：膝外侧股骨外侧髁压痛。

（3）辅助检查：无特殊改变。

2. 髂胫束挛缩症的临床表现

（1）症状：轻微的髂胫束挛缩症患者表现为大腿外侧疼痛，走远路疼痛加重，偶有下腰痛，大腿外侧有局限性压痛，常表现在大粗隆附近。严重者可引起髌骨习惯性脱位或出现下肢畸形。髂胫束挛缩症出现下腰痛的原因是一侧髂胫束挛缩可能导致同侧髋关节屈曲，进而造成骨盆前倾而使其腰椎前凸程度增加。

（2）体征

①轻微的髂胫束挛缩可见髂胫束紧张试验阳性。

髂胫束紧张试验：令患者侧身（患侧靠墙侧）直立于墙边，距墙 40cm，令其靠墙侧的手扶墙，双脚立正位保持不动，臀部逐渐向墙靠近，大腿外侧出现疼痛者为阳性。此项试验又可与腰椎管内疾病相鉴别。

②严重的髂胫束挛缩症可引起多种下肢畸形改变。其一是髌骨习惯性脱位。因为髂胫束向下之纤维止于胫骨外侧髁，还止于腓骨头及膝关节囊，当髂胫束不过于挛缩或附着于髌骨外侧处拉应力过高时，可引起髌骨习惯性脱位。其二是髋关节呈屈曲、外展、外旋及膝关节屈曲、外翻、小腿外旋畸形，并由此产生足部代偿性马蹄内翻畸形，还能发生骨盆倾斜及代偿性脊柱侧弯。患者走路用单手或双手扶患侧膝部而行。

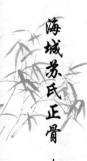
海城苏氏正骨——苏继承骨伤特色经验撷粹

3. 针刀治疗

（1）体位：仰卧位或侧卧位（患侧向上）。

（2）定点与消毒、铺无菌洞巾：在胫骨外侧髁、股骨外侧髁、大腿外侧等处按压，寻找压痛点（可有多点）并标记。常规消毒，铺洞巾，以 0.5% ~ 1% 利多卡因局部麻醉，每点注射 0.5mL。

（3）针刀松解方法：术者以右手拇、食指捏持针柄，左手持纱布做好进针准备。在胫、股骨外侧髁等处进针时，使刀口线与下肢纵轴平行，在定点处垂直进针，使针尖快速穿过皮肤达骨面（胫、股骨外侧髁），轻提针体 1 ~ 2mm，然后调转刀口线与下肢纵轴垂直，切割 3 ~ 4 下（每一定点操作相同），以达到松解髂胫束张力的目的。出针后局部按压片刻，确认无出血，外敷创可贴包扎。

4. 注意事项

（1）操作于无菌室内进行，严格注意无菌操作。不具备无菌操作环境时不可进行关节冲洗，以免因操作原因造成关节腔内感染。

（2）术后保持穿刺点清洁干燥 72 小时以上，以避免关节腔感染。

（九）膝关节骨性关节炎

骨性关节炎又称骨关节病、老年性关节炎、骨关节骨质增生症、肥大性关节炎、退行性关节炎、增生性骨关节炎等，是以滑膜关节出现软骨丧失及关节周围骨质增生为特征的关节疾病，临床以关节痛、压痛、关节僵硬、活动受限、跛行、关节弹响为主要表现，有时伴有关节积液，严重者出现关节畸形，但不伴有明确的全身症状。

1. 临床表现 膝关节骨性关节炎的主要临床表现为膝关节的疼痛肿胀、畸形与功能障碍。

（1）疼痛

①始动痛：膝关节处于某一静止体位较长时间后，刚开始变化体位时出现疼痛（也称为"胶滞现象"），活动后疼痛减轻，负重和活动较多时又加重，具有"疼痛－减轻－加重"的变化规律。

②负重痛：膝关节负重增加（如上下楼或坡、体位由坐位或蹲位站起、提担重物等）时出现疼痛或疼痛加重，这是因为负重状态下膝关节负荷增加、刺激加剧所致。

③主动活动痛：该疼痛是指主动活动时所产生的膝关节痛较被动活动时明显加重（因为主动运动时股四头肌等肌肉会发生收缩，从而增加关节内压及其带来的刺激）。

④休息痛：膝关节长时间处于某一体位不变或夜间睡眠时疼痛，又称为"静

止痛"。这主要是因为体位固定不变时静脉回流不畅，造成髓腔及关节内压力升高所致。

⑤疼痛与天气、气压、环境、情绪等因素有关：如寒冷及阴雨天时疼痛加重，又被称为"老寒腿"，其机制也与寒冷等因素不利于血液循环，从而导致静脉回流不畅有关。

（2）畏寒：多数患者自感膝关节发凉、畏寒，常在膝关节处添加护膝、衣物等御寒，膝关节遇热则舒。

（3）功能障碍：功能障碍表现为膝关节运动节律改变与运动受限两个方面。

①运动节律改变：运动节律改变指膝关节活动的协调性出现异常，如打软、滑落感、跪倒感、错动感及摩擦音、弹响、交锁等。这些症状的产生主要是由于受损的软骨关节面受到刺激时出现的一种自我保护反应，也可能由膝关节稳定装置的力量减弱（如股四头肌尤其是股内侧肌力量减弱）所致，频繁发生的打软等现象，反过来又会加重关节软骨的损伤。摩擦音为膝关节屈伸活动时出现细碎的响声，系由粗糙不平的关节面互相摩擦所致。

②运动受限：运动受限包括膝关节僵硬、不稳、活动范围减小等。关节僵硬是指经过休息，尤其是当膝关节长时间处于某一体位时，自觉活动不利、起动困难。关节不稳是指患者行走时自感膝关节支撑无力，或步态摇摆，其原因主要有股四头肌力量减弱、关节肿胀、积液、关节松弛等。关节的活动范围减小是指患者膝关节屈伸幅度减小，关节的多种病理因素都可能导致其活动范围减小，如腘绳肌痉挛（患者为了缓解疼痛而经常半屈膝所致）、关节囊挛缩、骨质增生、关节面不平、髌骨活动度受限、关节内或关节外粘连等。

（4）体征：①膝关节肿胀。②膝关节畸形。③浮髌试验阳性。

（5）辅助检查：膝关节骨性关节炎患者 X 线片可表现为不同部位的"骨刺"形成、关节间隙变窄（或内外侧不等）、髌骨移位、髌股外侧角消失、髌股吻合角异常等。"骨刺"多见于关节边缘、髁间棘等处。

2. 诊断标准

（1）近 1 个月来经常性膝痛。

（2）DR 线片（站立或负重位）示关节间隙变窄、软骨下骨硬化和（或）囊性变、关节缘骨赘形成。

（3）关节液（至少 2 次）清亮、黏稠，红细胞 $< 2 \times 10^9$/L。

（4）年龄 ≥ 40 岁。

（5）晨僵 ≤ 30 分钟。

（6）关节活动时有响声。

具备以上 1、2 或 1、3、5、6 或 1、4、5、6 可诊断膝关节骨性关节炎。

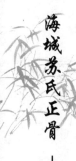

3. 针刀治疗

（1）体位：患者平卧，膝下垫枕，使膝关节屈曲成150°左右。

（2）定点：术者以拇指沿髌骨边缘按压，寻找压痛点并予以标记，压痛点的分布可因人而异。

（3）消毒与麻醉：定点后，常规消毒，铺无菌洞巾，暴露定点周围之皮肤区域，辅助手拇指按在髌骨上缘，在定点处垂直进针，使针头快速穿过皮肤达骨面，轻提针头约1mm，回抽无回血，缓慢注射0.5%~1%利多卡因0.5~1mL，每个定点操作相同。

（4）针刀松解：术者以右手拇、食指捏持针柄，左手持纱布。辅助手拇指按在髌骨边缘，在定点处垂直进针，使针尖快速穿过皮肤达骨面（髌骨边缘），轻提针体1~2mm并调整刀口线使之与髌骨边缘平行，沿髌骨边缘切割3~4下，以松解髌内、外侧支持带等组织在髌骨边缘的附着处，降低其张力，每点操作相同。出针后局部按压片刻，确认无出血，外敷创可贴包扎。

4. 注意事项

（1）操作于无菌室内进行，严格注意无菌操作。

（2）术后保持穿刺点清洁干燥，72小时以内避免沾水。

第五章　气血通

气血是构成人体和维持人体生命活动的物质基础，生理上气血互生互用，外而充养皮肉筋骨，内而灌溉五脏六腑。气血皆是凭借流通形式，达到摄纳、生化、输布、外泄的目的。唯有气血通，方能脏腑元真通畅，气血周流往复，阳气温煦，阴精滋养，人即安和。骨科诸疾皆不离气血失调之变故，更因气血为病可互为相及，据此，苏氏骨科以为，气血病机是骨科疾病之核心病理，气血辨证是骨科辨证论治之总纲，气血通在苏氏骨科临证中被奉为律吕，指导骨伤疾病的治疗。

第一节　通驭八法，以通为用

一、"通"与"通法"的关系

何谓"通"，《说文解字》云："通，达也。"《易经》云："往来不穷谓之通""推而行之谓之通。""通"即流通、畅通之意。"穷则变，变则通，通则久。"即是指流通、畅通是自然界的正常现象，是天地万物长久的前提。中医学引进了"通"的概念，如《素问·六微旨大论》云："出入废则神机化灭，升降息则气立孤危。故非出入，则无以生长壮老已；非升降，则无以生长化收藏。"《灵枢·经脉》云："经脉者，所以能决死生，处百病，调虚实，不可不通。"经脉为气血津液升降出入之路，气血津液畅通的"通"态是人体正常生理状态。外感六淫、内伤七情导致的郁、滞、结、塞等"不通"为病理状态，如《素问·热论》云："荣卫不行，五脏不通，则死矣。"

"通"是气、血、津液正常运行的常态。人体之气，外布于肌表，内行于脏腑，周流无息，气顺则平，气滞则病。如《灵枢·脉度》云："气之不得无行也，如水之流，如日月之行不休，故阴脉荣其脏，阳脉荣其腑，如环之无端，莫知其纪，终而复始。其流溢之气，内溉脏腑，外濡腠理。"血之在身，随气而行，常无停积，倘若运行不畅，或受阻于脉管之内，或溢于脉管之外，易产生血瘀、

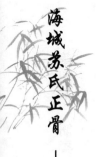

出血。津液是人体内正常水液的总称，《素问·经脉别论》云："饮入于胃，游溢精气，上输于脾；脾气散精，上归于肺；通调水道，下输膀胱；水精四布，五经并行，合于四时五脏阴阳，揆度以为常也。"水液通过脾的散精、肺的通调水道、肾的蒸腾气化，以三焦为通道运行于全身各处。如津液的运行排泄发生障碍，就会产生水、湿、痰、饮等。

"通"是维持脏腑功能正常活动的保障。《素问·五脏别论》云："五脏者，藏精气而不泻也，故满而不能实。六腑者，传化物而不藏，故实而不能满也。"五脏之精气要保持流畅才能营养全身，太过壅滞则郁而成病。人体是一个以五脏为中心的整体，肺司呼吸，是主持清气、水气宣降；脾主纳运水谷，升清降浊，主持津气升降；肝主疏泄，主持上中下三焦气血津液的疏泄调节；心主血脉，主持营血环流全身；肾主水液，主持水津气化、升清泄浊。五脏功能活动，都是使其气血津液通调，都有通的共性。通法正是基于人体五脏六腑的生理功能及体用关系而采取的一种广义的论治原则。

苏氏正骨"气血通"的治疗原则实继承于传统中医学理论之精髓，谨守中医学的整体观，治骨而不忘脏腑气血，如《正体类要》云："肢体损于外，则气血伤于内，营卫有所不贯，脏腑由之不和。"在此原则的指导下，进一步确立以气为主，或以血为先，或气血兼顾的具体治法。临证之时依据损伤病证之标本、症情之缓急、损伤部位之异同，各有侧重，做到原则性与灵活性的高度统一。

二、八法以通为用

（一）八法概要

通法与"八法"联系密切，八法之内，通法存焉。以下从临床常用的各种治则及治法中，阐发揭示"通"与八法的关系。

正如高士宗在《医学真传·心腹痛》所言："夫通则不痛，理也，但通之之法，各有不同。调气以和血，调血以和气，通也；下逆者使之上升，中结者使之旁达，亦通也；虚者助之以通，寒者温之使通，无非通之之法也。若必以下泄为通，则妄矣。"

早在《黄帝内经》中记载了比较丰富的治法理论。如《素问·阴阳应象大论》云："形不足者，温之以气；精不足者，补之以味。其高者，因而越之；其下者，引而竭之；中满者，泻之于内。其有邪者，渍形以为汗；其在皮者，汗而发之。"《素问·至真要大论》亦有记载："寒者热之，热者寒之，微者逆之，甚者从之，坚者削之，客者除之，劳者温之，结者散之，留者攻之，燥者濡之，急者缓之，散者收之，损者益之，逸者行之，惊者平之，上之下之，摩之浴之，薄之劫之，开之发之。"此时中医学的治法内容相当丰富多彩，已经具有了"八法"的雏形。

"八法"的正式提出，则是清代医家程钟龄在《医学心悟·医门八法》中说："论病之源，以内伤、外感四字括之。论病之情，则以寒、热、虚、实、表、里、阴、阳八字统之。而论治病之方，则以汗、和、下、消、吐、清、温、补八法尽之。"

1. 汗法 汗法是通过开泄腠理、调畅营卫、宣发肺气等作用，使在表的外感六淫之邪随汗而解的一类治法。汗法不以汗出为目的，主要是通过出汗，使腠理开、营卫和、肺气畅、血脉通，从而能祛邪外出，使正气调和。所以，汗法除了主要治疗外感六淫之邪所致的表证外，凡是腠理闭塞、营卫郁滞的寒热无汗，或腠理疏松，虽有汗但寒热不解的病证，皆可用汗法治疗。

2. 吐法 吐法是通过涌吐的方法，使停留在咽喉、胸膈、胃脘的痰涎、宿食或毒物从口中吐出的一类治法。适用于中风痰壅，或宿食壅阻胃脘，毒物尚在胃中，痰涎壅盛之证。属于病位居上、病势急暴、内蓄实邪、体质壮实之证。因吐法易伤胃气，故体虚气弱、妇人新产、孕妇均应慎用。

3. 下法 下法是通过泻下、荡涤、攻逐等作用，使停留于胃肠的宿食、燥屎、冷积、瘀血、结痰、停水等从下窍而出，以祛邪除病的一类治法。凡邪在胃肠而致大便不通、燥屎内结，或热结旁流，以及停痰留饮、瘀血积水等形症俱实之证，均可使用。由于病情有寒热，正气有虚实，病邪有兼夹，所以下法又有寒下、温下、润下、逐水、攻补兼施之不同。

4. 和法 和法是通过和解或调和的方法，使半表半里之邪，或脏腑、阴阳、表里失和之证得以解除的一类治法。和法是一种既能祛除病邪，又能调和脏腑功能的治法，无明显寒热补泻之偏，性质平和，全面兼顾，适用于邪犯少阳、肝脾不和、肠寒胃热、气血营卫失和等证。

5. 温法 温法是通过温里祛寒的作用，以治疗里寒证的一类治法。里寒证的形成，有外感、内伤的不同，或由寒邪直中于里，或因失治误治而损伤人体阳气，或因素体阳气虚弱，以致寒邪内生。同时，里寒证又有部位深浅、程度轻重的差别，故温法又有温中祛寒、回阳救逆和温经散寒的区别。

6. 清法 清法是通过清热、泻火、解毒、凉血等作用，以清除里热之邪的一类治法。适用于里热证、火证、热毒证及虚热证等里热病证。由于里热证有在气分、血分、营分、热壅成毒及热在某一脏腑之分，因而在清法中，又有清气分热、清营凉血、清热解毒、清脏腑热等不同。热灼伤阴耗气，最易化火，所以清热剂中常配伍生津、益气之品。

7. 消法 消法是通过消食导滞、行气活血、化痰利水、驱虫等方法，使气、血、痰、食、水、虫等坚积有形之邪渐消缓散的一类治法。适用于饮食停滞、气滞血瘀、癥瘕积聚、水湿内停、痰饮不化、疳积虫积及疮疡痈肿等病证。消法所治疗，主要是病在脏腑、经络、肌肉之间，邪坚病固而来势较缓，属逐渐积聚形成，且多属虚实夹杂，尤其是气血积聚而成的癥瘕痞块、痰核瘰疬等，不可能讯即消除，必须渐消缓散。

8. 补法 补法是通过补益人体气血阴阳，以主治各种虚弱证候的一类治法。补法的目的，在于通过药物的补益作用，使人体气血阴阳虚弱或脏腑之间的失调状态得到纠正，恢复于平衡。此外，在正虚不能祛邪外出时，也可以用补法扶助正气，并配合其他治法，达到助正祛邪的目的。虽然补法有时可收到间接祛邪的效果，但一般是在无外邪时使用，以避免"闭门留寇"之弊。补法的具体内容比较丰富，既有补益气、血、阴、阳的不同，又有分补五脏之侧重。

（二）以通为用

"八法"适用于表里、寒热、虚实等不同的证候。对于多数疾病而言，病情往往是复杂的，不是单一治法能够符合治疗需要的，常需数种治法配合运用，才能治无遗邪，照顾全面，所以虽为八法，配合运用之后则变化多端，然其要则一也——气血通，脏腑安。

1. 发汗通表法 《黄帝内经》曰："开鬼门。"此乃是通过发汗解表，以祛除在表的风寒邪气，来达到营卫调和、气血通达、缓解疼痛的一种治法。如苏继承教授治疗项痹病风寒束表型，往往在询问病史时，发现患者有明显的着凉、受风史，临床出现颈项部僵硬疼痛，活动不利，其疼痛较剧烈，颈肩部明显恶寒。我们在临床常选取《伤寒论》中的桂枝加葛根汤、葛根汤等方剂作为主方，发汗解肌，调和营卫。

2. 宣肺行水法 此法是我们苏氏正骨通过小发汗、微汗的治法，以治疗膝关节滑囊积液，以及全身上下各种滑囊肿胀积液的一种办法。《黄帝内经》云："肺主气，司呼吸，主行水，朝百脉，主治节。""通调水道，下输膀胱，水精四布，五经并行。"肺失宣降通达，则水道不通，津液不布。水液停聚肢体关节，则见关节肿胀、屈伸不利、身体重着、肌肤肿胀难消等证。苏继承教授在治疗此类疾患时，喜用麻黄、杏仁、桂枝等药物，以启水之上源，通利关节，辅以茯苓、泽泻、猪苓淡渗利湿，通利水道，启上闸、利下窍，开源导流。（验案详见本章第二节的膝痹病）

3. 润肺通便法 骨伤病患者，特别是高龄的患者，本身气血津液就不足，加之需要长期卧床，制动休养，更加重了身体的负担，耗伤气血精微，容易出现便秘、坠积性肺炎等疾病。苏继承教授在治疗高龄骨折患者时，一是指导患者练习"苏氏吐纳功"未病先防，加强肺的宣发肃降，以改善肺功能。肺与大肠相表里，肺的宣发肃降对保持大肠腑气的通顺具有重要作用。若肺失宣肃，则大肠传导功能失职，致大肠秘结。肺为娇脏，喜润恶燥，苏继承教授在中药汤剂中，喜用杏仁、桃仁、瓜蒌仁、莱菔子、沙参、麦冬等润肺之品，通过润肺而生津液，津液生则肠道润，大便得通，肺脏得养，气血津液，周流有序，有利于患者骨折的愈合。

4. 消食导滞法 骨折筋伤的患者，由于制动卧床，在治疗的中后期容易出现脾胃不和的症状，出现不思饮食或饮食不化、嗳腐吞酸、脘腹胀痛、大便不爽、身体倦乏等证。苏继承教授指出，这个时期患者的肢体肿胀已经消除，进入骨质愈合的关键时刻，因长期的卧床，脾主升、胃主降的功能失和，中焦气机壅塞，气、血、津、液、痰、食胶着在一起，克伐正气，影响着骨质的愈合。苏继承教授临床常用焦山楂、焦神曲、生麦芽、生谷芽、莱菔子、鸡内金等以消食导滞，健运助消化；若积滞较盛，则可配用如大黄、槟榔等以推陈致新；若气机郁结明显者，常以炒枳壳、枳实、广木香、大腹皮、厚朴、砂仁等行气消导；若脘腹胀满者，常用厚朴、陈皮、草豆蔻、木香、干姜、茯苓、甘草等行气宽中。消食导滞法以治骨，不补之中有补法，若一味地以接骨续筋、补肝肾、强筋骨的中药来治骨，则失去了中医辨证论治的精髓。

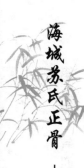

5. 活血利水法 活血利水法临床适用于因外伤导致的骨关节水肿、关节腔及滑囊积液，以及外力导致的骨髓水肿。《素问·邪客》曰："营气者，泌其津液，注之于脉，化而为血。"《金匮要略》记载："血不利则为水。"说明津液与血液之间互相渗透，互相补充，相互交换。苏继承教授指出；骨折筋伤，瘀血内存，气血津液运行的道路受阻，血中的津液水分可渗漏到组织间隙中，从而发生水肿。中医学亦早有"血瘀化水"的论述。苏继承教授在临床治疗此类疾病时，常用的活血化瘀药有丹参、桃仁、川芎、生地黄、香附、泽兰、益母草，辅以茯苓、泽泻、车前子等，共成活血利水之剂，以收活血利水之功。

6. 疏肝理血法 本法在临床中经常用于肋骨骨折的治疗。肋骨骨折，在没有脏器损伤的情况下，通常采取保守治疗。在骨折损伤处，敷以消肿止痛膏，给予损伤处绑带固定。苏继承教授在上述外治法之余，还配合以内服中药汤剂，临床取得了显著的效果。《黄帝内经》记载："人有损伤，恶血归肝。"肝在中医学中有着重要的地位，肝主藏血，有贮藏和调节血液的功能。肝主疏泄，对人体气机的升降出入有着重要的调节作用。故人体各个脏腑器官的功能活动，都与肝的疏泄有关。肝经经脉"属肝、络胆，上贯膈，布胁肋"。

肋骨者，胁肋也。人体多条经脉、经筋循行于此，上启肺、心脑，下连膈、肝、胆、胃等脏器。一旦损伤，经脉、脏腑气机运行不畅，便可出现咳嗽、呼吸时疼痛加重的症状。苏继承教授在临床治疗此类疾病时，常用疏肝理血的办法，以活血行气、化瘀止痛。常用方药为复原活血汤加减。若气滞明显者，常辅以木香、枳壳、佛手、香橼、青皮、乌药、香附等加强行气导滞功效。若血瘀明显者，常配以桃仁、红花、三七、五灵脂、蒲黄等加强活血消瘀功效。

7. 活血化瘀法　活血化瘀法是骨折筋伤病种最常用的一种治法，也是苏氏正骨三期用药法则中最重要的一环。

血是人体生命活动的物质基础，血行脉中，在人体内周流不息，环周不休，维持着各个脏腑组织器官的生理功能活动。若血液循环障碍，出现血瘀，会导致多种病证，如各种疼痛、癥瘕积块、闭经、产后恶露不行等。它们除有各自的客观症状及征象外，一般均具有舌质紫黯、瘀斑瘀点、目眶青黑、肌肤甲错、局部包块，疼痛部位固定，呈刺痛、拒按等特点。根据"坚者削之""客者除之……留者攻之"的治则，以活血化瘀为法，常用当归、川芎、桃仁、红花、乳香、没药、牡丹皮、赤芍、丹参、牛膝、延胡索、䗪虫等，方剂如血府逐瘀汤、膈下逐瘀汤、少腹逐瘀汤、桃红四物汤等。血瘀证是一种证型，它可见于各种疾病的不同阶段，由于导致血瘀的病因不同，临床表现也不尽一致，故施用本法时，还应针对不同形成原因，与其他治法同用。

（1）行气活血法：适用于气滞而致血瘀，或血瘀而致气滞的病证。如腰部急性扭伤，骨折筋伤早期。一般在活血药中酌配行气药，如香附、枳壳、木香、青皮等，使气行则血行。常用方剂如本院自拟的活血化瘀止痛汤、自制的活血化瘀止痛丸等。

（2）温通活血法：寒性凝滞，血液受寒可致经脉瘀阻，血行不畅。如骨折中后期，患者常常出现损伤处肢体血运不畅，肢体凉感，活动后易出现肢体肿胀等证。我院常用中药熏蒸的疗法给予温通经脉、行气活血。不能用中药熏蒸治疗的患者，苏继承教授常给予中药汤剂治疗。常用药物如当归、桂枝、细辛、白芍或赤芍、通草、黑顺片、生姜、桑枝、姜黄、牛膝等以温通复脉，活血行气，改善循环。

（3）益气活血法：本法主要是治疗一些骨质延迟愈合、骨蚀病、气血不足的颈源性眩晕，以及骨痹证出现的肌肉痿软无力等。（本法的治疗案例详见本章第二节）

（4）活血解毒法：本法适用于骨折损伤后，出现的肢体肿胀、疼痛、溃烂流脓等热毒瘀血证。症见发热烦渴，或病变局部肿胀、灼热、疼痛，或成痈肿者。苏继承教授在临床治疗本类疾病时，常在活血药中伍用清热解毒药，如大黄、金银花、连翘、板蓝根、生地黄、黄连等。常用方剂如仙方活命饮、解毒活血汤、大黄牡丹汤等。

（5）活血通痹法：风寒湿邪阻滞经络，血脉因之不通，因而肢体关节疼痛，经久不愈，甚者关节变形，屈伸不利。苏继承教授在临床治疗痹证的时候，常在祛风湿药中加活血通络之品，如鸡血藤、川芎、当归、乳香、没药、穿山甲（代）等。

（6）交通心肾法：苏继承教授通过长期的临床观察，发现骨伤疾病治疗的周期相对较长，骨伤患者在住院期间容易出现心烦、易怒、口苦、尿黄、失眠等身心疾患。心居上焦，肾居下焦，正常情况下，心火下交于肾，使肾水不寒；肾水上济于心，使心火不亢，阴阳协调，心肾交通，维持了正常的生理功能。如心肾不相交，临床容易出现上述症状。苏继承教授针对这种病因，临床常用莲子清心饮合酸枣仁汤化裁，常用药物如石菖蒲、远志、莲子、黄连、肉桂、酸枣仁、知母等。

（7）宣痹通络法：痹症乃风寒湿三气杂合而致。肢体关节疼痛、肿胀、麻木、沉重、屈伸不利，均为经脉痹阻之症。治疗总以宣通为主，祛邪为要，通络为法。苏继承教授在临床治疗风痹者，以祛风通络为主。常用药如防风、防己、蕲蛇、羌活、鸡血藤、豨莶草、伸筋草、络石藤等；治疗寒痹者，以散寒通络止痛为主。常用药如细辛、麻黄、附子、川芎、草乌、肉桂、透骨草、秦艽、伸筋草、白芍、乌梢蛇、桂枝、五加皮等；治疗湿痹者，以化湿通络为主，常用药如附子、丝瓜络、防己、薏仁、白术、牛膝、白僵蚕、木瓜、丹参等。

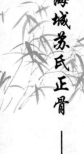

海城苏氏正骨——苏继承骨伤特色经验撷粹

第二节　痹证折伤，内治使通

一、痹证概论

在《足臂十一脉灸经》中就有疾痹之称。《导引图》中有用导引疗法治疗痹证的记载。《素问·移精变气论》记载："中古之治，病至而治之，汤液十日，以去八风五痹之病。"可见在《黄帝内经》成书之前，"痹证"之名就已经散在于医学著作中了。《黄帝内经》承前启后，对痹证的论述精而详。

病因上分为：风痹、寒痹、湿痹、热痹、食痹等。

病位上分为：五体痹、五脏痹、血痹、阴痹、肠痹等。

按临床表现分为：行痹、痛痹、著痹、众痹、周痹、水瘕痹、厥痹等。

按发病长短分为：暴痹、留痹、久痹等。

按季节分为：春痹、夏痹、秋痹、冬痹等。

按病邪浅深轻重分为：远痹、大痹、深痹、浮痹等。

苏继承教授执简驭繁，将痹证分为内因与外因。外因为风、寒、湿等六淫邪气闭阻营卫，营卫气血运行受阻，不通则痛。内因为气、血、痰、湿等瘀滞经脉脏腑，留而不去，不荣则痛。以此指导临床，组方用药，用之多验。

二、痹证的论治

中医学认为，气血是人体脏腑经络、形体官窍生理活动的物质基础。如《灵枢·本脏》所言"人之血气精神者，所以奉生而周于性命者也"。气血各有其独特的生理特性，在筋骨病变中，往往呈现出一损俱损的病理影响。清·沈金鳌《杂病源流犀烛》云："跌仆闪挫，卒然身受，由外及内，气血俱伤病也。"伤筋动骨必然会伤及气血，故筋骨损伤，必须外治筋骨，内理气血。《素问·疏五过论》强调："治病之道，气血为宝。"苏氏正骨秉承正气为本的中医治疗学思想，在治疗筋骨病的过程中，时时注重调理气血，以助疾病向愈。

苏继承教授深研中医理论，立足《黄帝内经》所言"人之所有者，血与气耳"，认为气血是人体根本，是功能动力的源泉，辨证论治以气血通和为大义。《灵枢·经脉》云："骨为干，脉为营，筋为刚，肉为墙，皮肤坚而毛发长，谷入于胃，血气乃行。"人体骨、脉、筋、肉其结构生长与恢复过程皆以血气为助力。人之气血充足，可使筋骨强壮有力，如《素问·五脏生成》所云："足受血而能步，掌受血而能握，指受血而能摄。"

苏继承教授认为，肾主骨生髓，骨为人身之大主；肝主筋，筋附骨，稳定骨骼，使之无偏移；脾主四肢肌肉，肺主一身之气，其华在皮，皮肉为人身之藩篱，顾护筋骨，运行气血及精微物质以柔筋养骨。脏腑有损，气滞、瘀血、痰湿等致病因素留而不去，相互影响，互为因果，这种病理变化在骨伤疾病中表现更为突出。长期骨病的患者，往往见损伤处肿痛难消，疼痛难忍，骨质不愈合，伤口溃烂流脓不收口等。脏腑不安，气血不通，疾病难复。若气血通畅，筋柔骨正，五脏元贞通畅，则人即安和。

气血通，关键在于使之通。通则不痛，理也。通之之法，各有不同，调气以和血，通也。调血以和气，使之通也。气血中遏者，使之畅达，通也。下行者，使之上达，亦通也。详脏腑之高下，气血精液之盈亏，感风寒湿之轻重，结合患者体质，辨证论治，寒者热之，热者寒之，结者散之，客者除之，留者行之，坚者削之，皆通之之法也。

（一）骨痹（骨折延迟愈合）论治

苏继承教授在临床治疗骨质迁延愈合或骨质不愈合的患者时，往往采用益气育精法，以气统血，以气育精，重用补气药黄芪，以气行则血行，气为精血之帅，有形精血不能速生，无形之气所当急固，以之指导临床，往往效如桴鼓，现略举一例。

患者，王某，女，39岁，胫腓骨远端骨折延迟愈合。

行左胫骨、腓骨、左后踝骨骨折 C 型臂 X 线机下手法复位，克氏针内固定，多功能外固定架外固定术。术后 6 个月见骨折延迟愈合，局部骨质疏松计划二次手术。现症见身体倦乏，少气懒言，不欲食，失眠多梦，身体怕冷，患侧肢体尤甚，并有局部按压疼痛，舌质淡，苔薄白，双脉微弱，寸尺尤甚。辨证为精气亏虚，气血不足，肾不生骨。

治则：益气育精，温补气血，填精壮骨。

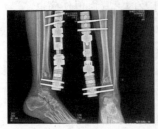 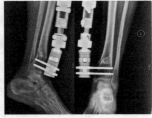 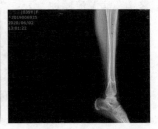

图 5-2-1 用药前　　　　　图 5-2-2 用药 1 个半月　　　　图 5-2-3 用药 2 个月

因患者忧虑骨质不愈合，需要二次手术，导致失眠多梦，心虚胆怯，易惊醒。身心俱疲，先给予患者补益气血、宁心安神剂，处方如下。

党参 20g，熟地黄 30g，麦冬 15g，醋五味子 15g，当归 20g，白术 30g，川芎 15g，炒酸枣仁 45g，酸枣仁 45g，白薇 15g，姜半夏 30g，黄芪 45g。

上方进 10 剂后，失眠多梦症状消失。再给予患者益气育精以调治骨质不愈合，处方如下。

黄芪 60g，当归 20g，熟地黄 30g，首乌藤 30g，补骨脂 30g，炒白术 30g，黑顺片 20g，干姜 15g，盐巴戟天 30g，通草 15g，细辛 10g，大枣 12g，川牛膝 30g，盐续断 30g，川芎 15g。

上方前后加减出入近 2 个月，患者每剂日 3 次口服，共用中药约 60 剂。后复查 DR 片，骨质愈合，避免二次手术。

[按语] 本案例为长骨下段粉碎性骨折术后 6 个月，骨折延迟愈合。四肢末段血供相对不足，粉碎骨折及术后又影响供血，较容易发生骨折延迟愈合。患者长期卧床，久卧耗气耗血，精血不足，肾失濡养，不能主骨生髓，导致出现骨折延迟愈合。方中重用黄芪为君，益气温督，生精养血，统摄精血，行滞通痹。且现代药理学研究显示，黄芪具有抗骨质疏松、促进骨生长和抗疲劳的作用。臣以四物，当归得川芎，则祛瘀生新，补而不滞；川芎得当归、熟地黄，行血而不伤血，共奏补血活血之功。《本草纲目》记载熟地黄：填骨髓，长肌肉，生精血，补五脏内伤不足，通血脉。且现代药理实验证实熟地黄具有促进造血的作用。药理研究表明，当归具有促进造血、抗凝、改善微循环、降血脂等作用。辅以补骨脂、巴戟天、续断补肾壮骨。《神农本草经》记载：续断"主金疮，折跌，续筋骨"。《神农本草经》记载补骨脂能"强筋骨，安五脏，补中增志益气"。药理研究表明，此三味中药具有抗骨质疏松作用，对缺血再灌注损伤有保护作用，

促进骨损伤愈合。使以白术、附子、干姜、大枣温运脾肾阳气，暖肌肤，温分肉，畅营卫。通草、细辛蠲痹通脉，调畅气血。全方共奏益气育精、补肾壮骨、填精生髓、温通气血、蠲痹通脉之效。

骨折延迟愈合好发部位在四肢末梢，本身气血循环较差，加之手术及外部因素损伤其局部血供，骨细胞不得滋养，是产生延迟愈合的主要因素。再者患者长期制动卧床，耗气耗血，进一步加剧了骨折处延迟愈合。

苏氏益气育精法取源于《金匮要略》中治疗血痹的黄芪桂枝五物汤，以及效法后世医家王清任在《医林改错》中对黄芪的重用。同时也是苏氏正骨几代人从临床实践获得的真知，来源于实践，经得起检验。

苏继承教授认为，黄芪益气固表，温经通脉，透脓排毒，生续筋骨。只有重用黄芪才能透彻表里，贯穿上下，温督生髓，药达四肢百骸。以无形之气，御有形之精血，直达病处，精血得生，筋骨得续。遣方组药，贵在圆通，师古而不泥古。有是证，用是药，药证合参，切中病机，方能有的放矢。不可因循守旧，不敢用药；亦不可孟浪，一味追求重剂起沉疴。临床用药，紧守病机为第一要义。要胆欲大而心欲小，智欲圆而行欲方。上述病例对气虚精亏者，效若桴鼓，临证可仿其义即可，不可照搬。四诊合参，观其脉证，随证治之。

（二）项痹病（颈源性眩晕）气血不足型论治

颈源性眩晕顾名思义是由颈椎病引起的眩晕。其临床表现除伴有颈型颈椎病的基本表现外，还具有恶心、呕吐、耳鸣、耳聋、眼球震颤、视力减弱、头痛等临床表现。当颈部体位改变时可诱发眩晕或出现恶心感，可伴有颈神经根性症状，常于起床或转头时出现眩晕症状。

颈源性眩晕属于中医眩晕范畴，亦可以归属于项痹病领域。对于颈源性眩晕症状的描述追根溯源，肇始于《黄帝内经》。其中《素问·长刺节论》《素问·痹论》《灵枢·大惑论》均有邪气侵袭人体颈项的论述，如头转脑鸣、视物不清、目胀疼痛、头不可以转动的表现。《素问·举痛论》论述营阴不足，脉道微弱，阳气未入，气血不足的不荣而疼痛大作。《灵枢·口问》曰："上气不足，脑为之不满，耳为之苦鸣，头为之苦倾，目为之眩。"

眩晕一证，虚者居其八九，而兼火兼痰者不过一二。其所由来，则有劳倦过度而晕者，有饥饱失时而晕者，有呕吐伤上而晕者，有泄泻伤下而晕者，有大汗亡阳而晕者，有眩目惊心而晕者，有焦思不释而晕者，有被殴被辱气夺而晕者，有悲哀痛楚、大叫大呼而晕者，此皆伤其阳中之阳也。有痰饮留中，治节不行而晕者，脾之弱也，此亦有余中之不足也。年老精衰，劳倦日积而忽患不眠、忽若眩晕者，此营卫两虚也。由此察之，虚实可辨也。

重剂起沉疴古即有之。如《黄帝内经》治疗失眠的半夏秫米汤中，半夏的用量经柯雪帆教授考证，折合今制为 42 ~ 65g。《吴鞠通医案》中言半夏"一两降逆，二两安眠"。吴又可治疗温疫之用大剂量的大黄救死扶伤，挽救生命于顷刻。余师愚治疫症重用石膏，最大剂量每剂八两，并用二十一日共，计石膏五斤四两。张锡纯在《医学衷中参西录》中设专篇论及中药大剂量应用的问题。他的基本观点是"用药以胜病为主，不拘分量之多少"。其来复汤中山萸肉用二两；一味薯蓣饮中怀山药用至四两，凡大病须用大药，药果得当，力愈大而功愈伟。方药中治疗病毒性肝炎喜欢重用升麻至45g以解毒。岳美中治疗鹤膝风的著名四神汤中，黄芪、远志、石斛、川牛膝分别用至240g、90g、120g、90g，而且一剂药煎成汤汁后一次顿服，剂量超大。国医大师邓铁涛在治疗截瘫患者时，在辨证论治基础上黄芪用量达 120 ~ 200g，疗效明显。李可老中医在治疗心衰重症时，其自创的破格救心汤用附子剂量起手60g甚或上百克，挽救垂死患者于危急。名老中医刘沛然，在细辛的研究和应用上，小剂量30g，中剂量60g，大剂量90g及以上，独辟蹊径，颇有心得，见解独到，治疗双下肢动静脉炎临床疗效确切。

苏继承教授治疗项痹病（气血不足型）颇有心得，自成一家，临床常以桂枝加葛根汤合补阳还五汤化裁，常用主要药物和剂量如桂枝 30 ~ 45g，白芍30 ~ 45g，炙甘草 15 ~ 30g，葛根 45 ~ 60g，生黄芪60 ~ 120g。重剂力专、效宏，可以达到一剂知、二剂已，其临床效果显著。

现择取苏继承教授治疗项痹病（气血不足型）案例一则，以说明之。

患者，女，66 岁，海城人。2018 年 9 月 6 日来诊。

诊见：头晕、恶心欲吐，颈项强直不舒，记忆力减弱，头重脚轻，双下肢软弱无力，腰膝酸痛，怕冷，体倦乏力，自汗，纳食少，眠差，神困体乏，心慌，不时发热出汗，大便尚可，夜尿频，舌质淡，少苔，脉沉弱、寸部极弱。

辨证为中气大虚，肾精不足，精不化气，清阳不升。

9 月 6 日一诊处方：黄芪 120g，桂枝 30g，白芍 30g，当归 15g，葛根 45g，清半夏 45g，白术 30g，干姜 20g，姜厚朴 30g，枳实 30g，山萸肉 30g，盐巴戟天 30g，炒酸枣仁 45g，川芎 15g，焦六神曲 20g，焦山楂 20g，炒莱菔子 20g。7 剂，每日 1 剂，日 3 次，口服。

9 月 12 日二诊：头昏症状略改善，胃口渐增，睡眠未见明显改善。效不更方，加茯神，以宁心安神，去破气之枳实，易为理气的枳壳。处方如下。

黄芪 120g，桂枝 30g，白芍 30g，当归 15g，葛根 45g，清半夏 45g，白术30g，干姜 20g，厚朴 30g，麸炒枳壳 30g，山萸肉 30g，盐巴戟天 30g，炒酸枣仁 45g，川芎 15g，焦六神曲 20g，焦山楂 20g，炒莱菔 20g，茯神 30g。7 剂，每日 1 剂，日 3 次，口服。

9 月 19 日三诊：头昏症状大好，偶有心慌，身体不时发热，心胸烦闷，舌苔薄白，脉弱。重用补益肝肾之熟地黄、山萸肉、巴戟天等以加强补益肝肾精血。处方如下。

黄芪120g，桂枝30g，白芍30g，当归20g，葛根45g，熟地黄45g，白术30g，干姜20g，炙甘草30g，党参30g，山萸肉45g，盐巴戟30g，炒酸枣仁45g，川芎20g，焦六神曲20g，麦冬20g，盐知母20g，茯神30g，火麻仁20g。7剂，每日1剂，日3次，口服。

9月27日四诊：头昏、失眠症状基本消失。心慌、胸闷症状略改善，舌质淡红，少苔，脉沉略有力。给予益气升阳，宽胸理气，补血安神。处方如下。

黄芪120g，桂枝30g，白芍30g，当归20g，葛根45g，熟地黄30g，白术30g，干姜20g，炙甘草30g，党参30g，山萸肉30g，清半夏30g，瓜蒌25g，川芎20g，焦六神曲20g，麦冬20g，薤白25g，茯神30g，焦山楂15g，枳实15g，厚朴15g。

以补益中气，兼宽胸理气降痰浊为治，同时服以苏氏补肾壮骨丸，以巩固疗效。

[按语]《素问·阴阳应象大论》记载："形不足者，温之以气；精不足者，补之以味。"重用黄芪为君，辅以白术、干姜等补益脾肾阳气，健运中气，使中气得补，头面清窍得以濡养，以缓解头昏目眩等主症。颈部经筋不得濡养，失其转动灵活之性，桂枝加葛根汤调和营卫，梳理颈项。肾主藏精、生髓，督脉隶属于肾，肾精亏虚，肾气虚于下，不能上乘，故督脉空虚，脑髓不得濡养。且劳倦内伤，中气亦虚，血脉不充，周流受阻，气不运血，四末失养。熟地黄、山萸肉、知母、酸枣仁等补肾填精，益气生髓，使阳得阴助，阴得阳生。瓜蒌、薤白、半夏之品，辅以枳实、枳壳行气之药，使得降阴化浊，清阳得升。焦三仙消食和胃。综观全方，补益一身之元气，调燮中焦，升降相依，解肌发表，调和营卫，清阳得升，浊阴得降，气血周流，督脉得养，诸痹得解。

根据病情，在辨证论治总纲下，有是病，用是药，调燮气血，使之通达，是苏继承教授处方用药的基本原则。处方用药，大小缓急，因证施治。急病大其治，慢病小其治；慢病发作期大其治，缓解期小其治。下焦病大其治。所谓"治上焦如羽，非轻不举；治中焦如衡，非平不安；治下焦如权，非重不沉"。

以上案例是苏继承教授治疗气血不足型项痹病的实践与体会，只代表苏氏伤科治疗项痹病的用药规律，方中药物剂量较重，临床用药，切勿照搬照抄，关乎用药安全，孟浪行事，误人害己，审之慎之。

（三）骨蚀病（股骨头缺血性坏死）论治

骨蚀病，对应着现代医学的股骨头缺血性坏死，是不同原因造成股骨头血供破坏或骨细胞变性，导致骨的活力成分死亡的病理过程。本病最终可导致股骨头力学强度下降，塌陷变形（股骨头不定区域的骨小梁和骨髓等发生坏死，关节间隙变窄），出现患侧髋部疼痛，活动障碍。

骨蚀病，中医通常分五型：气滞血瘀型，痰瘀阻络型，经络痹阻型，肝肾亏虚型，寒湿痹阻型。然而苏继承教授认为，在骨蚀病的发展过程中，风、寒、湿、痰、瘀常相互影响，互为因果，致使身体失去代偿能力，出现不通则痛。骨蚀病在临床被明确诊断时，患者往往处于虚实夹杂的阶段，故而苏继承教授在治疗骨蚀病时，常以益气活血、辛温通阳、蠲痹止痛为其治疗大法。举案例如下。

患者，易某，男，46岁。

患者中年，平日应酬较多，有高脂血症及脂肪肝病史。来诊时自诉患侧髋关节夜间疼痛剧烈，有时候睡觉亦能痛醒，晨起亦有疼痛，活动十多分钟后，疼痛感减轻，患侧髋部伴有凉感。身体困重，舌体胖大，舌质略暗，脉弱。诊断为骨蚀病，给予益气活血、辛温通阳、蠲痹止痛治疗。

一诊处方：黄芪60g，桂枝30g，赤芍30g，制附子20g，麻黄20g，细辛15g，牛膝30g，薏苡仁45g，通草15g，当归12g，炙甘草15g，巴戟天30g，泽泻10g，生姜10片，大枣10枚，血竭6g，红花10g，桃仁10g。10剂，每日1剂，日3次，口服。

二诊：患者自诉，喝药期间身体微微出汗，臀部周围冰凉感、髋关节夜间疼痛见缓解。继续守方，加大附子、细辛等辛温通阳之力，同时辅以三七粉加强活血之效。处方如下。

黄芪60g，桂枝30g，赤芍30g，制附子30g，麻黄20g，细辛20g，牛膝30g，薏苡仁45g，通草15g，当归12g，炙甘草15g，巴戟天30g，泽泻10g，生姜10片，大枣10枚，血竭6g，红花10g，桃仁10g，三七粉6g。10剂，每日1剂，日3次，口服。

三诊：患者髋部夜间疼痛消失，臀部周围未见凉感。日间髋部活动时略有不适感，身体困重、倦乏之感消退。舌体胖大已明显改善，舌质淡红，脉见有力。继续加大附子、细辛等辛温蠲痹之力。处方如下。

黄芪60g，桂枝30g，赤芍30g，制附子45g，麻黄20g，细辛30g，牛膝30g，薏苡仁45g，通草15g，当归12g，炙甘草15g，巴戟天30g，泽泻10g，生姜10片，大枣10枚，血竭6g，红花10g，桃仁10g，三七粉6g。继续服用10剂。

患者服药期间，手部出现黄褐色小水疱，双手都有，大小不等，出现药效反应。此时患者髋部疼痛消失，行、走、跑、跳、蹲自如，未见任何不适症状。

[按语] 本方在当归通脉四逆汤合黄芪桂枝五物汤的基础上化裁而来。重用黄芪，取其助气、壮筋骨、长肉、补血之功。诚如《本草疏证》言黄芪"可浚三焦之根，利营卫之气，故凡营卫间阻滞，无不尽通"，《本草蒙筌》记载黄

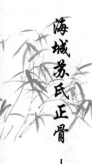

芪"外行皮毛，中补脾胃，下治伤寒尺脉不至，是上、中、下、内外、三焦之药"，故为君药。臣以麻黄、附子、细辛、桂枝，发散风寒，开阻除痹，辛温通阳。《神农本草经》载细辛主治"百节拘挛，风湿痹痛，死肌"。细辛气盛而味烈，其疏散之力更大，性温又能驱逐寒气，故其疏散上下之风邪，能无微不入，无处不到也。故凡风、寒、湿之邪气，依附于体内有形之物，精血、津液、便溺、涕唾等，细辛并能曳而出之，使相离而不相附，各复其常，风寒气无所容。《神农本草经》言附子可"破癥坚积聚，血瘕，寒湿踒躄，拘挛膝痛，不能行步"，《医学正传》言附子能"引补气药通行十二经，以追复散失之元阳；能引补血药入血分，以滋不足之真阴；引发散药开腠理，以驱逐在表之风寒；引温暖药达下焦，以驱逐在里之寒湿"。细辛伍附子，开关节，去寒湿，舒腰膝拘挛，通经络，逐寒瘀；佐桂枝、生姜发散风寒，祛在表之邪；佐牛膝、薏苡仁、泽泻渗湿以蠲痹；佐赤芍、当归、血竭、红花等活血祛瘀以生新。众药配伍，共达益气活血、辛温通阳、散寒除湿、蠲痹止痛之功效。

（四）膝痹病论治

膝痹病是以膝关节退行性改变为主，引起膝关节疼痛、活动受限，伴有或不伴有关节积液的一种疾病。临床多见于中老年人，而边远的农村患者来诊时，其膝关节多数已近严重变形，多数患者的膝关节骨性关节炎分型已经达到Ⅲ、Ⅳ级。这些患者长期从事农业劳作或重体力工作，久处寒湿的环境中，风寒湿邪日久侵袭关节，加之劳作耗气、伤血、损精，穷必及肾，因此这类患者的膝痹病往往相对较重，又多数不能接受膝关节手术治疗。苏继承教授正是在这样的环境下，针对膝痹病的病因、病机及其预后转归的机理，总结出"一药两用，开阻蠲痹，温通血脉，补益肝肾"的治疗方法。经过几十年的临床验证，本法用于治疗膝痹病，取得显著的临床效果，大大减轻了患者的病苦，深得患者的喜欢。现举例如下。

王某，女，61岁，海城温香人，2019年9月24日来院就诊。

刻见：形体肥胖，双膝关节明显变形，成"O"形，双膝关节肿大，浮髌试验（＋），腰腿沉重，步履艰难，膝部皮肤绷紧、光亮，触之如冰，患者神疲气短，腰膝恶寒明显，双膝以下尤重，脉沉迟，舌质淡，苔薄白，舌边齿痕明显，舌体湿滑。一派阳气虚衰，寒湿闭阻，湿流关节之相。处方以麻黄附子细辛汤加防己黄芪汤加减，开阻除痹，温阳化气，宣肺行水。

麻黄15g，细辛10g，制附子20g，炒白术30g，生黄芪45g，干姜15g，防己15g，杏仁10g，茯苓30g，桂枝15g，薏苡仁45g，制草乌6g，制川乌6g，通草10g，鹿角霜30g。

上方水煎，每日1剂，日3次，口服，每次150mL，10剂。同时嘱患者将煮药剩下的药渣再煎，连药渣带药一起放入木桶内，熏洗双下肢，每日早晚各1次，每次30分钟。同时嘱咐患者在治疗期间，减少活动，行导引术。

治疗10天后，患者膝关节积液基本消失，疼痛症状有所改善，身体恶寒症状明显改善。效不更方，略加强肾壮骨的杜仲、菟丝子，再进10剂，同时给予口服抗骨关节丸以巩固疗效。后临床膝关节疼痛基本缓解，膝关节功能明显改善，给予抗骨关节丸和附子理中丸继续巩固治疗。

[按语] 本类膝关节患者，临床最多见，风寒湿邪气闭阻于表，脾肾阳气亏虚于里，水湿停聚关节或痛、或肿、或屈伸不利。阳气者，生命活动的动力，气化之根本。本列患者，形胖而多湿，骨弱而肌肤盛，痰湿内盛之体，加之长期劳累，风寒湿邪伤筋、损骨而成本虚标实之证。水湿之邪，停聚于下，上气必虚。膀胱主一身之表，肺主一身大气，又主通调水道，肺为水之上源，脾胃为后天之本，主运化水湿，又是三焦气化的枢纽，故下病治上。方中麻黄、杏仁、桂枝，宣肺化饮，有"提壶揭盖"之意；重用黄芪，补中、上之气，辅以附子、干姜、白术温阳以化气，阳气旺盛，周流全身，阳气行则水行，水湿自去也。薏苡仁、茯苓健脾渗湿以行水湿，细辛、麻黄、附子、草乌、川乌，发散在表的风寒湿之邪，辛温通阳，蠲痹以止痛。同时黄芪、防己、白术、通草等和阳以消阴，内消水饮，外助麻、桂、附通阳蠲痹，以加强消阴止痛之功。

（五）尪痹论治

尪痹相当于现代医学诊断的类风湿关节炎、强直性脊柱炎、结核性关节炎等有关节变形、肿大、僵化、筋缩、肉卷，肢体不能屈伸，骨质受损的一类疾病。在《金匮要略·中风历节病脉证并治》记载："诸肢节疼痛，身体魁羸，脚肿如脱，头眩短气，温温欲吐，桂枝芍药知母汤主之。"该方突出针对尪痹风湿日久化热伤阴的特点进行治疗。这个时期医圣张仲景将这种关节、肿胀、变形及成废疾的病证称为历节病，但并未正式提出"尪痹"这一概念。"尪痹"的正式命名是由焦树德先生于1983年在"全国痹证会议"上正式提出的。

苏继承教授针对尪痹病高致残、高致损、易损难复、本虚标实、治疗周期长、病情缠绵的特点，在临床将尪痹分为急性期和缓解期进行论治。急性期以益气温经散寒，祛风清热除湿为主，缓解期培养肝肾精血，大补元气，以血肉有情之品温督脉、填精髓，以培正气、固元气，使邪不可干。现列举一急性期的案例如下。

患者，女，58岁，海城南台人。类风湿性关节炎多年，多方治疗效果不佳。

2022年10月初就诊时，见双腕、双踝关节肿胀并发热，局部压痛明显，掌指关节晨僵明显，身体消瘦，乏力，脉沉，舌质淡。

一诊处方内服药：桂枝25g，白芍25g，白术45g，黑顺片20g，防风20g，

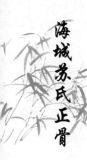

海城苏氏正骨
——苏继承骨伤特色经验撷粹

丝瓜络15g，鸡血藤25g，生地黄30g，玄参15g，黄芪45g，杜仲30g，干姜15g，盐巴戟天30g。共10剂，每日1剂，日3次，口服，每次150mL。

一诊外用熏洗药：黑顺片30g，制川乌30g，制草乌30g，细辛15g，麻黄15g，透骨草30g，伸筋草30g，红花15g。共3剂，熏洗四肢关节，一剂用3天。早晚各熏洗1次，每次30分钟。

因受疫情影响，患者中途未能来复诊。直到2023年初，再次前来复诊。聊天得知，患者在服完10剂药后，关节肿胀及疼痛症状略有改善，因疫情居家数月，其间感染过新冠肺炎，后出现身体倦乏无力加重，腰膝困重，食欲减退，关节肿胀、僵硬等症状加重，脉沉微，舌质淡。

二诊处方：黄芪120g，黑顺片30g，干姜25g，白术60g，桂枝30g，白芍45g，盐知母20g，防风30g，焦山楂20g，焦麦芽20g，焦六神曲20g，炙甘草15g，鸡血藤30g，当归15g，麦冬15g，盐补骨脂30g，烫骨碎补30g。10剂，每日1剂，日3次，口服，每次150mL。

同时药渣再煎，熏洗四肢。现患者关节肿胀、疼痛、僵硬及发热症状明显改善，继续治疗中。

[按语] 风湿流注于筋脉关节，气血通行不畅，故诸肢体关节疼痛肿大；病久不解，正气日衰，故身体逐渐消瘦。"肺炎"之后，元气大伤，正气消损，脾胃运化无力，故见体倦乏力，腰膝困重，痼疾未愈，又加新病，治疗以扶助元气为急。君药黄芪补气，辅以焦三仙助消化，以健运中焦脾胃、顾护生化之基为大要。白术、防风祛风除湿；桂枝祛风通阳；附子温经散寒止痛；知母、白芍养阴清热消肿；干姜、甘草和胃调中；鸡血藤、当归活血通络；方中黄芪、白术、附子合用，对风湿病肌肉或关节疼痛有良效。桂枝、白芍调和营卫。补骨脂、骨碎补有强筋骨之效。药渣熏洗四肢，又有微汗通阳之力。内外双治，其效甚宏。

三、骨折筋伤，论治使通

（一）补阳还五汤益气活血以通痹

苏继承教授认为，长期卧床的骨折患者及老年性骨折患者，气血亏虚，脾胃虚弱，运化气血不足，加之骨折及手术后失血，导致身体虚弱，无力透毒外出，刀口难以愈合，长期流脓，继发感染或褥疮。以补阳还五汤为底方，重用黄芪为君，大补人身之气，使气行则血行，气血周流无瘀滞，病情向愈，其临床常用组方如下。

黄芪90g，当归15g，白术30g，川芎15g，赤芍30g，地龙15g，桂枝30g，金银花20g，制川乌9g，制草乌9g，桔梗15g，枳实30g，厚朴30g，熟地黄 30g，杜仲 30g，补骨脂 30g，菟丝子 30g。

《神农本草经》记载，黄芪"味甘微温，主痈疽久败疮，排脓止痛，大风癫疾，五痔鼠瘘，补虚"。现代药理学研究发现，黄芪可调节免疫、抗应激、抗氧化、抗衰老、抗炎、镇痛、抗血栓、降血脂、抗动脉粥样硬化、抗骨质疏松、促进骨质生成及改善胃肠动力，且功效与剂量成正相关。本方以大剂量黄芪为君，配白术，健运脾胃，补益气血；辅以当归、川芎，益气活血；臣以桔梗、枳实、厚朴，调燮中焦；使以川乌、草乌、桂枝、熟地黄、杜仲、补骨脂、菟丝子，温通经脉，接续筋骨。金银花佐制诸药，防热药燥热伤津液。

（二）小儿骨折，健脾胃以愈骨

苏继承教授认为，小儿本是稚阴稚阳之体，脏腑娇嫩，骨折损伤，长期卧床，必伤气血，损伤脾胃，有碍消化，气血化源不足。内服药物不可过用辛温燥热之品，以免损伤津液气血，不利于筋骨愈合。

骨伤疾病，早期要制动，小儿易化火伤阴耗气，损伤脾胃精气，出现食欲不振、骨质愈合缓慢的症状。小儿形气未充，不易于口服接骨成药。接骨续筋药中，多是行气活血、补肾壮骨及辛温燥热续筋之品，易耗气伤津，损伤小儿稚阴稚阳之体，不利于骨质的愈合和功能的康复。

针对小儿伤损及生理特点，苏继承教授结合自己四十年的临床经验，制定小儿骨折内服方药——健脾愈骨汤，组方如下。

黄芪 15g，党参 10g，白术 15g，茯苓 15g，山药 15g，焦山楂 10g，淡竹叶 5g，杏仁 5g，续断 10g，甜叶菊 10g，金银花 3g。

[按语] 内服方药以《小儿药证直诀》健脾汤为主。黄芪、党参、白术、茯苓，温运脾阳；淡竹叶、金银花，性凉而润，以清虚热；焦山楂活血消瘀、助消化；杏仁润肺补气；续断接骨续筋；甜叶菊因其甘甜，调和诸药。全方配伍严谨，温而不燥，以达健脾胃、助消化、生气血、长筋骨之功。

（三）苏氏正骨自制剂

1. 愈骨丸　豹骨（制）、自然铜（煅）、红花、血竭、乳香（制）、酸枣仁（炒）、白芍、当归、没药（制）、马钱子（制）、三七、川芎、龙骨（煅）、延胡索（制）、伸筋草、牛膝、穿山龙、黄瓜子（炒）、首乌藤、冰片。

筋断骨折，机体损伤，气血运行受阻，恶血阻滞经脉，为肿为痛，治疗当以活血行气、消肿止痛、通经行络、续筋接骨为主。方中以豹骨、自然铜、黄瓜子、血竭续筋接骨，祛瘀止痛以疗伤；辅以当归、红花、三七活血祛瘀，乳香、没药祛瘀行气、消肿止痛；马钱子、延胡索、川芎、白芍活血止痛，配以气味辛香、走窜通络之冰片，助诸活血祛瘀药以活血通络，散瘀止痛；兼以牛膝，通利血脉，引血下行。血瘀气滞，经络不通，故以伸筋草、穿山龙通经活络，

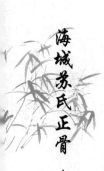
海城苏氏正骨——苏继承骨伤特色经验撷粹

并辅以煅龙骨、酸枣仁、首乌藤以安神。诸药合用，共达活血化瘀、通经活络、消肿止痛、接骨疗伤之功效。

功能与主治：活血化瘀，通经活络，接骨止痛。用于各种跌打损伤，筋断骨折，瘀血肿痛，骨折术后或复位后的治疗。

2. 活血化瘀止痛丸 三七、红花、当归、乳香（制）、没药（制）、白芷、马钱子（制）、续断、骨碎补（炒）、土鳖虫、自然铜（制）、儿茶、冰片、生龙骨、牛膝。

本方治症为跌打损伤所致，形气俱伤，瘀血内阻导致的各种疼痛。治当以活血散瘀，消肿止痛。方中以三七、红花、当归活血散瘀为主，辅以乳香、没药，以加强祛瘀之功效兼行气，消肿止痛。并配以白芷，消肿排脓、止痛。因瘀血阻于经络，不通则痛，故配以制马钱子通经散结，消肿定痛。因病已伤及筋骨，佐以续断、骨碎补、土鳖虫、自然铜助君药行血，并补益肝肾，续筋接骨。儿茶生肌止血，冰片止痛消肿，生龙骨镇静安神，牛膝通利血脉，引血下行。各药合用，使瘀祛新生，气行络通，则肿痛自消。诚如张秉成所说，"去者去，生者生，痛自舒而元自复"。

功能与主治：活血化瘀，消肿止痛。用于各种跌打损伤，筋断骨折，瘀血肿痛，闪腰气，接骨止痛。

3. 接骨续筋丸 川乌（制）、草乌（制）、天南星（制）、自然铜（制）、土鳖虫、乳香（制）、没药（制）、地龙、甘草。

本方治症为跌打损伤、骨折筋伤，瘀血阻滞经脉所致的各种疼痛，或风寒湿邪、痰湿留滞经络，以致气血壅滞，营卫失其流畅，故见瘀血肿痛、肢体痉挛、关节伸展不利等证。《素问·至真要大论》说"留者功之""逸者行之"。方中川乌、草乌均为辛热之品，功能接骨续筋、祛风除湿、温通经络，且具有较强的止痛作用，是为君药。天南星燥湿化痰以除经络中之痰湿，并有止痛之功效，为臣药。佐以自然铜、土鳖虫祛瘀接骨；乳香、没药行气活血，以化络中之瘀血，使气血流畅。地龙为入络之良品，功能通经活络，再加甘草调和诸药，合而用之，共奏接骨续筋、祛瘀化痰、通经活络、蠲痹止痛之功。

功能与主治：接骨续筋，活血化瘀，消肿止痛。用于各种跌打损伤，骨折筋伤，风寒湿痹，肢体疼痛等证。

4. 补肾壮骨丸 熟地黄、枸杞子、山药、泽泻、牡丹皮、茯苓、五味子、菟丝子、肉苁蓉。

肾为先天之本，肾主骨生髓。本方肾、肝同治而重在补肾为主。方中熟地黄滋肾阴、益精髓是为君药。枸杞子滋补肝肾，山药滋肾补脾，共成补三阴以收补肾治本之功，亦即王冰所谓"壮水之主，以制阳光"之义。泽泻配熟地黄，补肾阴而泻肾降浊；牡丹皮配枸杞子，养肝体以泻肝火；茯苓配山药，运脾阳

x

x

而渗脾湿。佐以五味子敛肺滋肾，加菟丝子、肉苁蓉，强腰膝，健筋骨，共收补肾益精之功效。

功能与主治：补肾益精，用于肾虚腰痛，盗汗遗精，头晕耳鸣。

5. 抗骨关节丸　熟地黄、鹿茸片、肉苁蓉（制）、淫羊藿（制）、续断、狗脊、骨碎补（制）、鸡血藤、莱菔子（炒）。

本方用鹿茸片补肾助阳，兴阳以治骨，为君药。辅以肉苁蓉、淫羊藿、续断、狗脊温肾壮阳以强筋骨，共为臣药；熟地黄滋补肾阴、养精血，亦为臣药。阳得阴助，生化无穷；阴得阳生，泉源不竭。骨碎补配鸡血藤以活血，莱菔子利气为佐药。诸药合用，补肝肾，强筋骨。

功能与主治：补肝肾、强筋骨、蠲痹止痛。用于肥大性脊椎炎、跟骨刺、创伤性关节炎、大骨节痛等。

6. 骨坏死愈合丸　龟甲（制）、熟地黄、淫羊藿（制）、肉苁蓉（制）、枸杞子、山茱萸、泽泻（炒）、杜仲、桑寄生、伸筋草、五加皮、白术、山药、甘草、丹参、当归（酒炙）、川芎（酒炙）、延胡索（制）、红花、牛膝、牡丹皮。

骨蚀病，本虚标实。故治当扶正祛邪，攻补兼施。方中用龟甲、熟地黄滋补真阴，淫羊藿、肉苁蓉温补肾阳，枸杞子、山茱萸助其滋阴益肾养肝，配以泽泻以泄肾浊，使补而不腻。久病乏力，则筋骨羸弱，气血亏虚，故用杜仲、桑寄生、伸筋草、五加皮，强腰膝，健筋骨；白术、山药、甘草，补气健脾；丹参、当归以养血活血；川芎、延胡索、红花、牛膝、牡丹皮活血散瘀，行气止痛。

功能与主治：滋补肝肾，强筋壮骨，活血化瘀，行气止痛。

7. 抗骨质疏松丸　龟甲（制）、熟地黄、枸杞子、山茱萸、山药、白芍、淫羊藿（制）、肉苁蓉（制）、骨碎补（制）、人参、黄芪、白术、甘草、丹参、当归、生地黄、川芎。

本方症属于虚劳之范畴，《医门法律·虚劳门》云："饮食少则血不生，血不生则阴不足以配阳，势必五脏齐损。"脾主运化，肾藏阴精，本证与脾肾两脏关系密切，《理虚元鉴·治虚有三本》云："性命之根，治肺治肾，治脾之虚毕矣。"故对骨质疏松之症应以调补脾肾为本，滋阴补肾，益气补血，阴阳并补。故方中龟甲、熟地黄滋阴养血，以补肝肾之阴，配以枸杞子、山茱萸、山药、白芍滋补肝脾，辅以淫羊藿、肉苁蓉、骨碎补，补肾助阳。"于阴中求阳"，"于阳中求阴"，阴阳双补，以生气血精髓。水谷精微为化生精血之源，故在培补肝血、肾精的同时，还需健脾益肺，补益气血，又用人参、黄芪、白术、甘草补脾益气。丹参、当归、生地黄补血活血，加川芎入血分而理气，使全身气血通畅，瘀阻自消，则疼痛可止。补药之中配以泽泻以降浊，可防止滋补之品产生滞腻之弊。诸药合用，共达补肾壮骨、健脾益气、活血化瘀之功效。

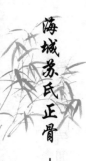
海城苏氏正骨——苏继承骨伤特色经验撷粹

功能与主治：补肾壮骨，健脾益气，活血化瘀。主治肝肾两亏，脾胃虚弱，气滞血瘀所致各类骨质疏松症。

第三节　酒醴膏丹，外治亦通

一、医与酒的渊源

医与酒素有不解之缘，古人创造"医"字，最早为"毉""醫"。毉字，治病工也。从巫、从酉。大体是指医生借巫祝之术，以祛除邪魔、鬼物、老精的一种方法。醫者，意也，指医生借酒势及针刺工具，结合按摩导引，以祛除病患的意思。可见在远古时期，中医就知道，在治疗疾病时，药借酒势，酒助药力，充分发挥酒善行药力而达于脏腑、四肢百骸的功效。

长沙马王堆汉墓出土的《五十二病方》中，有我国现存最早的药酒记载，全书283方中用酒就有40方之多，只是其所记载的药酒，并没有具体的方名。

《黄帝内经》全书共记载13首药方，其中有用鸡矢和米酒制成的"鸡矢醴"，和用左角发和美酒制成的"左角发酒"。以单味药或一方中主药的药名作为药酒名称，成为后世药酒命名的重要方法。其中还有大量关于药酒的论述，如《素问·汤液醪醴论》记载："自古圣人之作汤液醪醴，以为备耳。"《素问·血气形志》曰："形数惊恐，经络不通，病生于不仁，治之以按摩醪药。"《素问·玉版论要》载："其色见浅者，汤液主治，十日已；其见深者，必齐之主治，二十一日已；见其大深者，醪酒主治，百日已。"

医圣张仲景，在《金匮要略》书中充分诠释了中医与酒的不解之缘。在其著作中，很多丸、散、饮片，或温酒送服，或清酒浸用，或清酒煎煮。如疟病脉证篇的鳖甲煎丸方，"上二十三味，为末，取锻灶下灰一斗，清酒一斛五斗，浸灰，候酒尽一半，着鳖甲于中，煮令泛烂如胶漆，绞取汁，内诸药，煎为丸，如梧子大，空心服七丸，日三服"；中风历节病脉证篇的侯氏黑散，"上十四味，杵为散，酒服方寸匕"；防己地黄汤，"上四味，以酒一杯，浸之一宿，绞取汁"；胸痹心痛短气病脉证篇的栝蒌薤白白酒汤方、栝蒌薤白半夏汤皆为酒、水共煎之方。

张仲景充分发掘了酒疏通经脉、行气和血、蠲痹散结、温阳祛寒之作用；又因酒多为谷物酿造，味甘能补，故还可补益肠胃。《汉书·食货志》中说："酒，百药之长。"医家之所以喜好用酒，是取其善行药势而达于脏腑、四肢百骸之性。酒的发散之性可以帮助药力外达于表，使理气行血药物的作用得到较好的发挥，也能使滋补药物补而不滞。

药王孙思邈所著的《千金要方》和《千金翼方》所载药酒应用范围已涉及内、外、妇、五官诸科。《千金要方》卷七列有"酒醴"专节，卷十二设"风虚杂补酒煎"专节。《千金翼方》卷十六列有"诸酒"专节。王焘所著的《外台秘要》卷三十一设"古今诸家酒方"专节。

宋代官修的方剂巨著《太平圣惠方》所设的药酒专节达六处之多。用药味数较多的复方药酒所占的比重明显提高，是当时的显著特点。

元明清时期，药酒在整理前人经验、创制新配方、发展配制法等方面都取得了新的成就。蒙古族营养学家忽思慧所著《饮膳正要》中关于饮酒避忌的内容，具有重要的价值。明代医药学家李时珍在《本草纲目》设有"附诸药酒方"的专目，列有 69 种不同功效的药酒。

二、折骨伤筋的药与酒

酒在中医治疗中有着极为重要的地位和作用。酒本身是药食两得之品，很多药物因酒制而直达病所，提高疗效，药酒治疗更是患者乐于接受的一种治疗形式。骨病筋伤在我国用药酒治疗的历史悠久，历代医家在著作中多有专篇论述。

（一）《千金要方》与酒

《千金要方·酒醴》曰：凡合酒，皆薄切药，以绢袋盛药，纳酒中，密封头，春夏四五日，秋冬七八日，皆以味足为度，去滓，服酒尽后，其滓捣。酒服方寸匕，日三。大法冬宜服酒，至立春宜停。

①乌麻酒方：乌麻五升，微熬，捣碎，以酒一斗，渍一宿。随所能饮之，尽更作，甚良。

②钟乳酒方：治风虚劳损，脚疼冷痹，羸瘦挛弱不能行。

③枸杞菖蒲酒：治缓急风，四肢不遂，行步不正，口急及四体不得屈伸方。

④虎骨酒：治骨髓疼痛，风经五脏方。随性多少稍饮之。

⑤小黄芪酒：大治风虚痰癖，四肢偏枯，两脚弱，手不能上头，或小腹缩痛，胁下挛急，心下有伏水，胁下有积饮，夜喜梦，悲愁不乐，恍惚善忘，此由风虚，五脏受邪所致。或久坐腰痛，耳聋，卒起眼眩头重。或举体流肿疼痹，饮食恶冷，啬啬恶寒，胸中痰满，心下寒疝，药皆主之，及妇人产后余疾，风虚积冷不除者方。

⑥大黄芪酒：治风虚脚疼，痿弱气闷，不自收摄，兼补方。

⑦茵芋酒：治大风，头眩重，目瞀无所见，或仆地气绝，半日乃苏，口噤不开，半身偏死，拘急痹痛，不能动摇。历节肿痛，骨中酸疼，手不得上头，足不得屈伸，不能蹑履，行欲倾跛。皮中动，淫淫如有虫啄，疹痒搔之生疮，甚者狂走。

⑧大金牙酒：治瘴疬毒气中人，风冷湿痹，半身不遂，手足拘挛，历节肿痛，甚者小腹不仁，名曰脚气，无所不治方。

⑨秦艽酒：治四肢风，手臂不收，髀脚疼弱，或有拘急，挛缩屈指，偏枯痿躄痛小，不仁顽痹者，悉主之方。

（二）《圣济总录》与酒

《圣济总录·伤折门》记录了骨折筋伤的不同部位，应用的药酒处方亦不相同。此时论治处方更加系统化及规范法。药酒的应用见下。

1. 高坠下伤损肿痛药酒方　凡坠堕伤损肿痛，轻者在外涂敷可已，重者在内当导瘀血、养肌肉，宜察浅深以治之。

①治坠堕损伤筋骨皮肉，发热疼痛，没药散方。

没药、泽泻、当归、桂（去粗皮）、槟榔、甘草（炙）、白芷、蜀椒、附子、芎䓖各一两。上药味捣罗为散，每服三钱匕，温酒调下，不拘时。

②治从高坠堕，伤损筋骨，发热肿痛，续断散方。

续断、生干地黄、当归、川芎、附子、桂（去粗皮）各一两，泽兰叶、蜀椒（去目并闭口，炒出汗）、甘草（炙）各半两。上九味捣罗为散，每服三钱匕，温酒调下，不拘时。

③治一切伤折，及驴马坠堕打扑闪胁，疼痛不可忍者，五伤接骨丸方。

没药一两，乳香、蜀椒（去目并闭口，炒出汗）、芍药、川芎、当归（切，焙）各一两，自然铜（煅，醋淬七遍）一两半。上七味捣研为末，用黄蜡三两半熔为汁，次入药末，不住手搅令匀，丸如弹子大，每服一丸，用好酒一盏，煎药化温服，就疼处卧少时。

④治从高坠下，伤折有瘀血不散，胁肋疼痛，牵子牛散方。

牵牛子（生，取末）、当归（切，焙）各一两，槟榔、桂（去粗皮）、木香（炮）各半两，郁李仁（汤浸去皮，细研）、青橘皮（汤浸去白，焙）各一两。上七味捣罗为散和匀，每服一钱匕，温酒调下，空心服，取下瘀血为效。

⑤治驴伤马坠，及他物伤折，痛楚不可忍，当归散方。

当归（切，焙）三分，川芎一两半，桂（去粗皮）半两，甘草（炙，锉）三分，附子（炮裂，去皮脐）、泽兰叶、蜀椒（去目并闭口，炒出汗）各一分。上七味捣罗为散，每服二钱匕，温酒调下，不拘时。

⑥治坠堕扑损，筋肉疼痛，瘀血凝滞，肿热不消，地黄糟裹方。

生地黄（洗切，细杵）、酒糟各一斤。上二味拌和令匀，随肿处用药，遂旋以大碗盛，甑上蒸热，用布绢之类裹肿处，日一易。

⑦治一切打扑，驴伤马坠，脱臼损折，兼定痛疼。接骨膏方。

续断一两，桂（去粗皮）、附子（炮裂，去皮脐）、白及、白蔹、当归（切，焙）、桑根白皮（锉）、独活（去芦头）、黑狗脊骨（烧作灰）各半两，黄米（炒）三合。上一十味捣罗为末，或打扑闪胁，及骨折碎，用药末三钱匕，酒半盏，白面二钱匕，生姜自然汁少许，同以慢火熬成膏，摊帛上贴之，三日一换，冬月用沙木篦子绵绳夹缚，夏月柳枝子五条夹缚，虽紧不妨。

2. 伤折恶血不散药酒方

①治伤折血瘀不散，虎杖散方。

虎杖（锉）二两，赤芍（锉）一两。上二味捣罗为散，每服三钱匕，温酒调下，不拘时候。

②治伤折，瘀血留结不散，肿痛，桃仁散方。

桃仁（去皮尖、双仁，炒，别研）、大黄、芒消（别研）各一两，桂（去粗皮）、当归（切，焙）各三分，甘草（炙，锉）半两，虻虫（去翅足，炒）、水蛭（炒）各十枚。上八味捣罗为散，每服二钱匕，温酒调下，不拘时候。

③治伤折恶血不散，肿痛不消，芍药汤方。

赤芍、黄芪、附子（炮裂，去皮脐）、当归（切，焙）、续断、桂（去粗皮）、羌活（去芦头）、蜀椒（去目并闭口者，炒出汗）各一两。上八味锉如麻豆大，每服三钱匕，水一盏，煎至七分，去滓，温服，不拘时候。

④治伤折恶血不散，疼痛，糟米涂方。

酒糟二斤，糯米半升。上二味相和，酒煮稀稠得所，取出乘温涂患处，外封裹之，日再易。

⑤治伤折，恶血结滞不散，肿痛，草乌头膏方。

草乌头、细辛（去苗叶）、蛇床子、独活（去芦头）、吴茱萸各半两，葱（切，研）二十茎，生姜（切，研）四两。上七味除姜、葱别研外，捣罗为末，和匀再研，量患处多少，热酒调为膏涂之，以帛裹，日再易。

3. 伤折腹中瘀血药酒方　伤折腹中瘀血者，因高坠下，倒仆颠扑，气血离经，不得流散，瘀在腹中，速宜下之。迟即日渐瘀滞，使人枯燥，色不润泽，久则变痿瘁血瘕之病。

①治因坠堕内损，血结不行，蒲黄散方。

蒲黄、当归（切，焙）、芍药（锉）、桂（去粗皮）各一两。上四味捣罗为散，每服二钱匕，温酒调下，不拘时。

②治伤折，腹中瘀血，通滞散方。

大黄三两，蒲黄二两半，当归（切）、干姜（焙）、桂（去粗皮）各二两，虻虫（去足翅，炒）一两。上六味捣罗为散，每服二钱匕，空心温酒调下，日再服。

③治因打扑内伤，瘀血在腹，大黄散方。

大黄（锉，炒）、当归（切，焙）、川芎（锉）各半两。上三味捣罗为散，每服二钱匕，空心、日午、临卧，温酒调下。

④治伤损瘀血在腹，地黄酒方。

生地黄汁半升，酒一升，桃仁（去皮尖、双仁，炒）、牡丹（去心）、桂（去

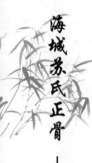

海城苏氏正骨——苏继承骨伤特色经验撷粹

164

粗皮）各一两。上五味，以后三味捣罗为细末，与前二味一处煎熟，去滓，温饮一盏，不拘时。

⑤治打损瘀血在藏，攻心烦闷，麻布饮方。

桂（去粗皮）、赤芍、当归（焙）、鬼箭羽、败蒲（烧灰）各一两，麻布一尺（烧灰），牡丹皮、庵蔺子各一两半，蒲黄半两，大黄（锉炒）三两。上一十味粗捣筛，每服五钱匕，酒一盏半，煎至八分，入芒消半钱匕，更煎一沸，去滓空心，温服。

4. 筋骨伤折疼痛药酒方 人之一身，血荣气卫，循环无穷。或筋肉骨节误致伤折，则血气瘀滞疼痛，仓卒之间，失于调理，所伤不得完，所折不得续，轻者肌肤焮肿，重者髀臼挫脱。治法宜先整其骨，裨其所折，后施贴熁封裹之剂。

①治筋骨损伤疼痛，麒麟竭散方。

麒麟竭、没药（研）、自然铜（煅，醋淬七遍，研）、赤芍、当归（切，焙）、白芷、蒲黄、大黄（生用）各半两，桂（去粗皮）、细辛（去苗叶）各一两，骨碎补（去毛，炒）二两，干荷叶三分。上一十二味捣研为散，每服二钱匕，温酒调下，不拘时。

②治伤折肿痛，气血不散，芎劳散方。

芎劳、甘草（炙，锉）、蜀椒（去目及闭口者，炒出汗）、泽兰、附子（炮裂，去皮脐）、桂（去粗皮）各一两，当归（切，焙）、大黄（醋炒）各半两。上八味捣罗为散，每服二钱匕，温酒调下，不拘时。

③治伤折筋骨，接骨散方。

自然铜一两（火烧三度，醋淬，研），木炭半斤（火烧，醋蘸二度），白丝三两（烧灰）。上三味捣研为细散，每服一钱匕，煎苏木酒调下。

5. 伤折风肿药酒方 凡肢节伤折，皮肉破裂，久而未合，为外风所触，则令肌肉受寒，既不得收敛，又与血气相搏，不得消散，故为风肿。风肿不散，即变脓血败坏之疾。

①治伤折风肿，荆芥散方。

荆芥穗、当归（切，焙）、续断、芎劳（锉）各一两。上四味捣罗为散，每服二钱匕，温酒调下，不拘时候。

②治伤折为风冷所侵，皮肉不合肿痛，地黄散方。

熟干地黄（焙）、当归（切，焙）、羌活（去芦头）、独活（去芦头）各一两。上四味捣罗为细散，每服二钱匕，温酒调下，不拘时候。

三、苏氏正骨与酒

（一）人参木瓜酒的沿革

苏相良先生早年在跟随曲师傅学习正骨技术的时候，经常看到各种颜色的药酒摆放在诊室里，而曲师傅也时常用这些药酒给予患者治疗。那个时期前来求治的患者多是一些贫苦劳作的农民，加之当时的社会发展相对落后，广大人民群众的生活相对清贫，前来的患者多以闭合性骨折多见。苏相良先生和曲师傅在给予患者施手法整复前，或先将酒涂擦在损伤处、或口喷于患处，相度损伤，给予分神手法复位。苏相良先生就是在这样的环境里对药与酒、药酒与正骨手法产生了浓厚的兴趣。一有空闲时间，苏相良就阅读《仙授理伤续断秘方》《正体类要》《医宗金鉴》等相关书籍，在跟师学艺期间打下了扎实的理论基础及实践技能。

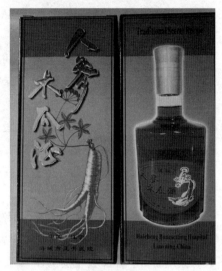

图 5-3-1

学有所成的苏相良先生，成立了自己的相良正骨诊所，以自己精湛的医术，为前来就诊的患者解除病患带来的痛苦。其间不忘精研医理，学习骨伤药物。人参木瓜酒就是在这样的环境中研发而成。后经苏氏两代人的共同努力，改良药物品种、调整药物剂量配比，终成现在的人参木瓜酒，至今仍广泛应用于临床。

人参木瓜酒组成：白参、木瓜、川乌（制）、草乌（制）、千年健、地枫皮、地龙、当归、红花、川芎、甘草、红曲、防风、白酒。

本方所治之痹证，乃外感风寒湿三气杂至之痹也。邪气留而不去，病久入深，或着于筋脉，或着于肌骨，荣卫凝涩不通，气血运行不畅，故其病除痹着重痛之外，尚有腰膝酸软、麻木不仁甚则屈伸不利等。《素问·痹论》说："痹在骨则重，在于脉则血凝而不流，在于筋则屈不伸，在于肉则不仁。"正气既虚，但邪已深伏，治当补气血以扶正，祛湿通络以祛邪，方中白参大补气血，木瓜舒筋化湿，二者共为君药。配以辛甘大热之川乌、草乌祛风湿、散寒止痛。千年健、地枫皮以强筋壮骨。地龙、防风通经络、祛风除湿。配以当归、红花、川芎以活血化瘀，甘草调和诸药。本方为酒剂，诸药借酒势温通经脉，通达病所。

（二）人参木瓜酒的应用

人参木瓜酒是苏氏正骨历经两代人不懈努力，研制而成的一款药酒，具有温经通脉、舒筋活络、祛风除湿、行气活血、接续筋骨的功效。临床骨折筋伤时，常配以愈骨丸、活血化瘀止痛丸、接骨续筋丸、补肾壮骨丸、抗骨关节丸、骨坏死愈合丸、抗骨质疏松丸等院内制剂一起服用，酒借药力，药借酒势，药力通达于脏腑表里、四肢百骸，接骨续筋，活血行气，消肿止痛。

人参木瓜酒不仅应用在骨折筋伤的治疗，还可以治疗因风寒湿邪痹阻关节、肌肉腠理导致的身体关节屈伸不利、肢体麻木不仁等。

四、膏丹散剂，外治以通痹

（一）苏氏消肿止痛膏

苏氏消肿止痛膏是"苏氏正骨"治疗骨折筋伤时出现的肢体肿胀难消、疼痛难忍，常用的具有行气活血、消肿止痛功能的一种外治膏。

骨伤病的外治法有着悠久的历史，早在《仙授理伤续断秘方·医治整理补接次第口诀·十四条》记载治骨口诀曰："一，煎水洗；二，相度损处；三，拔伸；四，或用力收入骨；五，捺正；六，用黑龙散通；七，用风流散填疮；八，夹缚；九，服药；十，再洗；十一，再用黑龙散通；十二，或再用风流散填疮口；十三，再夹缚；十四，仍用前服药治之。"就非常重视外用药以治骨。

苏氏消肿止痛膏的主要成分含有冰片。冰片，辛、苦，微寒，归心、脾、肺经。本品味辛气香，有开窍醒神、清热止痛之功效。《黄帝内经》记载："诸痛痒疮，皆属于心。"《医林纂要》记载："冰片主散郁火，能透骨热……性走而不守，亦能生肌止痛。"王好古云：冰片能"入骨，治骨痛"。现代药理研究表明，冰片具有一定的镇静、止痛作用。苏氏消肿止痛膏因其辛香通窍、行气活血、消肿止痛之能，广为临床所喜用。

（二）活络丹外敷以通痹

活络丹是苏继承教授根据多年的临床经验研制的一种通痹止痛、软坚散结的外敷散剂。苏继承教授认为，骨科疾病多风寒湿邪留滞经络，日久不愈，气血不得宣通，营卫失其流畅，津液凝聚为痰，血行痹阻为瘀，风寒湿与痰瘀交阻，经络不通，故见肢体筋脉疼痛，麻木拘挛，屈伸不利。内治之理即外治之理，针对骨伤中后期筋膜软组织粘连的问题，用活络丹外敷，以缓解患者的痛苦。方药如下。

制川乌10g，制草乌10g，细辛10g，黑顺片10g，制天南星15g，川芎10g，杜仲15g，巴戟天15g，白芷10g，白芥子15g，甘草10g，干姜10g。

功效：祛风除湿，强筋壮骨，化痰通络，活血止痛。

主治：风寒湿痹、肝肾亏虚、瘀血阻络等导致的肢体关节疼痛。

苏继承教授认为，川乌、草乌、天南星大辛大热，长于祛风散寒除湿、温通经脉，并有较强的止痛作用，共为君药。细辛、黑顺片、白芷、白芥子辛温燥烈，善能祛风燥湿化痰，以除经络中的风痰湿浊，为臣。佐以川芎行气活血，化瘀通络止痛。杜仲、巴戟天，补肝肾，强筋骨，止痹证。甘草、干姜调和诸药。诸药合用，可祛除留滞于经络中的风寒湿邪与痰浊、瘀血，兼以补肝肾、强筋骨，使气血流畅，经络宣通，则疼痛可愈。

（三）苏氏小儿愈骨散

小儿脏器娇嫩，形气未充，常规治疗成人骨折筋伤的丸、散、酒等，已不适用于儿童骨折的治疗。苏继承教授根据小儿的生理特点，制订了内外两种用药的方法。内服药以健运脾胃中气为主，具体方药详见本章的第二节的相关论述。制订外用洗药及外敷药，把伤科要药川乌、草乌由内服改为外用。吴师机《理瀹骈文》曰："内治之理即外治之理，内治之法即外治之法。"制订愈骨散，组方如下。

白芍15g，白芷15g，当归15g，茯苓15g，山药45g，葛根45g，川芎15g，制川乌6g，制草乌6g，甘草10g。

研末，米醋调敷。

苏继承教授认为，现代药理研究显示葛根能抗骨质疏松，山药能促进血钙及血磷的增加，促进骨折愈合。以山药、葛根为君，研末外敷，有利于骨折的愈合。《神农本草经》记载葛根："升清阳，解诸痹。"可以加快骨折区域的气血循环，减少湿、痰、瘀血的积滞，加速骨质愈合及骨折区域软组织粘连。臣以白芍配伍甘草，以柔肝止痛，佐以白芷、当归、川芎加强活血通经络的功效，使以制川乌、制草乌加强接骨续筋功效。

（四）苏氏熏洗法以治骨

苏氏熏洗疗法治疗骨痹筋伤的历史，从苏相良先生起，一直传承至今。熏洗疗法是将具有辛温透表、发汗解肌、活血行气作用的药物，通过低温熏蒸的办法，使含有药液的水蒸气广泛熏敷在损伤的机体表面，使得药力在低温的蒸汽作用下更好地渗透到机体里，从而达到温通经脉、行气活血、舒筋活络的功效。此法主要用于各种风湿痹痛、骨关节损伤、劳损及骨折后期的康复治疗。苏氏常用的熏洗制剂如下。

上肢熏洗药粉组方：桂枝、川芎、防风、荆芥、伸筋草、透骨草、红花、当归等。

下肢熏洗药粉组方：牛膝、川芎、防风、荆芥、伸筋草、透骨草、红花、当归等。

第四节　吐故纳新，三焦畅通

一、苏氏吐纳功法

苏氏吐纳功法是集"吐纳"与"导引术"为一体的，以导气为和、引体为柔，内行气血、外舒肢体为主的，具有增强体质和促进损伤机体功能恢复作用的一种自然练功法。常人施以本法锻炼，有强身体、健体魄、缓衰老、促长寿的功效。

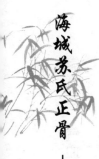

在疾病治疗过程中，早、中期时，因患者肢体损伤或手术后，肢体的功能活动被限制，结合这一时期的疾病转化特点，苏氏伤科更加强调以"吐纳法"练气为主、"导引术"为辅的原则；而在患者功能锻炼的中、后期，则以"导引术"为主、"吐纳法"为辅，以有利于患者肢体功能的康健（相关内容，见"功能康"章节，兹不赘述），更加切合临床实际，患者乐于接受。

吐纳者，口吐浊气，鼻引清气也。凡吐者，去故气，亦名死气；纳者，取新气，亦名生气。故老子《道德经》曾云："玄牝之门，是谓天地根，绵绵若存，用之不勤。"其意为，口鼻地天之门，可以出纳阴阳死生之气也。《难经·四难》记载："呼出心与肺，吸入肾与肝，呼吸之间脾受谷味也。"是因为呼气时气向上向外，心肺在膈上，呼气经心肺而排出体外，出是向体外运动，属阳，心肺居上焦属阳，主气血，司呼吸，故曰"呼出心与肺"；吸气时自然界清气从上而下，从外而内，下达于肝肾，然后布于全身，入是向内向下运动，属阴，肝肾又在下焦属阴，又主司纳气功能，故曰"吸入肾与肝"。呼吸出入之间，气与之上下，历经五脏，然脾胃为中焦气血升降出入之枢纽，其间必接受脾胃谷味滋养与推动，使其下达有力。

《备急千金要方·调气法》记载："人身虚无，但有游气，气息得理，即百病不生。若消息失宜，即诸疴竟起。善摄养者，须知调气方焉。"《庄子·刻意》记载："吹呴呼吸，吐故纳新，熊经鸟伸，为寿而已矣。此道引之士（道引现常被称为导引术），养形之人，彭祖寿考者之所好也。"陶弘景在《养性延命录》记载："凡行气，以鼻纳气，以口吐气，微而行之名曰长息。纳气有一，吐气有六。纳气一者，谓吸也；吐气六者，谓吹、呼、嘻、呵、嘘、呬也；皆为长息吐气之法。时寒可吹，时温可呼，委曲治病，吹以去风，呼以去热，嘻可去烦，呵以下气，嘘以散滞，呬以解极。"

苏氏吐纳功的特点是以静为主，辅以默念，同时调畅呼吸，从而达到身松心静、养气强身、祛病延年之目的。"吐纳功"能促进气血的运行，防止离经之血积聚，有利于肿胀消退、血液流通。通则不痛，减少肢体疼痛，减少患者的痛苦。肺主通调水道，有利于体内气血津液的分布与代谢，防止体液潴留。骨折筋伤的患者，早期一般都需要卧床休养。长期卧床会出现"久卧伤气"，气血损伤，不利于筋骨的滋养。然而"吐纳功"内调气血，外引导肢体运动，可以有效防止肌肉萎缩，对恢复肢体的运动功能有较大的作用。故"吐纳功"对于骨伤疾病是一种良好的非药物疗法。

另外，吐纳呼吸法也可以用于功能锻炼。气为血帅，血为气母。疾病早期损伤，气滞血瘀明显。凡伤后离经之血不能消散，留于肌肤或壅积于脏腑、经络之间，壅滞气血，影响肢体的功能恢复。抑或是气血不足的患者，身体羸弱，加之长期卧床，气血更伤。如股骨颈及粗隆间、外科颈骨折多见于老年人，他们大多数心肺功能虚衰和气血亏虚，证多属本虚标实，久卧易导致坠积性肺炎等并发症的发生，甚至危及生命。早期指导"吐纳功"的锻炼，可以有效预防呼吸系统疾病发生。"吐纳功"能调节脏腑功能，特别是心肺功能，促进气血运行、分布，使得呼吸有力，血脉运行通畅，增强肺主宣发、肃降的功能，和心主血脉的功能。同时，现代研究表明，吐纳功法能增加血氧含量，减少 CO_2 含量，促进气体交换，有利于组织修复和骨折愈合。

二、苏氏导引术

导引术是起源于古代的一种疗法，张介宾说："导引谓摇筋骨、动肢节以行气血。病在肢节，故用此法也。"苏氏正骨借鉴历代有关导引的锻炼方法，结合气功的运气方式，尤其是有关呼吸吐纳、静心引意的方法，形成了一套练功法，法于自然，重视发挥肢体的生理功能。如上肢练功以顺应持物摄拿、下肢练功以培养步履行走为主，并配合全身功能活动，增强全身体质。

自然练功法强调早期开展，一般骨折、脱位等经处理，麻醉复苏后即可开始。但在整个治疗过程中，练功也应根据损伤性质、个人恢复程度与体质等多方面因素分期进行，逐渐增加活动量和运动幅度。练养结合、动静结合，使损伤愈合和肢体功能恢复同时进行。《寿世保元》记载："五脏六腑之气，因五味熏灼不和，又六欲七情，积久生病，内伤脏腑，外攻九窍，以致百骸受病，轻则痈癣，甚则盲废，又重则丧亡，故太上悯之，以六字气诀治五脏六腑之病。其法，以呼字而自泻去脏腑之毒气，以吸气而自采天地之清气以补之。当日小验，旬日大验，年后万病不生，延年益寿。卫生之宝，非人勿传。呼有六，曰：嘘、呵、呼、呬、吹、嘻也，吸则一而已。呼者六者，以呵字治心气，以呼字治脾气，以呬字治肺气，以嘘字治肝气，以吹字治肾气，以嘻字治胆气，此六字气诀，分主五脏六腑也。"兹将导引六字诀具体介绍如下。

1. 嘘字诀平肝气　口型为两唇微合，有横绷之力，舌尖向前并向内微缩，上下唇有微缝。呼气时念嘘字，足大趾轻轻点地，两手自小腹前缓缓抬起，手背相对，经胁肋至与肩平，两臂如鸟张翼向上、向左右分开，手心斜向上。两眼反观内照，随呼气之势尽力瞪目。屈臂两手经面前、胸腹前缓缓下落，垂于体侧。再做第二次吐字。如此动作六次为一遍，作为一次调息。

2. 呵字诀补心气　口型为半张，舌顶下齿，舌面下压。呼气时念呵字，足大趾轻轻点地，两手掌心向里由小腹前抬起，经体前至胸部两乳中间位置向外翻掌，上托至眼部。呼气尽、吸气时，翻转手心向面，经面前、胸腹缓缓下落，垂于体侧，再行第二次吐字。如此动作六次为一遍，作为一次调息。

3. 呼字诀培脾气　口型为撮口如管状，舌向上微卷，用力前伸。呼字时，

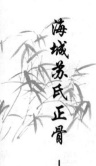

海城苏氏正骨——苏继承骨伤特色经验撷粹

足大趾轻轻点地，两手自小腹前抬起，手心朝上，至脐部，左手外旋上托至头顶，同时右手内旋下按至小腹前。呼气尽、吸气时，左臂内旋变为掌心向里，从面前下落，同时右臂回旋，掌心向里上穿，两手在胸前交叉，左手在外，右手在里，两手内旋下按至腹前，自然垂于体侧。再以同样的动作要领，右手上托，左手下按，再行第二次吐字。如此动作，六次为一遍，作为一次调息。

4. 呬字诀补肺气　口型为开唇叩齿，舌微顶下齿后。呼气念呬字，两手从小腹前抬起，逐渐转掌心向上，至两乳平，两臂外旋，翻转手心向外成立掌，指尖对喉，然后左右展臂宽胸推掌如鸟张翼。呼气尽、吸气时，两臂自然下落垂于体侧。如此动作，六次为一遍，作为一次调息。

5. 吹字诀补肾气　口型为撮口，唇出音。呼气念吹字，足五趾抓地，足心空起，两臂自体侧提起，绕长强、肾俞向前画弧，并经体前抬至锁骨平，两臂撑圆如抱球，两手指尖相对。身体下蹲，两臂随之下落，呼气尽、吸气时，两手落于膝盖上部。随吸气之势慢慢站起，两臂自然下落，垂于身体两侧。如此动作，六次为一遍，作为一次调息。

6. 嘻字诀理三焦　口型为两唇微启，舌稍后缩，舌尖向下，有喜笑自得之貌。呼气念嘻字，足四、五趾点地。两手自体侧抬起如捧物状，过腹至两乳平，两臂外旋转手心向外，并向头部托举，两手心转向上，指尖相对。呼气尽、吸气时，五指分开，由头部循身体两侧缓缓落下，并以意念引气至足端。如此动作，六次为一遍，作为一次调息。

三、指导患者吐纳训练

在施术前先嘱患者闭目入静，吐故纳新，导引行气，指导患者做"吐纳功"。骨伤科的练功疗法源于导引、气功等摄生手段，又称为功能锻炼。它在脱位、骨折伤筋等疾患的治疗中是一个重要的环节。吐纳功法锻炼具有明显的促进损伤愈合、关节肢体功能恢复，增强全身抵抗力和改善体质等作用，充分体现了骨伤病治疗中"动静结合"的原则。同时也调动了患者的积极性，增强了患者战胜疾病的信心。练习吐纳功法能更好、更快地实现"苏氏正骨"倡导的肢体功能恢复标准：上肢"拉""抓""握""提""拿"；下肢"行""走""跑""跳""蹲"。

练功是医生和患者相互配合的治疗过程，医生根据患者的全面情况，制定一个合理的练功计划，安排合适的功势及强度，才能最终取得理想的效果。因此医护人员要熟悉各种功法的治疗作用，做到因人、因病而施以不同的吐纳功法锻炼。在练功计划实施时，医生要正确指导动作要领，可先自己试作一遍，嘱患者模仿，向其指出练功动作的关键所在，解释练功的目的与作用，力求患者的动作规范，并积极锻炼、配合治疗。

练功要有主次之分，并禁止有不利于损伤愈合的动作与姿势。自然练功法是骨折治疗中的继续，是恢复功能的先决条件，只有医患紧密配合、持之以恒、循序渐进，才能达到预期效果。在损伤的早期就开始苏氏吐纳功法的练习，可以改善损伤处的微循环，行气血以治骨；可使伤肢的肌肉运动更加协调统一，维持骨折断端的稳定，促进全身及局部的气血运行，与功能锻炼起到相得益彰的作用。

第五节　穴位埋线，阴阳调通

一、埋线疗法概述

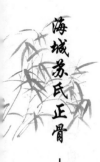

埋线疗法是指用医用埋线针具把肠线埋入人体穴位或皮下组织肌层，利用肠线在穴位内长时间持久刺激，以防治疾病的一种方法。施术简单，疗效佳，患者花钱少，远期疗效好，深为广大患者所接受。

埋线疗法形成于20世纪60年代，主要是用羊肠线埋藏在人体内腧穴中治疗小儿脊髓灰质炎，埋线一次，刺激时间长达1个月以上，疗效显著。70年代中期，用肠线埋藏法治疗胃病、哮喘、十二指肠溃疡等，疗效也很显著。尤其对慢性、顽固性免疫功能低下疾病，如癫痫、中风偏瘫、风湿性关节炎，有非常好的疗效。

埋线疗法除用羊肠线作为工具外，还可使用狗脾组织、兔脑垂体，以及棕毛、药物（见陆健的《陆氏埋线》一书）等。目的除了利用动物组织和药物内含的有效成分外，主要是为了延长对穴位的刺激时间。由于埋藏疗法中的材料（狗脾、兔脑）不易消毒和保存，操作复杂，人体反应较重，患者能接受者较少。而羊肠线来源广，消毒容易，宜保存，患者反应较轻。肠线是异体组织蛋白，埋线后羊肠线可自行吸收，对人体的免疫和应激能力都有提高。线体有一定硬度，以"线"代针，起到长效针感效应。又有人用中药液浸泡羊肠线，或加以磁化，更提高了治疗效果。羊肠线作为一种独特的埋线载体，已被广泛应用。

埋线疗法是一种新兴的穴位刺激疗法，是针灸疗法在临床上的延伸发展，也是中西医结合的产物。埋线疗法是针灸学的一个重要分支，无论从理论上，还是从实践上都与针灸学密切相关。

我国的针灸起源很早，远古时期利用砭石医治患者，西汉时期用金针、银针，金属针具逐渐取代原始的砭石，是针具和医治法的突破性进展。后来还出现了铁针、合金针，以及现在的不锈钢针具等。针具形式也出现多样化，如三棱针、梅花针、火针、浮针、芒针等。由于针刺对一些慢性病产生的效果不太理想，疗效不够巩固，于是产生了用留针和埋针的方法来加强感应。最初的埋藏疗法用的动物组织、药物，目的就是对腧穴起到长效刺激作用。后来使用羊肠线作为埋入载体，加长了刺激时间，疗效更好，也减小了患者的痛苦和风险。使用埋线疗法后有了三角线或挂线，穿刺针改造后有了套管针注线法。

近50年来，经过埋线医务工作者的临床实践，积累了大量的埋线经验，使埋线疗法的应用范围不断扩大，由过去的单纯治疗慢性支气管炎、胃肠病等疾病扩大到内科、外科、妇科、儿科、五官科、皮肤科、骨科等各科多种临床病种，治疗疾病达百余种。

埋线疗法作为由针灸演变和发展的"长效针感"疗法，在当今现代医学实践中显示出它多元化发展特征，在理论、埋线工具、埋线操作手法、治疗效果等方面都有不同的特点和多样性。

经络脏腑辨证取穴，是在传统的针灸经络理论指导下，在埋线中按循经取穴治疗疾病的一种方法。病根穴埋线针疗法则是将神经解剖学理论和生理学结合，以神经系统定位诊断理论配穴选穴，发展出了病根穴埋线针疗法和埋线针疗学，病根穴埋线针疗法在几十年的临床实践中开辟了一个新的方向，在埋线疗法领域中独树一帜。

二、埋线疗法的治疗原理

（一）物理刺激效应

1. 穴位封闭效应　埋线时，先进行局麻，其作用在皮肤，皮肤上的穴位通过经络沟通和联系脏腑，起到调和气血的作用。在埋线的病根穴位置进行局部麻醉，实际是一种穴位封闭方法，对穴位、神经甚至中枢产生一种综合作用，主要有三个阶段的不同变化和效应。

（1）抑制病理信号：埋线针尖刺入皮内及注药时产生的疼痛信号，传到脊髓后角内，抑制了相同节段所支配的内脏器官的病理信号，使相应内脏得到调整，因此局麻镇痛一产生，病痛即可减轻或消失，但时间较短。

（2）阻碍神经末梢信号传导：注药1～3分钟即可选择性阻断末梢神经产生的劣性传导受阻，从而使神经系统获得休息和修复机会，逐渐恢复正常功能。

（3）改善治疗患处：局麻后期，穴位局部组织器官活动能力增强，血管轻度扩张，促进血液循环及淋巴回流，提高局部新陈代谢，改善其营养状况。这些变化产生的特殊刺激，经过神经－经络－体液作用到达相应患处，使之得到改善和调整。可见，虽然局麻封闭主要是为了埋线无痛，但是客观上对疾病起着不可忽视的治疗作用。

2. 针刺效应 埋线疗法使用的埋线针要比针灸针的刺激量大得多，同样可起到针刺效应以治疗疾病。针具刺激感应较强，可产生三种效应。

（1）刺激量大：针体越粗，刺激量越大，尤其对疼痛病急性发作者疗效更佳。

（2）多极对生物体的调整作用相应较大：人体是一个生物体，现代医学证实人体是个多极化的磁场，有生物电现象。埋线粗大的针具，传导容量大，接触面广，相对多极，对生物体的调整作用相应较大。

（3）活性物质增多：针体越粗大，对机体组织细胞的破坏量和破坏程度较大，产生的活性物质也较多，可较好地起到对人体镇静和调整功能的作用。临床埋线时对埋线针施以刺激手法，可产生针感，从而达到一种短期速效作用，后期线头在人体的长期刺激下，使疗效得到进一步巩固和提高。

3. 刺血效应 埋线操作时往往会刺破穴位处的血络，针眼有新鲜血液渗出，有时瘀结皮下，这就是刺血效应，可改善人体微循环，缓解血管痉挛，改善局部组织缺氧状态，帮助机体组织加快恢复，提高人体免疫功能。经测定，刺血对微血管的血色、流变、瘀点、流速具有改善作用。因此，埋线时产生的刺血效应，可使经络中壅滞的气血流通，协调经络的虚实，从而调整人体脏腑、经络及气血功能。

对于高血压、头痛、颈椎病、腰椎间盘突出、急性乳腺炎等提倡多放些血，对不出血的针眼，要主动挤出几滴血，如乳腺炎、腰椎间盘突出症，埋线后在针眼上用火罐拔出一些血，其指导思想是针眼出些血可以减少感染机会。另外放血是一种常用疗法，可增强治疗效果。

4. 肠线直接刺激的长效作用 针刺是短期速效作用，肠线埋入人体穴位后，"线"似毫针，起到长效刺激的作用。如2号肠线，埋入肌肉层大约需40天时间才能吸收完，1号肠线则需 25 ~ 30 天才能吸收完，0号线则需 15 ~ 20 天时间才能吸收完，2–0 号线需 10 ~ 12 天吸收完，因此埋线一次相当于针刺 10 ~ 60 次的功效，这就是长效针感疗法的效应。经实践验证，埋线疗法是针灸疗法的替代疗法，埋入多根肠线刺激时间长，治疗疾病疗效较巩固，在治疗一些慢性疾病中远期疗效较好，肠线在人体逐渐吸收过程中靠这种良性刺激使疾病得到调整和修复，埋线疗法亦有"长效针感"法之说。

（二）化学刺激效应

1. 后作用效应 埋线时针具对人体局部组织的机械刺激和损伤，使小血管扩张、淋巴循环加快，大大提高了新陈代谢能力，既加强了局部营养供应，又通过体液循环把"病理产物"运走；同时局部组织蛋白分解，末梢神经递质增加，产生血管、神经的活性物质，降低致痛物质缓激肽和 5–羟色胺在血清中的含量。

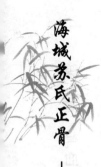

这种局部的变化，也会通过神经和经络的作用，在全身产生影响，这就是泛作用原理。根据生物泛控论原理，通过神经使损伤穴位需要修复或调整的信息传到神经中枢，激发体内特定的生化物质组合，产生一种特有的泛作用，并通过体液循环在体内广泛分布。

2. 组织疗法效应　肠线是异种组织蛋白，埋入人体后可产生超敏反应，使淋巴细胞致敏，使局部组织产生无菌性炎症，乃至出现全身反应，提高人体应激能力，提高免疫功能，调节有关脏腑器官功能，使活动趋于平衡，疾病得以治愈。

综上所述，埋线治疗疾病的过程，局麻产生的穴位封闭效应，针具刺激产生的针刺效应，埋线后产生的刺血效应，均可产生短期速效作用；穴位机体组织损伤后的后作用效应，肠线蛋白免疫组织疗法效应，以及肠线在病根穴和经验穴中的长效针感效应，又可使多种刺激、效应融为一体。一部分传入神经到相应节段的脊髓后角后，抑制相邻的病理信息内传脏腑，起到调节作用；另一部分经脊髓后角上传至大脑皮质，加强了中枢对病理刺激传入兴奋的干扰、抑制和替代，再通过神经–体液调节来调整脏腑，且作用长期持续有效，互相配合，根灶同治，共同发挥作用，形成一种神秘复杂而持久柔和的非特异性刺激，使疾病获愈。

三、埋线疗法的治疗作用

（一）协调脏腑、平衡阴阳

埋线疗法具有良性的双向调节功能，对各脏腑的阴阳都有调整、修复和平衡的作用。如选病根穴 T2、T5，对治疗肺虚的哮喘和肺热咳嗽均有良好的调节作用；在足三里、中脘穴埋线，不用任何手法，结果发现胃肠蠕动强者减弱，蠕动较弱者加强。在天枢、上巨虚穴埋线，对肠蠕动慢的便秘和肠蠕动过快的腹泻均有疗效。埋线的过程刚柔相济，形成一种复杂的刺激信息，通过经络的输入，作用于机体，导致功能亢进者受到抑制，衰弱者产生兴奋，起到调整人体脏腑功能、纠正阴阳偏盛或偏衰的作用，使之恢复相对平衡，即"阴平阳秘"的状态。

（二）疏通经络、调和气血

中医论述有"痛则不通，通则不痛"之说。埋线疗法具有疏通经络、调和气血的作用，可达到"通则不痛"的目的。如急性腰肌扭伤的患者常常疼痛难忍，我们在损伤肌肉部位选支配它的那个椎体节段处进行埋线治疗，如 T10（支配骶棘肌位置）、T12（支配腰大肌位置），埋线后疼痛即刻减轻，第二天就能好转。头痛的患者在颞肌区埋一根细的肠线（3–0 号线），拔针流出一些血，头痛立即可减轻及好转。实践证明，埋线疗法确有"制其神，令气易行""通其经络，调其气血"的作用。

（三）补虚泻实、扶正祛邪

埋线疗法的前期穴位封闭效应、针刺效应、刺血效应，具有较强的刺激作用，对痛症、实证造成的病理信息具有很强的抑制、排除、取代作用，对病邪起到"泻"的作用。埋线后期的后作用效应、肠线长效作用、组织疗法作用等刺激较为和缓，具有兴奋的作用，说明埋线疗法具有补虚、提高免疫功能的作用。

四、埋线的常规要求及注意事项

1. 做好准备　明确诊断，制订好埋线治疗方案，治疗前做好患者的解释工作，以求得患者密切配合，是提高埋线疗效的关键。

2. 体位　摆放好合适的治疗体位。一般是先埋背部穴位，再埋胸腹部、四肢部位。

3. 无菌消毒　严格无菌操作，减少感染因素，严格避免交叉感染。

4. 肠线准备　根据不同的病情、部位和个体差异，选用的肠线粗细长短不同，避免使用单一型号肠线。第一次埋线的患者，先使用细点的肠线，后期病情稳定时，再使用较粗的肠线。对疼痛敏感的患者也可打些麻醉药，无痛埋线可以减少疼痛感。

5. 明确解剖位置　在血管、神经丰富的部位，要明确解剖位置，注线动作要缓慢，以防伤及神经、血管。肠线埋入深浅度要合适，过浅易胀痛或感染，过深恐伤及神经、血管，埋入肌肉层较合适。

五、埋线操作技巧

1. 技巧一　颈椎埋线最好使用较细肠线（2-0 号或 0 号），或使用靓紫丝线和高分子 PGLA 线，患者不痛，埋线效果较好。埋线进针的层次是皮肤→皮下组织→斜方肌→头夹肌→头半棘肌。埋线深度不超过 3cm，进针角度 75°左右适宜，一般颈椎病埋线 2 ~ 3 次都有较好疗效。

2. 技巧二　胸椎埋线使用 0 号、1 号线较好，临床常见病症大多常规使用中药液浸泡的胶原蛋白线埋线，可选择透穴埋线法。也可在穴位下 0.5 寸处向上埋入，深度不超过 3cm，进针角度 25° ~ 35°。T1-6 的埋线进针层次是皮肤→皮下组织→斜方肌→菱形肌→上后锯肌→竖脊肌。T7-12 的埋线进针层次是皮肤→皮下组织→斜方肌→背阔肌→竖脊肌。胸椎部位埋线太浅的疗效不好，但也不能埋线太深，当进针角度超过 45°以上则危险度增大，以平刺或透刺为主。

3. 技巧三　腰椎埋线最安全，从解剖位置看，因为是埋在椎体之间，埋线

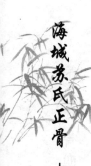

针穿过皮肤→皮下组织→棘上韧带→棘间韧带→竖脊肌。在临床中治疗腰椎间盘突出、坐骨神经痛可选 1 号线，角度为 65°～75°，直刺深度为 3～4.5cm，较胖患者也可达到 6cm 左右。

4. 技巧四 腹部埋线要捏起皮肉，因为腹部皮肤较软，脂肪较厚，进针层次是皮肤→皮下组织→深筋膜→腹直肌鞘前层→腹直肌→腹直肌鞘后层→腹横筋膜→腹膜外组织→壁腹膜。进针以直刺或稍斜刺为好，深度一般为 3～5cm，腹部埋线不能太浅，如果埋线浅可能进入了脂肪层，容易感染和脂肪液化。进针时患者感到胀感或有点痛感了，应该就到肌肉层了，经过多次实践才能有这种感受。

5. 技巧五 骶椎是治疗坐骨神经痛、生殖系统病症的关键部位，进针一般为斜透刺埋线，它的进针层次是皮肤→皮下组织→胸腰筋膜浅层→竖脊肌→第 1～4 骶后孔。进针角度为 45°～55°，深度 2.5～3.5cm。若骶椎埋线太浅，离神经根太远，则达不到预期疗效。

六、埋线的禁忌证

1. 5 岁以下儿童患者禁用埋线。

2. 严重心脏病患者慎用埋线，必要埋线时也不宜强刺激。

3. 过饥、过劳、精神紧张者不宜马上埋线，以免晕针。

4. 妇女月经期慎用埋线；孕妇不宜在腰部埋线。

5. 严重的糖尿病患者（空腹血糖超过 10mmol/L 以上）不要埋线。

6. 关节腔内不要埋线，以免发生感染。

7. 不宜在皮肤破损处埋线，以免感染。

8. 有出血倾向的患者不要埋线。

七、埋线后的几点要求

1. 埋线后 48 小时内，埋线区域不要沾水。

2. 在一个针眼多次埋线，应偏离上次的位置。

3. 埋线后 3～5 天不要喝酒、吃海鲜和刺激性食物（如辣椒）。

4. 埋线后症状好转，应巩固治疗 1～2 次，以巩固疗效。

八、埋线治疗颈腰椎疾病

（一）颈椎间盘突出症

1. 诊断要点

（1）C3、C4 神经受压时，患者斜方肌、胸锁乳突肌、冈上肌、菱形肌不适，肩胛部不适。

（2）C5 神经受压时，颈部疼痛，喙突处、三角肌处不适。

（3）C6 神经受压时，人体上臂外侧、前臂桡侧和拇指区域疼痛。

（4）C7 神经受压时，人体前臂背侧、手掌桡侧，手背和中指、食指等感觉异常，肱二头肌反射减弱。

2. C6、C7、T1 埋线操作层次分析

（1）C6、C7 埋线：进针层次为皮肤→皮下组织→斜方肌→项韧带。①皮肤较厚，有毛发，由枕大神经和枕大神经的分支支配；②皮下组织较厚，由结缔组织和脂肪组织构成，针通过该组织时阻力较小，有松软感；③斜方肌是埋线针通过的组织；④项韧带是项部特有的呈三角形的弹性纤维膜，较宽厚，由结缔组织构成。C6、C7 埋线采取直刺进针 2 ~ 3cm 深较适宜，斜刺向椎体以角度 60° ~ 70°进针。

（2）T1 埋线：进针层次为皮肤→皮下组织→斜方肌腱→菱形肌→上后锯肌→竖脊肌。①皮肤、皮下组织同 1 所述；②斜方肌腱是斜方肌起始部腱性部分，较薄，肌肉由副神经的分支支配；③菱形肌是斜方肌的深面组织，起自下位 C6-7 及上位 4 ~ 5 个胸椎的棘突，止于肩胛骨的脊柱缘。受肩胛背神经支配，该神经是臂丛锁骨上部的分支，颈椎病常压迫该神经，引起菱形肌痉挛，产生肩背痛；④上后锯肌位于菱形肌的深面，为一很薄的扁肌，受第 1 ~ 4 肋间神经的分支支配；⑤竖脊肌又称骶棘肌，属于背深层肌，位于棘突两侧的深沟内，在背肌中最为粗大，均由脊神经后支支配。

3. 埋线治疗

（1）C2-3、C3-4 突出，C3-4 神经受压。埋线以 C3-4（双侧），选取 2-0 号线，进针 1cm 左右，注线。

（2）C3-4、C4-5 突出者，临床症状是颈项疼痛，肩胛部、冈下肌、三角肌不适。选取 C5 双侧、C3-4 双侧，患侧肢体可以选肩髎、肩前穴埋线，选取 2-0 号线，进针 1.5cm 左右，注线。

（3）一般 C5-6、C6-7 突出的病例较多。临床症状多是上臂外侧、前臂桡侧、手掌桡侧，中、示指不适较多。埋线操作同上，注意进针角度及深度，如图 5-5-1 示。

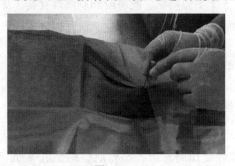

图 5-5-1

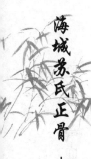

（4）（C6–7、T1）埋线，2–0号线1.5cm，注线斜刺埋入，中、食指压迫较重者，T1患侧加大刺激，15~20天埋线1次，同时循经选取相应俞穴埋线以辅助治疗，如图5–5–2示。

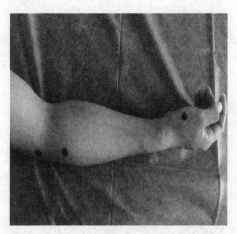

图 5–5–2

（二）埋线治疗腰椎间盘突出症

1. "坐三针"是专治腰椎间盘突出和坐骨神经痛的有效组合。只要是压迫了坐骨神经，引起臀后方、大腿后，骶髂关节不适的，"坐三针"埋线有立刻减轻症状、缓解压迫坐骨神经的神效，"坐三针"即L3、S2、S3。

2. 腰椎前段膨出、突出的（如L1-4），一般不压迫坐骨神经，引起大腿前、膝关节上抬无力或不能抬腿，髋关节、腹股沟、髂嵴等不适，可选T12、L2-4进行埋线。

3. 腰椎后段膨出、突出的（L3-5、L5至S1），一般压迫坐骨神经，引起臀部、臀后方、大腿后、小腿后及足底、足跟不适，除选"坐三针"埋线外，还可选位置埋线，如在腰椎周围阿是穴位置重点埋线。

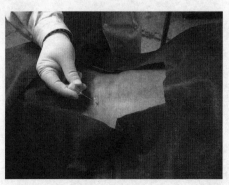

图 5–5–3

4. 腰椎椎体滑脱证、椎管狭窄证，除缓解压迫神经位置的情况，要在椎体的左、右位置，椎体前方位置，平透刺埋线。

5. 针对腰椎间盘突出患者的年龄、体质、病因和临床表现，选用肾俞、肝俞、秩边、环跳、命门、腰阳关等。

6. 配合奇穴埋线有奇效，外三关治腿麻，肾关穴、三皇穴补肝肾疗效好。

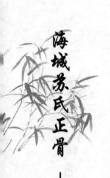

海城苏氏正骨——苏继承骨伤特色经验撷粹

第六章　功能康

　　"苏氏正骨"在处理骨折损伤的时候，坚持骨正、筋柔、气血通、功能康这四个基本原则，倡导骨科疾患要早期进行功能锻炼。骨正、筋柔、气血通是功能康的前提，彼此互为因果，相互影响。辨证审因，处理各类骨伤，或制器以正之，或调气血以治之，或微创治疗，尽管治疗手段各异，但我们的最终目的是让患者获得最佳治疗，以期更早实现肢体功能的康复，使其更早融入家庭生活及社会生活中去。

第一节　功能康的理论基础

　　"精""气""神""血"作为"苏氏正骨"的学术思想，贯穿在整个治疗体系的终始。精、气、神、血作为人体生长、发育的精微物质，在骨折的不同治疗阶段有着重要的作用。早期阶段活血化瘀，中期接骨续筋，后期育精血以壮骨，都是在这个理论基础指导下，以实现肢体的功能康复。功能康复的理论依据如下。

一、精、气、神、血的辨证统一性

　　恢复肢体的功能是治疗的目的。诚如《素问·五脏生成》记载："目受血而能视，足受血而能步，掌受血而能握，指受血而能摄。"精、气、神、血在生理上共同营养与固护四肢百骸、形体官窍、濡润宗筋，在功能上又相互化生。

　　人体一旦遭受损伤，则经脉受损，气机失调，血不循经，溢于脉外，离经之血瘀滞于肌肤腠理。"不通则痛"，无论气滞还是血瘀，都能引起疼痛，因此必须疏通内部气血。唐容川《血证论》、钱秀昌《伤科补要》均以"损伤之症，专从血论"为辨证施治的基础。《医宗金鉴·正骨心法要旨·伤损内证》记载："凡跌打损伤、坠堕之证，恶血留内，则不分何经，皆以肝为主。盖肝主血也，故败血凝滞，从其所属，必归于肝。若壅肿痛甚或发热自汗或胁肋小腹疼痛，皆宜斟酌虚实，然后用调血行经之药。"《素问·缪刺论》曰："人有所堕坠，恶血留内，腹中满胀，不得前后，先饮利药。"《正体类要》曰："肢体损于外，则气血伤于内，营卫有所不贯，脏腑由之不和。"《灵枢·邪气脏腑病形》记载："有所堕坠，恶血在内，有所大怒，气上不下，积于胁下，则伤肝。"鉴于精、气、神、血相互滋生、相互转化的特点，以及骨折筋伤疾病本身的发病特点，苏氏正骨在临床治疗骨折筋伤，多采取三期用药原则。如元朝王好古所言，"治病之道，有三法焉，初中末也。初治之道，法当猛峻。""中治之道，法当宽猛相济。""末治之道，法当宽缓。"

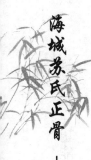

早期形气损伤，瘀血肿痛，病因病机着重在瘀血，故早期行攻法，活血行气，化瘀止痛为这一期的治疗原则。清代陈士铎在《百病辨证录》中说："血不活者瘀不去，瘀不去则骨不能接也。"所以骨伤疾病早期治疗必须活血化瘀与理气止痛并用。本院自制活血化瘀止痛丸，方中红花、当归、儿茶、三七、白芷，活血行气，去瘀止痛；乳香、没药、土鳖虫、马钱子、冰片，通经活络，散瘀消肿，强力镇痛；自然铜、续断、骨碎补，接骨续断伤。《内经》云："形伤痛，气伤肿。""先痛而后肿者，气伤形也；先肿而后痛者，形伤气也。"

伤科疾病早期，形气俱伤，瘀血滞留经脉，故见肢体肿胀疼痛，治疗以活血散瘀、消肿止痛为原则。

中期，形气均见不足，而间杂痰、湿、瘀等病理产物，故中期取和法，舒筋活络、接骨续筋为这一期的治疗原则。中期筋骨已有连接但未坚实，瘀血不去则新血不生，新血不生则骨不能和、筋不能续，所以使用接骨续筋药，佐活血祛瘀之药，以活血化瘀，接骨续筋。如《正体类要》记载："肢体损于外，则气血伤于内，营卫有所不贯，脏腑由之不和。"本院自制接骨续筋丸，方中以制川乌、制草乌为君，通行上下，温经通脉，祛瘀止痛，接骨续筋；臣以天南星、地龙、土鳖虫，搜剔经络中瘀而不去的恶血、湿痰，祛除在表的风寒湿邪气，以达到调和脏腑，贯穿营卫；佐使以自然铜、乳香、没药，祛瘀定痛，接骨续筋。

末期形气俱损，气血精津有亏，故这一期以补益精血、填精愈骨为原则。伤科疾病，外伤筋骨，内伤气血，长期卧床，出现气血亏虚，筋骨痿软，损伤日久，正气必虚。"肝主筋，肾主骨"，凡骨折、脱位、筋伤的后期，以及年老体虚，筋骨萎弱，肢体关节屈伸不利、骨折迟缓愈合、骨质疏松等，均可应用本院自制补肾壮骨丸。方中君药熟地黄、枸杞子，补益肝肾精血，填精益髓，以强筋壮骨。同时臣以菟丝子、肉苁蓉、补益肾坚筋骨。肝虚，筋不和，关节屈伸不利，肾精亏，骨失养，难愈合。五味子引药入经，泽泻、茯苓、牡丹皮防药物滋腻，兼健脾除湿，肾精化气，益肾填精。

"苏氏正骨"审因论治，根据机体不同时期的精、气、神、血的状态，以及机体证、症候的转化，病机中主次矛盾的变化，调气血以治骨，使得气血周流，经筋得养，从而实现四肢的功能康复。

二、整体与局部的协调统一性

中医学的整体观包括以五脏为中心的"五脏一体观"及形体与精神意识思维活动为中心的"形神一体观"。人体是一个有机的整体。中医认为构成人体的各个组成部分之间，在结构上是不可分割的，在功能上是相互协调、相互为用的，在病理上是相互影响的；并认为脏与腑、上与下、表与里都是通过经络系统相互维系和影响的。在骨伤领域中，整体与局部的协调统一更为重要。如在上肢骨折中，尽早指导患者做肢体功能锻炼，或拉伸、或提拿、或抓握，做到"势极"（动作耐受的极限），以舒筋活血，行气消肿，可以有效预防肢体关节粘连、筋膜僵硬、肌腱骨化的发生，更有利于患者肢体功能的恢复。

第二节　功能康复的标准

"苏氏正骨"在长期治疗骨折、筋伤中，经历几代人的摸索及提炼，总结出一套行之有效的判断骨折愈合情况及促进骨折后肢体功能恢复的办法。

一、"力能通心"断愈合

"力能通心"是苏相良先生提出的判断骨折愈合情况的一种检查方法。在苏相良先生行医的年代，基层医疗卫生条件非常简陋，医疗检查设备几乎没有。骨折筋伤的疾患，医生全凭"手摸心会，法从手出"来诊断和治疗。"力能通心"就是在这样的时代环境下产生的。心者，君主之官，神明之主，疼痛者皆属于心。医者通过叩击的办法，以检查骨折端是否伴有疼痛，明确疼痛的性质、疼痛的程度，以此来判断骨折的愈合情况。此法来源于实践，具有"简""便""验""廉"的特点，至今在临床上广被应用。

二、肢体康复的判断标准

"苏氏正骨"将肢体功能康复的检验标准概括为拉、抓、握、提、拿、行、走、跑、跳、蹲。看似简简单单的十个字，却把上下肌群、神经、血管、骨、关节、经筋、经脉等与运动发生相关的组织器官全部涵盖其中，执简驭繁，取法高远，成一家之言，非经验纯熟能至此乎？拉、抓、握、提、拿、行、走、跑、跳、蹲，不是简单的单个关节运动的重复，而是整体功能协调统一的要求。"十字"标准，既是功能康复检测手段，也是肢体功能锻炼时基本要求，力求让患者肢体功能恢复如初，更好地生活。

第三节　苏氏特色功能锻炼法

"苏氏正骨"在治疗伤损疾患时，非常重视肢体的功能锻炼，通过系统的、有针对性的功能锻炼，可以有效防治疾病。针对不同骨折、筋伤的部位，制定了头颈式、肩肘式、腰背式、髋膝式四部功法，以助患者肢体功能的恢复。

一、头颈式

（一）功法

1. 头颈一式　两手在头后交叉，向内尽力挤压，渐达极限。头先左右快速振摇，一左一右为1次，重复14次。然后手掌反复按摩挤压后枕区域。术毕，头缓慢向后仰起到极限，与两手掌形成对抗，再缓慢返回。此功法可以改善头部及颈项部的气血运行，有梳理颈项、祛头风的功效，同时也可以畅通手臂气血，调和腋下拘紧不舒、肘关节屈伸不利，有较好的功效。

2. 头颈二式　端坐，手向内稍用力握住腰部，静息引气，头向左右两侧弯曲，渐达极势。左右各做30次。此法可以牵拉颈项两侧的经络、肌肉、韧带，畅通阳气，改善头、颈、肩部的气血循环，缓解颈肩部肌群疲劳，有活血行气、消除体内瘀血的功效。

（二）临床应用

苏氏头颈式功法具有舒筋理气、清利头目、活血化瘀的功效。

例如，锁骨骨折康复治疗主要目的是恢复肩关节活动范围，保持肩部周围肌肉力量，恢复肩关节日常生活工作等能力。在锁骨骨折的中后期，就可以行头颈式功法的练习，改善肩关节周围经筋挛急，恢复其柔韧性、伸张度，恢复正常的关节活动范围。头颈式功法还可以治疗因项痹病引起的颈项僵硬不舒、头脑昏沉等症状。

二、肩肘式

（一）功法

1. 肩肘一式　取站立位，双手掌反向托腰，仰头向后，充分牵拉颈部，并保持动作姿势不变。两肘关节相向，尽力向后展动，达到运动极势。静息引气七息，双肘关节向内回收，头部转正，一去一来为1次，做30次。此法可以提高肩臂部的柔韧性，调和肩部气血。

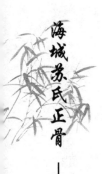

2. 肩肘二式 站立位，一手托前，一手向后舒展，保持腰脊不动，左右迭互换手。一前一后为 1 次，重复 14 次。此功法可以畅通肩部、肘部的气血，通利肩肘关节，梳理经筋，预防关节粘连。

3. 肩肘三式 站立位，左手握拳，屈腕，右手抓握住左肘关节处，左拳向下、向后努动。右手向内牵引肘关节，对抗牵拉，逐渐达到身体极势。静心引息，三息后，左手展开，舒缓手指，重复 3 次。左手打开，放松，向外扭转，逐渐达到极限。此法可以增强腕、肘、肩关节的灵活性和柔韧性。

4. 肩肘四式 站立位，两手交叉，置于额头前面，身体姿势端正，两肘和头部上仰，达到极势，静心引息。三息后，肘落，头回，身体放松，一上一下为 1 次，重复 30 次。此法可以提高肩关节和肘关节的活动能力，增加肌力，还能提高上肢整体功能活动的协调性。

5. 肩肘五式 站立位，身体正直，一手上托，仰手如似推物势；一手向下，如按物，上下来去，30 次。本法可以牵拉肩部肌肉、韧带，柔和肩部血脉，缓解肩部肌肉紧张、僵硬现象；牵拉腋部肌肉和筋脉，调理腋下的紧张僵硬现象。

（二）临床应用

苏氏肩肘式功法具有舒展肩部、肘部、腕部的经筋拘紧，畅通气血，行脉通痹之功。如肩凝症（肩关节周围炎），通过本法的锻炼，可以有效缓解肩关节的活动障碍，恢复其功能，消除疼痛。在肱骨干等上肢骨折的康复治疗中，主要目的是促进骨折愈合，尽快恢复肩、肘、腕关节活动范围，同时恢复肩肘关节周围肌肉力量，避免产生关节功能障碍而影响日常生活能力，通过本功法的锻炼，可以有效锻炼肩、肘关节的功能，促进相关肌群肌力的增加，保证了整个上肢肩、肘、腕关节功能活动的整体统一性。

三、腰背式

（一）功法

1. 腰背一式 坐位，双下肢外展，至极势。以两手抓握住两脚五趾，闭气，头部向下，以牵拉颈项部、背部、腰部，逐渐达到极限。呼气，身体放松，向上转正。一闭一呼为 1 次，重复 9 次。

此法可以治疗项部、脊背部、腰部、脚部等诸多劳损性疾病。

2. 腰背二式 平跪位，双手五指弯曲，用力着地，身体向前上方仰起，吸气，引动腰部。吸止静息片刻，身体放松，返回，呼气，重复 5 次。此法可以防治腰背部肌肉劳损，通利九窍。

（二）临床应用

苏氏腰背式功法具有调柔经筋、舒筋通络、畅通三焦的功效。可以有效治疗颈项僵硬、腰背筋膜炎、腰肌劳损等慢性劳损性疾病。如在腰椎间盘突出、腰椎椎管狭窄等术后，可以通过本法的锻炼，拉伸腰背、腰骶部的筋膜，舒缓肌肉，可以有效缓解术后筋膜粘连的问题。

四、髋膝式

（一）功法

左偏趺坐（盘坐），两手抱住右膝部，两膝部向两边努动牵引，同时，头部向左上方仰扒，将身体、臀部向两侧拉开，调息3次，然后两膝放松内合，头部转正，一开一合为1次，共21次。转为右侧偏趺，头右上仰扒。

（二）临床应用

此法可提高髋部的柔韧性，改善膝关节的气血运行，有缓解髋、膝部的肌肉疲劳。如在股骨颈骨折、股骨干骨折的中后期，通过本法的锻炼，可以防治瘢痕、组织粘连等问题，并最大限度恢复关节活动范围和肌肉收缩力量，提高患者日常生活活动能力和工作能力。

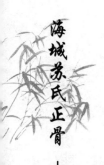

第七章　苏继承临床常用药对

1. 补骨脂、巴戟天　兴阳治骨。

补骨脂、巴戟天是苏继承教授常用的治疗机体阳气不足，尤其是肾阳虚所致的骨伤科疾病的常用对药。苏继承教授认为，机体阳气不足，尤其当肾阳虚时，元阳温煦作用减弱，势必影响周身气血运行流通，而出现虚寒征象。如腰膝冷痛、畏寒肢冷怕风、脘腹冷痛、手足不温等，这正是机体阳气不足，尤其是肾阳虚的表现。《素问·生气通天论》云："阳气者若天与日，失其所则折寿而不彰，故天运当以日光明。是故阳因而上，卫外者也。"人以阳气为本，有阳气则生，无阳气则死。阳气盛则健，阳气衰则病。苏继承教授善用淫羊藿（仙灵脾）、巴戟天治疗腰膝冷痛、畏寒肢冷怕风、脘腹冷痛、手足不温等与阳虚、命门火衰有关的虚寒病症。

（1）补骨脂：苦、辛，温，归肾、脾经。具有补肾壮阳、固精缩尿、温脾止泻、纳气平喘之功效。《药性论》记载："治男子腰疼、膝冷、囊湿，逐诸冷顽痹，止小便，腹中冷。"《本草经疏》记载："补骨脂，能暖水脏，阴中生阳，壮火益土之要药也。"

（2）巴戟天：味辛、甘，温，归肾、肝经。具有补肾助阳、益精血、强筋骨、祛风湿之功效。《神农本草经》云："主大风邪气，阳痿不起，强筋骨，安五脏，补中增志益气。"《本草备要》云："补肾益精，治五劳七伤，辛温散风湿，治风湿脚气水肿。"《本草汇》云："为肾经血分之药，盖补助元阳则胃气滋长，诸虚自退。"《本草新编》云："温而不热，健脾开胃，既益元阳，复填阴水，真接续之利器，有近效而又有速功。"《名医别录》云："补五劳，益精。"《常用中草药手册》提出："补肾壮阳，强筋骨，祛风湿，治肾虚腰脚无力，痿痹瘫痪，风湿骨痛。"

补骨脂与巴戟天，二者伍用，其功益彰，兴肾阳、益精血、强筋骨、祛风湿之力增强。

2. 白僵蚕、蜈蚣　化痰通络。

白僵蚕、蜈蚣是苏继承教授常用的治疗有肾精亏虚，又夹有痰瘀的骨伤科疾病的一对要药。苏继承教授认为，素有肾精亏虚，虚久必化为痰瘀，形成痰瘀阻滞经络，经络不畅则肢体关节屈伸旋转活动受限。颈椎病、腰椎间盘突出症、强直性脊柱炎、髋膝关节滑膜炎等疾病多数属于肾虚夹痰瘀入络范畴，可以在治疗时辨证应用。肾主水，内居元阴元阳，肾气虚衰，气化不利，水液上化为痰。如明代王节斋在《明医杂著》中曰："痰之本，水也，属于肾。"吴澄《不居集》中曰："肾为生痰之源。"都说明了肾虚为本。清代沈金鳌在《杂病源流犀烛》中提出："以故人之初生，以到临死皆有痰，皆生于脾……而其为物，则流通不测，故其为害，上到颠顶，下到涌泉，随气升降，周身内外皆到，五脏六腑俱有。"这说明痰无处不在。

纵观以上各医家所述，苏继承教授认为骨伤科疾病大多是以肾虚为本，夹杂痰瘀为标而成，所以治疗时以补肾填精、益气生髓为指导思想，以补肾为主，间夹痰瘀者予以化痰开瘀通络进行辨证治疗。

（1）白僵蚕：辛、咸，平，归肝、肺经。具有化痰散结、祛风止痛、息风止痉之功效。《本草纲目》云："散风痰结核瘰疬。"《本草求真》云："燥湿化痰、温利血脉之品。"《本草思辨录》云："治湿胜之风痰……劫痰湿，散肝风。"苏继承教授主要用其疗寒湿痹痛、肢体屈伸不利，以及由气虚血瘀或跌打损伤所致的经络不利而引起的急性腰背部疼痛及腰腿痛等，常用量为15g，极量20g，儿童酌减。

（2）蜈蚣：辛，温，有毒，归肝经。走窜之力最速，内至脏腑，外达经络，凡气血凝聚之处皆能开之。功善通经络、息肝风、解痉挛、止抽搐。张锡纯在《医学衷中参西录》中曰："蜈蚣味微辛，性微温，走窜之力最速。内而脏腑，外而经络，凡气血凝聚之处皆能开之。性有微毒，而转善解毒，凡一切疮疡诸毒皆能消之。"苏继承教授用蜈蚣常以2条通经络，极量4条。

由此，僵蚕、蜈蚣两味药配伍应用，可内而脏腑，外而经络，凡气血凝聚之处皆能开之，有化痰散结、通络止痛、畅达气血、滑利关节之功效。

3. 木瓜、吴茱萸　解痉疏筋。

木瓜、吴茱萸是苏继承教授常用来治疗腰腿痛伴有小腿腓肠肌痉挛的一对要药。木瓜、吴茱萸配伍应用出自孙思邈的《千金要方》，主治脚气入腹、困闷欲死、腹胀。《仁斋直指方》名曰木瓜汤，主治霍乱转筋。

（1）木瓜：酸，温，味香。酸能入肝，以舒筋活络；温香入脾，能醒脾化湿和胃。可以用于湿痹脚气、足胫肿大、腰膝酸痛、关节肿痛、筋挛足痿、转筋吐泻等症。《名医别录》云："主湿痹邪气，……转筋不止。"《本草正》云："用其酸敛，酸能走筋，敛能固脱；得木味之正，故尤专入肝，益筋走血。疗腰膝无力、脚气，引经所不可缺；气滞能和，气脱能固。以能平胃，故除呕逆、霍乱转筋，降痰，去湿，行水。以其酸收，故可敛肺禁痢，止烦满，止渴。"《食疗本草》云："病转筋不止者，木瓜煮汁饮之。"木瓜既是药物，同时也是食物，苏继承教授应用木瓜一般常用量为30g，痉挛较重时，量大时可以用到50g。

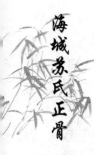

海城苏氏正骨——苏继承骨伤特色经验撷粹

188

（2）吴茱萸：辛散苦降，性热燥烈，既能温中散寒、降逆止呕，用于治疗脾胃虚寒、脘腹冰冷、呕吐涎沫、嗳气吞酸、食欲不振、消化不良等症；又能疏肝解郁、行气消胀、散寒止痛。李东垣云："浊阴不降，厥气上逆，膈寒胀满，非吴茱萸不可治也。"

苏继承教授在见到肢体冷痛、脘腹怕凉、手足不温等一派寒像，伴有小腿腓肠肌痉挛者，经常选用木萸散。苏继承教授认为，吴茱萸性大热，量不可过大，常用量为9g，一般不超过15g。《神农本草经》云："主温中下气，止痛，咳逆寒热，除湿血痹，逐风邪，开腠理。"《名医别录》云："主痰冷，腹内绞痛，诸冷实不消。"《药性论》云："主心腹疾，积冷，心下结气，疰心痛；治霍乱转筋，胃中冷气，吐泻腹痛不可胜忍者；疗遍身顽痹，冷食不消，利大肠气。"《日华子本草》云："健脾通关节。"《本草纲目》云："开郁化滞。"

木瓜味酸，得木之正气最多，主走肝经，能和胃化湿，舒筋活络。吴茱萸辛开苦降，专走下焦，为厥阴肝经的主药，能温经散寒，疏肝解郁，行气止痛。吴茱萸以散为主，木瓜以收为主，二药伍用，一收一散，相互制约，相互为用，共奏化湿和胃、舒筋活络、温中止痛之功。

4. 伸筋草、豨莶草　祛风湿、舒经络、通利关节。

伸筋草、豨莶草是苏继承教授治疗骨关节损伤后关节肿痛、屈伸不利及风寒湿痹之腰膝疼痛等症的常用对药。苏继承教授认为，素体正气不足，加之外邪入侵经络，则会出现相应肢体关节肿痛、屈伸不利、活动受限等筋骨病。正如《灵枢·本脏》云："经脉者，所以行气血而营阴阳、濡筋骨、利关节也。"指出经络有运行气血、营运阴阳、濡养筋骨、滑利关节的作用。《素问·痹论》云："痹在于骨则重，在于脉则血凝而不流，在于筋则屈不伸，在于肉则不仁。"说明当素体正气不足，加之风寒湿邪侵袭经络，经络不通，就会出现相应的各种症状，邪侵入筋则出现关节屈伸不利。

（1）伸筋草：味苦、辛，温，归肝经，具有祛风除湿、舒筋活血、通络止痛之功，为治痹痛拘挛及伤损瘀肿之要药。常用于风湿痹痛、筋脉拘挛、皮肤不仁、跌打损伤等症。《本草拾遗》云："主久患风痹，脚膝疼冷，皮肤不仁，气力衰弱。"《植物名实图考》云："治筋骨，通关节。"《湖南药物志》云："舒筋活血，补气通络，治腰痛，关节痛。"《滇南本草》云："其性走而不守，其用沉而不浮。"上述论述均说明伸筋草能舒筋活络、滑利关节，为治关节屈伸不利之要药。苏继承教授临床常用量为15g，极量30g，儿童酌减。

（2）豨莶草：味苦、辛，寒，归肝、肾经，具有祛风除湿、通经活络、清热解毒之功效。常用于治疗风湿痹痛、肢体麻木、半身不遂及疮疡肿毒等症。豨莶草善祛筋骨间风湿而通痹止痛。《本草纲目》云："治肝肾风气，四肢麻痹，骨痛膝弱，风湿诸疮。"《本草图经》云："治肝肾风气，四肢麻痹，骨间疼，腰膝无力者。兼主风湿疮，肌肉顽痹。"《本草蒙筌》云："治久渗湿痹，腰脚酸痛者殊功。"《品汇精要》云："壮筋力。"

由此可见，伸筋草、豨莶草两味药配伍应用，能祛除筋骨间风湿，达到濡养筋骨、滑利关节之作用。伸筋草苦降，祛风除湿、舒筋活血、通络止痛；豨莶草辛散，祛风除湿、活血通络、清热解毒。伸筋草性走而不守，其用沉而不浮，善祛筋骨间风湿而通痹止痛，为治痹痛拘挛及伤损瘀肿之要药；豨莶草长于走窜，开泄之力甚强，为祛风除湿活血之要药，善治腰膝无力、四肢痿软等症。二药伍用，辛散苦降，祛风湿、舒筋络、通血脉、利关节、强筋骨，相得益彰。苏继承教授临床常用量为15g，极量30g，儿童用量酌减。

5. 白芍、炙甘草　调和肝脾、缓急止痛。

白芍、炙甘草是苏继承教授在临床上用于治疗各种骨关节相关痛症的常用对药。芍药甘草汤原方出自张仲景的《伤寒论》，其用意主要是酸甘化阴，借助甘味缓急止痛的作用，治疗腿脚挛急，或腹中疼痛等。后世医家用其治疗各种痛症，效果显著。苏继承教授认为，肝藏血，在体合筋，肝体阴而用阳，肝精肝血充足则筋力强健，运动灵活，能耐受疲劳，并能较快解除疲劳。如果肝精肝血亏虚，筋脉得不到很好的濡养，则筋的运动能力就会减退，出现小腿腓肠肌的痉挛等。肝肾同源，日久则累及肾，必发生筋骨退行性改变，相应的血管、神经等组织结构受到压迫而产生疼痛。苏继承教授善用白芍、炙甘草配以补肾壮骨药来治疗各种骨与关节退行性改变合并疼痛者，尤其是气血不和，筋脉失养，以致下肢无力、拘挛疼痛者疗效颇佳。

（1）白芍：酸，苦，微寒。归肝、脾经。具有补血柔肝、平肝止痛、敛阴止汗、养血调经之功效。常用于肝阴不足、肝气不疏或肝阳偏亢之头痛、胁肋疼痛、脘腹四肢拘挛等证。《神农本草经》云："主邪气腹痛，除血痹，破坚积，治寒热疝瘕，止痛，利小便，益气。"《本草备要》云："补血，泻肝，益脾，敛肝阴。"《名医别录》云："通顺血脉，缓中，散恶血，逐贼血，去水气，利膀胱、大小肠，消痈肿，时行寒热，中恶腹痛，腰痛"。《医学启源》云："安脾经，治腹痛，收胃气，止泻利，和血，固腠理，泻肝，补脾胃。"《滇南本草》云："泻脾热，止腹疼，止水泻，收肝气逆疼，调养心肝脾经血，舒经降气，止肝气疼痛。"

（2）甘草：甘，平。归心、肺、脾、胃经。具有益气补中、缓急止痛、调和药性等功效。用于脘腹及四肢挛急作痛、心气不足，以及用于药性过猛的中药中起调和作用。善于解毒及治腹痛挛急或四肢挛急，能缓解拘挛而止疼痛，并善和百药。与峻烈药同用，又能缓和药物的作用。《神农本草经》云："主五脏六腑寒热邪气，坚筋骨，长肌肉，倍气力，金疮肿，解毒。"《名医别录》云："温中下气，烦满短气，伤脏咳嗽，止渴，通经脉，利血气，解百药毒。"《日华子本草》云："安魂定魄。补五劳七伤，一切虚损、惊悸、烦闷、健忘。通

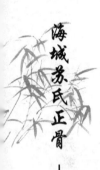

九窍，利百脉，益精养气，壮筋骨，解冷热。"《本草正》云："甘草，味至甘，得中和之性，有调补之功，故毒药得之解其毒，刚药得之和其性，表药得之助其外，下药得之缓其速……坚筋骨，健脾胃，长肌肉。随气药入气，随血药入血，无往不可，故称国老。"

由此可见，白芍养血敛阴，柔肝止痛，平抑肝阳；炙甘草补中益气，泻火解毒，润肺祛痰，缓解止痛，缓和药性。二药配伍应用，有酸甘化阴之妙用，共奏敛阴养血、缓解止痛之功用。

6. 当归、黄芪　补气养血。

当归、黄芪是苏继承教授在临床中针对骨伤科疾病气血亏虚经常应用的对药。《景岳全书》云："人有阴阳，即为血气。阳主气，故气全则神旺；阴主血，故血盛则形强。"这说明气与血对人体生命活动的重要性。气和血是构成人体和维持人体生命活动的两大基本物质，气为阳，血为阴，两者关系密切。人体各关节之所以能屈伸活动自如、筋骨健壮，全依赖于气血的濡养，因此，治疗骨伤科疾病用药时应当兼顾气血。

（1）当归：味辛，甘，温，归肝、心、脾经。具有补血活血、调经止痛、润肠之功效。《本草经集注》云："温中止痛……湿痹，中恶，客气虚冷，补五脏，生肌肉。"《药性论》云："补女子诸不足。"《本草纲目》云："治一切风，一切血，补一切劳，破恶血，养新血……治头痛，心腹诸痛，润肠胃筋骨皮肤，治痈疽，排脓止痛，和血补血。"《本草新编》云："当归是生气生血之圣药，非但补也。血非气不生，气非血不长。当归生气而又生血者，正其气血之两生，所以生血之中而又生气，生气之中而又生血也。"

（2）黄芪：甘，温。归脾、肺经。具有补气升阳、益卫固表、利水消肿、托疮生肌之功效。苏继承教授常用其治疗气血不足、气虚血滞不行的关节痹痛、肢体麻木等。《本草汇言》云："黄芪可以荣筋骨。"《药性赋》云："温分肉而实腠理，益元气而补三焦……"《开宝本草》云："逐五脏间恶血，补丈夫虚损，五劳羸瘦，止渴，益气，利阴气。"

由此可见，当归、黄芪配伍应用，益气生血，气血兼顾。苏继承教授强调在治疗气或血的一些疾病时，如果单纯用一些补气或补血的药时，可以酌情加一些行气或活血的药物，效果更好，这样的目的是补而不壅。苏继承教授当归常用量15g；黄芪常用量15g，极量120g。

7. 乳香、没药　活血化瘀止痛。

乳香、没药是苏继承教授善用的一对药，尤其在伤科杂病中的应用更为广泛。苏继承教授认为，骨伤科疾病无论是骨伤、筋伤还是骨病方面，常常会出现疼痛，血瘀气滞者并不少见。

（1）乳香：辛散苦泄，芳香走窜，内能宣通脏腑、畅达气血，外能透达经络，功善活血止痛、消肿生肌，并兼行气。凡血瘀气滞疼痛、跌打损伤、痈疽疮疡、瘰疬肿块皆可用之。《本草汇言》曰："乳香，活血去风，舒筋止痛之药也。"《珍珠囊》云："乳香定诸经之痛。"《本草纲目》云："乳香香窜，入心经，活血定痛，故为痈疽疮疡、心腹痛要药。""消痈疽诸毒，托里护心，活血定痛伸筋，治妇人难产折伤。"

本品有镇痛、消炎作用。《药性论》云："乳香没药，主打磕损，心腹血瘀，伤折踒跌，筋骨瘀痛，金刃所损，痛不可忍，皆以酒投饮之。"《医学衷中参西录》云："乳香、没药，二药并用，为宣通脏腑、流通经络之药，故凡心胃胁腹肢体关节诸疼痛皆能治之。又善治女子经行腹痛，产后瘀血作痛，月事不以时下。其通气活血之力，又善治风寒湿痹，周身麻木，四肢不遂及一切疮疡肿痛，或其疮硬不痛。外用为粉以敷疮疡，能解毒、消肿、生肌、止痛，虽为开通之品，不致耗伤气血，诚良药也。"又云："乳香、没药不但流通经络之气血，诸凡脏腑中有气血凝滞，二药皆能流通之。医者但知其善入经络，用之以消疮疡，或外敷疮疡，而不知用之以调脏腑之气血，斯岂知乳香、没药者哉。"

（2）没药：辛平芳香，既能通滞散瘀止痛，又能生肌排脓敛疮，为行气散瘀止痛之要药。治疗各种气血凝滞、胸胁腹痛、风湿痹痛、跌打损伤、疮疡肿毒等症。俗语说："不通则痛，痛则不通。"乳香、没药是一对不可多得的活血止痛要药。杨清叟云："凡人筋不伸者，敷药宜加乳香，其性能伸筋。"《本草衍义》云："没药，大概通滞血，打扑损疼痛，皆以酒化服。血滞则气壅凝，气壅凝则经络满急，经络满急，故痛且肿。凡打扑着肌肉须肿胀者，经络伤，气血不行，壅凝，故如是。"东垣云："没药在治疮散血之科，此药推陈致新，故能破宿血，消肿止痛，为疮家奇药也。"《本草纲目》云："乳香活血，没药散血，皆能止痛消肿、生肌，故二药每每相兼而用。"

8. 熟地黄、淫羊藿　调和肾中阴阳并促进骨的生长发育。

熟地黄、淫羊藿是苏继承教授治疗骨质增生、骨质疏松、股骨头无菌性坏死等骨伤科疾病时常用的一对对药。苏继承教授认为，肾主骨生髓，年少者肾阳升发，骨升髓长，肾阴充盈，髓充骨壮。年老则肾亏阴损，阳气虚浮，骨生旁赘，髓减骨衰。阴藏精，阳升发，阴阳调和则骨强健，生发有力。而《难经·八难》云："所谓生气之原者，谓十二经之根本也，谓肾间动气也，此五脏六腑之本，十二经脉之根，呼吸之门，三焦之原，一名守邪之神。"指出生命本原之气，是产生于两肾之间的生命动力之气，其是五脏六腑、十二经脉活动的根本，维持呼吸之气出纳的关键，是三焦气化的发源地，又具有抗御病邪的功能。肾间动气根于命门，来自先天精气，一般理解为肾阴肾阳，先天真阳蒸动真阴而化生的动力。

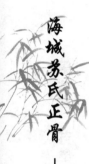

（1）熟地黄：甘温，补血生津，滋肾养肝，安五脏，和血脉，润肌肤，养心神，安魂魄。《本经逢原》云："熟地黄，假火力蒸晒，转苦为甘，为阴中之阳，故能补肾中元气，皆肾所主之病，非熟地黄不除。"《本草正》云："阴虚而神散者，非熟地之守，不足以聚之；阴虚而火升者，非熟地之重，不足以降之；阴虚之躁动者，非熟地之静，不足以镇之；阴虚而刚急者，非熟地之甘，不足以缓之。"《本草纲目》云：熟地黄"填骨髓，长肌肉，生精血，补五脏、内伤不足，通血脉，利耳目，黑须发，男子五劳七伤，女子伤中胞漏，经候不调，胎产百病。"《药品化义》云："熟地……能益心血，更补肾水。凡内伤不足，苦志劳神，忧患，纵欲耗精，调经胎产，皆宜用此。安五脏，和血脉，润肌肤，养心冲，宁魂魄，滋补真阴，封填骨髓，为圣药也。"《本草从新》云："滋肾水，封填骨髓，利血脉，补益真阴，聪耳明目，黑发乌须。又能补脾阴，止久泻，治劳伤风痹，阴亏发热，干咳痰嗽，气短喘促，胃中空虚觉馁，痘证心虚无脓，病后胫股酸痛，产后脐腹急疼，感证阴亏，无汗便闭，诸种动血，一切肝肾阴亏，虚损百病，为壮水之主药。"《珍珠囊》云："大补血虚不足，通血脉，益气力。"以上说明熟地黄善补血滋阴、益精填髓，为滋补肝肾阴血之要药。

苏继承教授在临证中喜用熟地黄，因其甘温味厚，质地柔润，既能填补真阴，又具有养血滋阴、补精益髓之功效。在补阴诸方中均以熟地黄为主药。苏继承教授经常会讲到的一段话就是"肾主骨，治肾亦即治骨，骨病必须治肾，肾精充足则骨健，补肾必用熟地黄"。熟地黄一般常用量为 15～30g，最大量用至60g；因熟地黄过于滋腻，容易碍胃泥膈，所以常常配伍健脾行气药，如砂仁、陈皮等。

（2）淫羊藿：辛香甘温，既能温补命门火、兴阳事、益精气，用于治疗肾阳虚衰所引起的遗精、阳痿、尿频、腰膝酸软、神疲体倦等症；又能祛风湿、强筋骨，用于风湿痹痛、四肢麻木、筋脉拘急或兼见下肢瘫痪、筋骨痿软等症。《神农本草经》云："主阴痿绝伤，茎中痛。利小便，益气力，强志。"《医学入门》云："补肾虚，助阳。"《名医别录》记载："主坚筋骨。"《日华子本草》云："治一切冷风劳气，筋骨挛急，四肢不仁，补腰膝。"淫羊藿是苏继承教授在治疗骨伤科疾病，尤其是肾阳虚，命门火衰，骨生发无力的一味要药，常配伍熟地黄形成对药应用。苏继承教授临床常用量是 20g，极量45g，儿童酌减。

淫羊藿，辛香甘温，补肾助阳，强壮筋骨，祛湿散寒，舒筋通络。熟地黄以补阴为主，淫羊藿以补阳为要。二药伍用，一阴一阳，阴阳俱补，则阴平阳秘，骨痿得治，骨赘得除。

苏继承教授临证时喜欢引用《素问·阴阳应象大论》中所言"治病必求于本"，常教导我们说，本是什么？是本于阴阳，是本于精气神血。其实，熟地黄、淫羊藿就是一个鲜明的例子，苏继承教授运用这对药治疗骨质增生、疏松及退行性骨关节病的患者，几十年来疗效显著，验证了其说法的准确性与科学性。也说明了退行性骨关节疾病往往存在的不仅仅单纯是阴亏或阳损的问题，及时调整阴阳往往能收到满意的效果。

9. 薏苡仁、丹参　活血消肿。

薏苡仁、丹参是苏继承教授治疗下肢关节腔积液及所形成的髋关节滑膜炎、膝关节滑膜炎、踝关节滑膜炎时喜用的一对药。苏继承教授认为，下肢关节腔积液及滑膜炎等多源于湿邪阻滞经络，滞于关节，气血运行不畅，关节屈伸不利，为肿为痛。。

（1）薏苡仁：甘淡微寒，甘淡利湿，微寒清热，既能利水渗湿，又能健脾止泻，利水而不伤正，补脾而不滋腻，为淡渗清补之品。凡水湿滞留均可用之，尤以脾虚湿滞者为宜，常用于水肿、小便不利、脾虚泄泻等证。擅渗湿而舒筋脉、缓挛急，擅治痹痛拘挛、脚气浮肿，以湿热者为宜，并可清热排脓，用于肺痈、肠痈等。

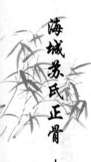

《本草新编》云："薏仁最善利水，不至损耗真阴之气，凡湿盛在下身者，最宜用之，视病之轻重，准用药之多寡，则阴阳不伤，而湿病易去。"《本草纲目》云："薏苡仁，阳明药也，能健脾益胃……筋骨之病，以治阳明为本，故拘挛筋急风痹者用之。土能胜水除湿，故泄泻水肿用之。"《药品化义》云："薏米，味甘气和，清中浊品，能健脾阴，大益肠胃。主治脾虚泻，致成水肿，风湿盘缓，致成手足无力，不能屈伸。"《神农本草经》云："主筋急拘挛，不可屈伸，风湿痹，下气。"

苏继承教授治疗下肢关节肿胀时，薏苡仁常用量 50g，极量 100g，儿童酌减。苏继承教授说薏米力缓，用量宜大，非重剂不足以起沉疴。

（2）丹参：苦寒降泄，入走血分，为活血化瘀要药。既能活血化瘀，行气止痛，用于心脉瘀阻所引起的冠心病心绞痛等；又能活血化瘀、祛瘀生新，用于治疗瘀血所引起的癥瘕积聚等证；还能凉血消痈，用于疮疡痈肿等。《本草汇言》云："丹参，善治血分，去滞生新，调经顺脉之药也。"《日华子本草》云："养神定志，通利关脉，治冷热劳，骨节疼痛，四肢不遂。"《本草新编》云："丹参，味苦，气微寒，无毒。入心、脾二经。专调经脉，理骨筋酸痛，生新血，去恶血。"《本草纲目》云："活血，通心包络。"

苏继承教授喜用丹参活血养血、化瘀生新，古有"一味丹参散，功同四物汤"之说。苏继承教授常用丹参量 15g，瘀血较重时，丹参量酌情增加，极量 30g。

薏苡仁甘淡渗利，善除脾湿而清热，以健脾化湿、利水消肿。丹参活血祛瘀，化瘀生新，凉血消痈。二药相伍，互相促进，共奏健脾祛湿、活血消肿、化瘀生新之功。

苏继承教授治疗下肢关节腔积液及所形成的髋关节滑膜炎、膝关节滑膜炎、踝关节滑膜炎时，除用丹参、薏苡仁这一对药来活血消肿外，因湿邪易于阻滞经络，滞于关节，往往在其中加一些通络的药物，比如络石藤、海风藤等藤类药物，以在活血消肿的基础上达到通经活络的作用，疗效较好。如果肿胀依然不消退的话，苏继承教授则依据《金匮要略》中提出的"病痰饮者，当以温药和之"，酌加温阳药，以温化水湿之邪。

10. 乌贼骨、骨碎补　促进骨与关节软骨再生。

乌贼骨、骨碎补是苏继承教授长期应用治疗膝关节半月板损伤的行之有效的一对药。依据《素问·五脏生成》所云："诸筋者皆属于节"及《素问·宣明五气》所云："肝主筋、肾主骨"，以及《素问·阴阳应象大论》所云："肾生骨髓，髓生肝"，苏继承教授认为，半月板等关节软骨皆属于筋，肝主筋，肾主骨，故治疗半月板等关节软骨损伤必求于筋，责之于肝，疗骨之病则必求于肾。

（1）乌贼骨：规范名为海螵蛸，咸，涩，微温，入肝经，走血分，长于收涩。既善于止血止带，为妇女崩漏带下之良药；又善制酸止痛，为治胃痛吐酸之佳品；还能固精止带，用于遗精、滑精、带下等证。外用还可收湿敛疮，为治湿疮湿疹及疮疡溃烂的常用药。《神农本草经》云："主妇女赤白漏下经汁，血闭，阴蚀肿痛，寒热，癥瘕，无子。"《要药分剂》云："通经络，去寒湿。"实验研究表明：海螵蛸有明显的促进骨缺损修复作用，其能促进成纤维细胞和成骨细胞增生与骨化。

苏继承教授治疗膝关节半月板损伤及退行性骨性关节病等涉及关节软骨者喜用乌贼骨，常用量30g，极量60g，儿童酌减。苏继承教授强调，半月板损伤及关节软骨修复等需重用乌贼骨。

（2）骨碎补：又名申姜，苦，温。入肝、肾经。既善活血疗伤止痛、续筋接骨，治跌仆闪挫、筋伤骨折、瘀肿疼痛；又善益肾强骨，为治肾虚腰痛、足膝痿弱及耳鸣耳聋诸症之良药。《本草图经》云："治闪折筋骨伤损。"《药性论》云："主骨中毒气，风血疼痛，五劳六极。"《开宝本草》云："主破血，止血，补伤折。"《本草述》云："治腰痛行痹，中风鹤膝风挛气证。"《本草正》云："疗骨中邪毒，风热疼痛，或外感风湿，以致两足痿弱疼痛。"《本草新编》云："骨碎补，味苦，气温，无毒。入骨，用之以补接伤碎最神。疗风血积疼，破血有功，止血亦效。其功用真有不可思议之妙。同补肾药用之，可以固齿；同失血药用之，可以填窍。不止祛风接骨独有奇功也。"以上说明骨碎补为骨伤科续筋接骨疗伤之良药。

骨碎补为苏继承教授临证中喜用的一味药，因其能补肾续筋接骨、祛风活血止痛，其苦温性降，不但能补肾，还能收浮阳兼活血，除在各类骨折时应用外，在伤筋骨病中经常能看到苏继承教授应用。比如腰椎间盘突出症、腰椎管狭窄属肾虚腰痛症及膝关节半月板损伤、滑膜炎等症，可见，骨碎补为治疗脊柱疾病之要药，骨关节疾患等骨伤科常用药之一。苏继承教授治疗退行性骨关节病常用量为15g，极量25g，儿童酌减。

乌贼骨咸涩，长于入肝经，走血分，善于收涩，固精止带、收敛止血、制酸止痛，而骨碎补苦温，入肝肾经，善行，善活血疗伤止痛、接骨续筋。二药相伍，一收一行，共奏接骨续筋、瘀去新生之功。

11. 狗脊、杜仲 补肝肾、强腰膝。

狗脊、杜仲是苏继承教授依据《素问·上古天真论》中随着年龄增长，肾中精气日渐衰减及"精气神血"理论，治疗腰膝疼痛，尤其是在治疗老年退行性骨关节疾病时喜用的一对对药。《素问·逆调论》云："肾不生，则髓不能满。"说明肾与骨髓的关系甚为密切。《素问·脉要精微论》云："腰者肾之府，转摇不能，肾将惫矣。"说明腰活动受限责之于肾，多源于肾亏。正如《诸病源候论》所云："夫腰痛，皆由伤肾气所为。"《医林绳墨》也云："故大抵腰痛之证，因于劳损而肾虚者甚多。"

（1）狗脊：味苦、甘，温，入肝、肾经。苦能燥湿，甘能养血，温能益气，有温而不燥、补而能走、走而不泄的特点。对肝肾不足兼风寒湿邪之腰脊强痛、不能俯仰、足膝软弱，尤其对于风湿日久、关节屈伸不利等最为适宜，为治疗脊柱疾病常用药物。《神农本草经》云："主腰背强，关节缓急，周痹，寒湿膝痛。颇利老人。"《名医别录》云："疗失溺不节，男女脚弱腰痛，风邪淋露，少气目暗，坚脊，利俯仰，女子伤中，关节重。"《本草纲目》云："强肝肾，健骨，治风虚。"

（2）杜仲：味甘，性温。入肝、肾经。肝主筋，肾主骨，肾充则骨强，肝充则筋健。脊柱乃筋骨聚集之处，筋骨病变繁多，因而本品乃治疗各种脊柱病变的要药。《神农本草经》云："主腰脊痛，补中益精气，坚筋骨，强志。"另外，凡腰腿部创伤、骨折后期筋骨无力及损伤后遗症均可用之。《本草汇言》云："凡下焦之虚，非杜仲不补；下焦之湿，非杜仲不利；足胫之酸，非杜仲不去；腰膝之痛，非杜仲不除……补肝益肾，诚为要药。"《名医别录》云："主脚中酸痛，不欲践地。"《日华子本草》云："治肾劳，腰脊挛。"益肝肾，养筋骨，去关节湿淫。

苏继承教授认为，狗脊与杜仲二药相伍，补肝肾，强腰膝，祛风除湿之力量增强，在治疗腰膝酸软的患者时，狗脊、杜仲常量30g，极量50g，效若桴鼓。

12. 穿山甲（代）、皂角刺 活血散瘀、消肿溃坚。

穿山甲（代）、皂角刺是苏继承教授治疗骨伤科肿瘤、腱鞘囊肿、腘窝囊肿等骨伤科肿块常用药。苏继承教授认为，癥瘕积聚乃气血痰湿凝聚而成，非

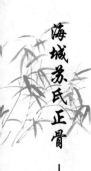

破血消癥之药不能破除。《杂病源流犀烛》云："肝之经脉不调，气血失节，往往有筋结之患，不论骸体间，累累然若胡桃块状是也。"故治当以调肝散结为大法。

（1）穿山甲：咸寒，性善走窜，内通脏腑，外透经络，功善活血消癥、通经下乳、消肿溃痈，治癥瘕痞块及瘀血经闭、风湿痹痛、肢体拘挛或强直疼痛、不得屈伸、痈肿疮疡等症。《医学衷中参西录》云："穿山甲，味淡性平，气腥而窜，其走窜之性，无微不至，故能宣通脏腑，贯彻经络，透达关窍，凡血凝血聚为病，皆能开之。以治疗痈，放胆用之，立见功效。并能治癥瘕积聚，周身麻痹，二便秘塞，心腹疼痛。"《本草纲目》云："除痰疟寒热，风痹强直疼痛，通经脉，下乳汁，消痈肿，排脓血，通窍杀虫。"《本草再新》云："搜风去湿，解热败毒。"

现因穿山甲为国家二级保护动物，故现在苏继承教授用此药比较少，一般以京三棱、蓬莪术、山慈菇等药物代替。

（2）皂角刺：辛散温通，药力锐利，直达病所。功专拔毒搜风、消肿排脓。《本草纲目》云："治痈肿，妒乳，风疬恶疮，胞衣不下，杀虫。"《本经逢原》云："肿疡服之即消，溃疡服之难敛，以其性善开泄也。"《本草汇言》云："皂荚刺，拔毒祛风。凡痈疽未成者，能引之以消散，将破者，能引之以出头，已溃者能引之以行脓。于疡毒药中为第一要剂。"《医学入门》云："皂刺，凡痈疽未破者，能开窍；已破者能引药达疮所，乃诸恶疮癣及疬风要药也。"苏继承教授常用量是15g，极量30g，儿童酌减。

穿山甲活血散瘀、消肿溃坚；皂角刺性极锐利，搜风败毒，消肿排脓。二药伍用，走窜行散，攻通透达，活血散瘀、消肿溃坚、散结通络之力益彰。

13. 生牡蛎、夏枯草 软坚散结。

生牡蛎、夏枯草是苏继承教授治疗陈旧性关节扭挫伤、踝关节创伤性关节炎、踝关节滑膜炎、踝关节肿胀不消喜用的一对药。苏继承教授认为，陈旧性踝关节扭挫伤后青紫瘀肿，肿胀不消，功能障碍，除有瘀血外，还应责之于肝。因肝主筋，凡是筋的问题，都应调肝。

（1）夏枯草：既善清泄肝火，为治肝火目赤、目珠疼痛之要药。又能清热消肿散结，为治痰火凝结之瘰疬、瘿瘤所常用。《滇南本草》云："治目珠胀痛，消散瘰疬、周身结核、手足周身筋骨酸疼。"《本草纲目》云："能解内热，缓肝火。"《生草药性备要》云："去痰消脓，治瘰疬，清上补下，去眼膜，止痛。"《神农本草经》云："主寒热，瘰疬，鼠瘘，头疮，破癥，散瘿结气，脚肿湿痹。"《本草通玄》云："夏枯草，补养厥阴血脉，又能疏通结气。"苏继承教授以夏枯草清肝火、散瘀结，常用量15g，极量30g。

（2）生牡蛎：咸涩微寒，质重沉降，生用为平肝潜阳之要药。善治阴虚阳亢，头晕目眩之证，又长于软坚散结，常治痰核、瘰疬、癥瘕之疾。《本草备要》云："咸以软坚化痰，消瘰疬结核，老血疝瘕。涩以收脱，治遗精崩带，止嗽敛汗，固大小肠。"《汤液本草》云："牡蛎，入足少阴，咸为软坚之剂，以柴胡引之，故能去胁下之硬；以茶引之，能消结核；以大黄引之，能除股间肿；地黄为之使，能益精收涩、止小便，本肾经之药也。"《珍珠囊》云："软痞积，又治带下、温疟、疮肿，为软坚收涩之剂。"《本草纲目》云："化痰软坚，清热除湿，止心脾气痛，痢下，赤白浊，消疝瘕积块，瘿疾结核。"

苏继承教授用生牡蛎软坚散结，常用量 50g。苏继承教授认为，类似牡蛎质重沉降贝壳类药要重用，因其水煎后，有效成分煎出较少。

14. 桑椹、生山楂　化瘀开郁、补益肝肾、滑利关节。

桑椹、生山楂是苏继承教授用来治疗肩关节周围炎等骨伤科疾病的常用药。肩关节周围炎又称为"冻结肩""肩凝症""漏肩风""五十肩""肩痹"等。其为肩关节周围关节囊及其周围韧带、肌腱和滑囊等发生的慢性非特异性炎症。一般好发于 50 岁左右的中年人，女性多见，以肩痛、肩关节多方向活动受限等为主要特征。中医学将其归属为"痹症"范畴。苏继承教授依《素问·上古天真论》中提出的随着年龄的增长，肾气逐渐亏虚的理论，认为五旬之人，肾气不足，气血渐亏，加之长期劳累或因肩部受寒，致寒凝筋膜、气血滞涩不通，从而引起肩关节周围炎症。其外因是寒湿之邪侵袭、劳损，内因是肝肾不足、气血虚弱、血不荣筋。《中藏经·五痹》云："肾气内消……精气日衰，则邪气妄入。"以上更多强调的是本为肾气亏虚，又有外邪等入侵为标，致使关节活动受限。《儒门事亲》云："此疾之作，多在四时阴雨之时，及三月、九月，太阴寒水用事之月，故草枯水寒如甚，或濒水之地，劳力之人，辛苦失度，触冒风雨，寝处潮湿，痹从外入。"《普济方》云："此病盖因久坐湿地，及曾经冷处睡卧而得。"更多强调的是外邪致病的重要性。

（1）桑椹：甘寒质润，既能滋阴补血，又能生津止渴、润肠通便，可用于阴血亏虚之眩晕、目暗耳鸣、须发早白、肠燥便秘及津伤口渴、消渴等证。《滇南本草》云："益肾脏而固精，久服黑发明目。"《随息居饮食谱》云："滋肝肾，充血液，祛风湿，健步履，息虚风，清虚火。"中医认为，肝主藏血、肾主生髓，是人身能量储存基地。桑椹性味甘寒，具有补肝益肾、滑利关节的功效。《本草拾遗》云："利五脏关节，通血气。"《本草述》云："乌椹益阴气便益阴血，血乃水所化，故益阴血，还以行水，风与血同脏，阴血益则风自息。"《本草经疏》云："桑椹，甘寒益血而除热，为凉血补血益阴之药，消渴由于内热，津液不足，生津故止渴。五脏皆属阴，益阴故利五脏。阴不足则关节之血气不通，血生津满，阴气长盛，则不饥而血气自通矣。热退阴生，则肝心无火，故魂安而神自清宁，神清则聪明内发，阴复则变白不老。"苏继承教授常用量是 50g。

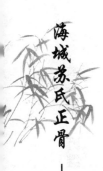

实验研究发现：桑椹对脾有增重作用，对溶血性反应有增强作用，可防止人体动脉硬化、骨骼关节硬化，促进新陈代谢。它可以促进血红细胞的生长，防止白细胞减少，并对治疗糖尿病、贫血、高血压、高血脂、冠心病、神经衰弱等病症具有辅助功效。

（2）生山楂：酸甘，微温，入肝经。既善行气散瘀，疗瘀阻肿痛，可通行气血、化瘀散结而止痛。甘温入脾，又善消食化积而健脾胃，消一切饮食积滞，疗脘腹胀满、嗳腐吞酸、腹痛便溏等症。《本草纲目》云："化饮食，消肉积、癥瘕、痰饮痞满吞酸、滞血痛胀。"《本草求真》云："山楂所谓健脾者，因其脾有食积，用此酸咸之味以为消磨，俾食行而痰消，气破而泄化，谓之为健，止属消导之健矣。"《医学衷中参西录》云："山楂，若以甘药佐之，化瘀血而不伤新血，开郁气而不伤正气，其性尤和平也。"

现代研究发现："山楂有活血化瘀的功效，有助于解除局部瘀血状态，对跌打损伤有辅助疗效。"

苏继承教授认为，山楂味酸性温，气血并走，化瘀血而不伤新血，开郁气而不伤正气，补益肝肾、滑利关节。桑椹甘寒，补肝益肾、滋阴补血，补而不腻。桑椹、生山楂相配伍，一温一寒，一化一补，共奏化瘀开郁、滑利关节之功效。苏继承教授临床常用剂量 10 ~ 30g。

15. 三棱、莪术　破血行气、化积消块。

苏继承教授常用其治疗关节瘀肿、肿胀难消、肿瘤及血瘀气滞之骨伤科疾病。苏继承教授认为，因损伤气血后，血行不畅而成积瘀，瘀久势必阻碍气机，气机郁滞反又加重瘀块形成，非破血消积之法不能除。

（1）三棱：味苦，性平，降泄，入肝脾血分，破血中之气。功专破血祛瘀、行气止痛、化积消块，用于血瘀气结之重症，疗以血瘀经闭、腹中包块、产后瘀滞腹痛，以及饮食停滞、胸腹胀满疼痛之症。又可用于肝脾肿大、胁下胀痛、跌打损伤、疮肿坚硬。《日华子本草》云："治妇人血脉不通，心腹痛，落胎，消恶血，补劳，通月经，治气胀，消扑损瘀血，产后腹痛，血运，并宿血不下。"《开宝本草》云："老癖癥瘕，积聚结块，产后恶血血结，通月水，堕胎，止痛利气。"《本草纲目》云："通肝经积血，女人月水，产后恶血。"

实验研究证实：本品水煎剂可抑制血小板聚集，使动物血栓形成时间明显延长，血栓长度缩短。还可直接破坏肿瘤细胞，对实验动物肿瘤模型有一定的抑制作用。

（2）莪术：辛温行散，苦温降泄，入肝脾气分。功专行气破血、散瘀通经、消积化食，为破血消癥之要药，药力颇强。凡瘀血气滞重症每用，既疗血瘀气结之癥瘕积聚、肿块等症，又治宿食不消之脘腹胀痛及跌打损伤诸证。另外，还有抗肿瘤作用，用于各种肿瘤。唯易伤正气，用时宜慎重。《药性论》云："治

199

女子血气心痛，破痃癖冷气，以酒醋摩服。"《日华子本草》云："治一切气，开胃消食，通月经，消瘀血。"《药品化义》云："蓬术味辛性烈，专攻气中之血，主破积消坚，去积聚癖块，经闭血瘀，扑损疼痛。"《本草述录》云："破气中之血，血涩于气中则气不通，此味能疏阳气以达于阴血，血达而气乃畅，放前人谓之益气。"《医家心法》云："广莪即莪术，凡行气破血、消积散结皆用之。"

实验证实：莪术水提取液能够抑制血小板聚集和抗血栓形成，并能明显降低血液黏度，以及缩短红细胞的电泳时间。除此之外，实验还证实莪术挥发油对肿瘤的生长有明显抑制和破坏作用。发现肿瘤明显缩小者，可见瘤组织周围纤维细胞增多，不同浓度的莪术油对瘤细胞均有明显的直接破坏作用，有作用快而强的特点。治疗后发现肿瘤细胞表现核质比例减少，核外形趋向正常，染色质、核仁和染色质间颗粒数量减少，故认为莪术对小鼠肉瘤的细胞核代谢有抑制作用。

三棱、莪术相互配伍，原方名为三棱丸，出自《经验良方》，用于治疗血滞经闭腹痛。张锡纯谓："三棱、莪术，若治陡然腹胁疼痛，由于气血凝滞者，可单用三棱、莪术，不必以补药佐之；若治瘀血积久过坚者，原非数剂所能愈，必以补药佐之，方能久服无弊。三棱气味俱淡，微有辛意。莪术味辛苦，气微香，亦微有辛意，性皆微温，为化瘀血之要药。以治男子痃癖，女子癥瘕，月经不通，性非猛烈而建功甚速。其行气之力，又能治心腹疼痛，胁下胀痛，一切血凝气滞之症。"

苏继承教授认为三棱苦平辛散，入肝脾血分，为血中气药，长于破血中之气，以破血通经。莪术苦辛温香，入肝脾气分，为气中血药，善破气中之血，以破气消积。二药伍用，气血双施，活血化瘀、行气止痛、化积消块。苏继承教授常用量 10g，极量 15g。儿童酌减。莪术有耗气伤血之弊，中病即止，不宜过量或久服。

16. 葛根、川芎 舒解项强。

葛根、川芎是苏继承教授用于治疗颈椎病出现头项强痛、颈性眩晕时常用的一对药。尤其是当患者出现头项强痛伴发肝阳上亢、津液亏虚之高血压、冠心病时效果显著。苏继承教授认为，素有肝肾亏虚，外有劳损、风寒湿邪侵袭，邪侵足太阳膀胱经，经脉不利，故头项强痛等症。《证治准绳》云："颈项强急之证，多由邪客三阳经也，寒搏则筋急，风搏则筋弛，左多属血，右多属痰。"这句话的意思是说一侧颈部肌肉紧张，另一侧松弛，左右肌力不协调，颈椎力学平衡失调，导致颈椎失稳，椎间关节紊乱而促发颈椎病。

现代医学认为，风寒湿邪可使局部肌肉张力增高，血运障碍，代谢产物堆积，刺激椎动脉或交感神经而引起颈椎病。苏继承教授临证中应用葛根、川芎配伍

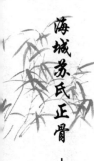

治疗各种原因引起的头项强痛伴发头晕、头痛、血压增高等。尤其是随着年龄增长而出现的颈椎退行性病变，可明显加重头项强痛等症状。

（1）葛根：辛、甘，凉。入脾、胃经。轻扬升发，既能发表散邪、解肌退热、透发麻疹，以治表证发热无汗、头痛、项背强痛等症；又能疏通足太阳膀胱经之经气，生发清阳，以疗清阳不升所致头晕、头痛、疹出透发不畅等症；还可鼓舞脾胃清阳之气上升而生津止渴、止泻止痢。《神农本草经》云："主消渴，身大热，呕吐，诸痹，起阴气，解诸毒。"《本草正》云："虽善达诸阳经，而阳明为最，以其气轻，故善解表发汗。"

现代中药研究证实：葛根内含黄酮类物质大豆素、大豆苷、葛根素及大量淀粉等成分。葛根能扩张冠状动脉和脑血管，增加血流量，改善冠状动脉及脑循环，能降低心肌耗氧量，有明显的降压作用，并能降低血糖，有较明显的解热作用，以及缓解肌肉痉挛的作用。

苏继承教授在治疗颈椎病时，对于因外感风寒湿邪而出现颈项挛紧、僵硬不适、活动受限、头脑昏沉者，葛根常用剂量45g，儿童酌减。

（2）川芎：辛散温通，走而不守，入肝、胆、心包经。能上行颠顶，下走血海，旁通四肢，外彻皮毛，为"血中之气药"，具有良好的活血行气、祛风止痛之功效，对于血瘀气滞兼寒凝者用之最宜。而且，其在活血药中使用可增强散血行气之功；在补血药中使用，能通达气血，祛瘀生新，补而不滞。《神农本草经》云："主中风入脑，头痛，寒痹，筋挛缓急，金疮，妇人血闭无子。"《珍珠囊》云："上行头角，助清阳之气，止痛；下行血海，养新生之血调经。"《本草备要》云："搜风散瘀，止痛调经。"《日华子本草》云："治一切风，一切气，一切劳损，一切血，补五劳，壮筋骨，调众脉，破癥结宿血，养新血。"

现代中药研究证实：川芎中内含川芎嗪等多种生物碱成分。

动物实验证实：川芎能扩张冠状动脉，增加冠状动脉血流量，降低心肌耗氧量，改善微循环，降低血小板表面活性，抑制血小板聚集等作用。

苏继承教授在治疗头痛脑动时，极量45g，常用量15g，儿童酌减。

葛根辛甘凉，轻扬升发，发表解肌、透发麻疹。川芎辛散温通，走而不守，活血行气、祛风止痛，能上行颠顶，下走血海，旁通四肢，外彻皮毛，为"血中之气药。"二者伍用，一温一凉，共奏舒头项强痛之功。

17. 附子、肉桂　温阳蠲痹。

附子、肉桂是苏继承教授治疗机体阳气不足所致的各种骨伤科疾病常用的一对药。苏继承教授认为，阳气衰则血行不畅，温煦气化不足，则经脉失于濡养，寒邪乘隙内侵。寒主收引，寒邪闭阻经脉，经脉不通，起初出现肢体关节冷痛、活动不利，久则出现筋脉挛急、关节拘挛、难以屈伸活动等，故治则宜兴阳治骨。《素问·生气通天论》云："阳气者若天与日，失其所则折寿而不彰，故天运当以日光明。是故阳因而上，卫外者也。"人以阳气为本，有阳气则生，无阳气则死。阳气盛则健，阳气衰则病。《素问·举痛论》云："经脉流行不止，环周不休。寒气入经而稽迟，泣而不行，客于脉外则血少，客于脉中则气不通，故卒然而痛。"

（1）附子：辛、甘，热，有毒，力猛。入心、肾、脾经。既善上助心阳、中温脾阳、下补肾阳，而奏回阳救逆之功；又善峻补元阳，益火消阴。既为治亡阳证之主药，又为治肾阳虚、脾阳虚、心阳虚等阳虚诸证之良品。且秉性纯阳，散寒力大，温散走窜，亦为散阴寒、除风湿、止疼痛之猛药，善治寒湿痹痛及阳虚外感等证。唯性燥烈而有毒，用当宜慎。

《神农本草经》云："附子，主风寒咳逆邪气，温中，金疮，破癥坚积聚，血瘕，寒湿痿躄，拘挛膝痛，不能行走。"《本草汇言》云："附子，回阳气，散阴寒，逐冷痰，通关节之猛药也。诸病真阳不足，虚火上升，咽喉不利，饮食不入，服寒药愈甚者，附子乃命门主药，能入其窟穴而招之，引火归原，则浮游之火自熄。凡属阳虚阴极之候，肺肾无热证者，服之有起死之殊功。"《本草正义》云："附子，本是辛温大热，其性善走，故为通行十二经纯阳之要药。外则达皮毛而除表寒，里则达下元而温痼冷，彻内彻外，凡三焦经络，诸脏诸腑，果有真寒，无可不治。但生者尤烈，如其群阴用事，汩没真阳，地加于天，仓猝暴病之肢冷肤清，脉微欲绝，或上吐下泻，澄澈清冷者，非生用不为功。而其他寒病之尚可缓缓图功者，则皆宜炮制，较为驯良。"

（2）肉桂：辛、甘，热。归脾、肾、心经。其性纯阳温散，善补命门之火，益阳消阴，并能引火归原，为治命门火衰及虚阳上浮诸证之要药。又善温脾胃、散寒邪，为治脾胃寒证及脾肾阳虚证之常用药。且散血分阴寒而温通经脉功胜，可治寒凝血滞诸痛，尤善治风湿痹痛、经闭痛经及胸痹心痛。此外，取其甘热助阳补虚，辛热散寒通脉，常用治阴疽，或气血虚寒所致痈肿脓成不溃或溃久不敛及气血虚衰证。

《名医别录》云："主温中……坚骨节，通血脉，理疏不足，宣导百药。"《本草汇言》云："肉桂，治沉寒痼冷之药也。凡元虚不足而亡阳厥逆，或心腹腰痛而呕吐泄泻，或心肾久虚而痼冷怯寒……或气血冷凝而经脉阻遏，假此味厚甘辛大热，下行走里之物，壮命门之阳，植心肾之气，宣导百药，无所畏避，使阳长则阴自消，而前诸症自退矣。"《本草汇言》云："大补命门相火，益阳治阴。凡沉寒痼冷，营卫风寒、阳虚自汗、腹中冷痛、咳逆结气、脾虚恶食、湿盛泄泻、血脉不通、胎衣不下、目赤肿痛，因寒而滞而得者，用此治无不效。"

附子辛甘热，有毒，力猛，性走不守，既善上助心阳、中温脾阳、下补肾阳，又善峻补元阳，通行十二经脉。肉桂辛甘热，性守不走，其性纯阳温散，善补命门之火，益阳消阴，并能引火归原，二药伍用，一走一守，其功益彰，阳气

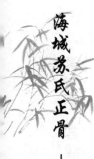

得温，寒邪得逐。苏继承教授治疗颈、腰椎疾病时，善用附子、肉桂，以温通血脉，祛风寒湿邪气，蠲痹止痛。其成人常用治疗量炙附子 15～30g，肉桂 10g，根据情况酌减。

苏继承教授在临证中于补肾阴药中总是加入炙附子、肉桂，寓于阴中求阳、阳中求阴之理。如明代张介宾在《景岳全书》中说："善补阳者，必于阴中求阳，则阳得阴助，而生化无穷；善补阴者，必于阳中求阴，则阴得阳生，而泉源不竭。"此语在补益阴阳方面一直为后世医者所重视而指导着临床实践，已是广为传颂的名言，所以有必要让我们认真学习领会，努力继承和发扬，为我所用。

18. 细辛、麻黄　散风寒湿邪。

（1）细辛：辛、苦，温。归膀胱、肾经。《神农本草经》记载："主咳逆，头痛脑动，百节拘挛，风湿痹痛，死肌，久服明目，利九窍，轻身长年。"《珍珠囊》记载："（主）太阳经头痛，去诸骨节疼痛。"《本草品汇精要》记载："主遍身百节疼痛，肌表八风贼邪，除新旧风湿，排腐肉疽疮。"

（2）麻黄：辛、微苦，温。归肺、膀胱经。《神农本草经》记载："主中风，伤寒头痛，温疟。发表出汗，去邪热气，止咳逆上气，除寒热，破癥坚积聚。"《名医别录》记载："通腠理，解肌。"麻黄味辛发散，性温散寒，主入肺经与膀胱经，善于宣肺气、开腠理、透毛窍而发汗解肌。

苏继承教授指出，麻黄与细辛相配，其组方来源于张仲景的"麻黄附子细辛汤"。二药相伍，乃辛温透达、通上彻下、散寒除湿、蠲痹止痛之良药也。苏继承教授临床喜用细辛与麻黄，且细辛用量打破了"细辛不过钱"之限（细辛用法详见前章"痹证论治"章节），临床治疗风湿骨痹效果显著。

19. 半夏、茯苓　蠲痰除饮。

（1）半夏：辛，温，有毒。归脾、胃、肺经。《神农本草经》记载："主治伤寒寒热，心下坚，下气，喉咽肿痛，头眩，胸胀，咳逆，肠鸣，止汗。"《名医别录》记载："消心腹胸膈痰热满结，咳嗽上气，心下急痛坚痞，时气呕逆，消痈肿，胎堕，治萎黄，悦泽面目。"半夏味辛性温而燥，为燥湿化痰、温化寒痰之要药。

（2）茯苓：甘、淡，平。归心、脾、肾经。《神农本草经》："主胸胁逆气。忧患，惊邪恐悸，心下结痛，寒热，烦满，咳逆，止口焦舌干，利小便。久服安魂魄养神。"《药类法象》记载："茯苓能止渴，利小便，除湿益燥，和中益气。利腰脐间血为主。"《日华子本草》记载："补五劳七伤，走胎，暖腰膝，开心益智，止健忘。"茯苓味甘而淡，甘则能补，淡则能渗，药性平和，即可祛邪，又可扶正，利水而不伤正，渗泄水湿，使湿无所聚，痰无由生。

苏继承教授在临床喜用半夏与茯苓相伍，治疗痰湿中阻型的项痹病，患者往往表现为颈部不舒、头脑昏沉、晕晕欲吐等证。脾无留湿不生痰，故脾为生痰之源，肺为贮痰之器。半夏能主痰饮及腹胀者，因为其味辛性温。涎滑能润，辛温能散亦能润，故行湿而通大便，利窍而泄小便。所谓辛走气，能化液，辛以润之是矣。茯苓淡渗利湿，降也，阳中阴也。其用有六：其一，利窍而除湿；其二，益气而和中；其三，小便多而能止；其四，大便结而能通；其五，心惊悸而能保；其六，津液少而能生。二药相伍，升清降浊，治疗痰湿中阻的项痹病功效大焉。苏继承教授常用剂量，半夏15g，极量45g。茯苓常用剂量30g，极量60g，儿童及体弱患者酌情减量。

20．干姜、白术　温腰暖膝。

（1）干姜：辛，热。归脾、胃、肾、心、肺经。《神农本草经》："主治胸满，咳逆上气，温中，止血，出汗，逐风湿痹，肠辟下痢。"《药性论》记载："干姜治腰肾中疼冷，冷气，破血去风，通四肢关节，开五脏六腑，去风毒冷痹。"《本草纲目》记载："干姜，能引血药入血分，气药入气分，又能去恶养新，有阳生阴长之意，故血虚者用之。凡人各种出血，有阴无阳者，亦宜用之。乃热因热用，从治之法也。"

（2）白术：甘、苦，温。归脾、胃经。《神农本草经》记载："白术治风寒湿痹、死肌、痉疸，止汗、除热、消食。"《名医别录》记载："白术主治大风在身面，风眩头痛，目泪出，消痰水，逐皮间风水结肿，除心下急满，及霍乱，吐下不止，利腰脐间血，益津液，暖胃，消谷，嗜食。"《日华子本草》载："治一切风疾，五劳七伤，补腰膝，消痰，治水气，利小便，止反胃呕逆，及筋骨弱软，痰癖气块，妇人冷，癥瘕，温疾，山岚瘴气，除烦，长肌。"白术除湿益燥，和中益气，利腰脐间血，除胃中热。味甘微苦，气味俱薄，浮而升阳也。苏继承教授认为白术其用有十：其一，温中健脾；其二，去脾胃间湿浊；其三，除脾胃热；其四，强脾胃、进饮食；其五，和脾胃以生津液；其六，主肌热；其七，治四肢困重，倦怠少食；其八，止消渴；其九，安胎；其十，利腰脐间血气也。

苏继承教授在治疗寒湿腰痛时，其人身体重，腰中冷，如坐水中，形如水状。常喜用干姜与白术相伍，取法于《金匮要略》中的甘草干姜茯苓白术汤，以温运脾阳、除寒湿、暖腰膝为治。干姜临床常用剂量20g，极量45g，白术临床常用剂量30g，极量60g。

21．桃仁、红花　活血化瘀。

（1）桃仁：苦、甘，温，有小毒。归心、肝、大肠经。《神农本草经》记载："主治瘀血，血闭瘕邪气，杀小虫。"《名医别录》记载："主咳逆上气，消心下坚，除卒暴击血，破癥瘕，通月水，止痛。"桃仁入心肝血分，善泄血滞，祛瘀力强，为治疗多种瘀血阻滞病证的常用药。

（2）红花：辛，温。归心、肝经。《本草衍义补遗》记载："红花，破留血、养血。多用则破血，少用则养血。"《本草发挥》云："红花，破留血，神验。

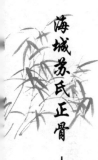

入心养血，谓其苦温，为阴中之阳，故入心。"《本草纲目》云："血生于心包，藏于肝。属于冲任，红花汁与之同类，故能行男子血脉，通女子经水。多则行血，少则养血。"红花辛散温通，为活血祛瘀、通经止痛之要药。

苏继承教授在治疗骨折筋伤等疾病早期，常常喜用红花与桃仁相伍，活血破瘀，消肿止痛，红花常用剂量 10g，桃仁常用剂量 15g。

第七章 苏继承临床常用药对

海城苏氏正骨
编写专家简介

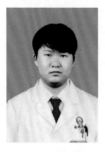

苏久辉，男，1996年2月出生，籍贯辽宁海城。本科就读于大连医科大学临床医学专业。硕士就读于大连医科大学，师从王寿宇教授，致力于骨外科创面修复方向。先后进入大连医科大学附属第一医院、中国人民解放军北部战区总医院等进修学习。2017年，苏久辉正式拜苏继承为师，现为海城苏氏正骨第4代传承人。

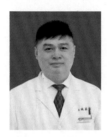

吴强，男，1974年11月出生，籍贯辽宁。毕业于辽宁中医学院骨伤系，主任中医师，现为海城市正骨医院业务院长。擅长创伤骨折手法复位，应用针灸、针刀、手法治疗颈肩腰腿痛等软组织疾病。苏继承教授的弟子，跟师20余年。

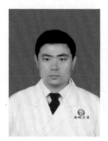

钟声，男，1978年10月出生，籍贯吉林省通化市。毕业于长春中医药大学，中医骨伤专业，副主任医师，中医学硕士。现为海城市正骨医院传统苏氏骨科主任，医务科科长。临床善于运用苏氏正骨手法及微创技术治疗各类骨伤疾病。苏继承传承工作室二期学员，发表论文20余篇。

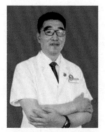

肖健，男，1968年3月出生。毕业于北京针灸骨伤学院骨伤系，本科，学士学位，主任中医师。现任海城市正骨医院小儿骨科主任。辽宁省细胞医学会小儿骨科分会副主任委员，中国民间中医药研究开发协会苏氏正骨分会常务理事。从事骨伤临床工作近30年，苏继承传承工作室负责人。

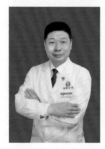

王孝勇，男，1971年9月出生。现任海城市正骨医院苏继承传承工作室主任。2008年4月师承苏继承主任医师，取得中医确有专长资格。2017年8月8日被确定为海城苏氏正骨第4代传承人。

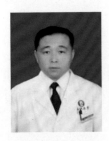

　　李义，男，1975年4月出生，籍贯吉林。大学本科，副主任中医师，毕业于长春中医药大学，中医骨伤科专业。现于海城市正骨医院工作，长期致力于颈肩腰腿痛的治疗，曾发表国家级、省级论文多篇。

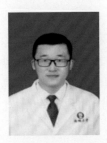

　　高博，男，1984年9月出生，籍贯黑龙江。硕士研究生，主治中医师。本科毕业于成都中医药大学，中医学专业；硕士毕业于黑龙江中医药大学，针灸推拿专业。现任海城市正骨医院中医科主任，苏继承传承工作室二期学员，跟师8年，发表论文多篇。

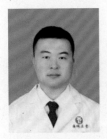

　　程海龙，男，1986年6月出生，籍贯吉林。主治中医师，本科毕业于长春中医药大学，硕士毕业于辽宁中医药大学，中医骨伤专业，指导老师为苏纪权教授。现任职于海城市正骨医院脊柱科，擅长脊柱创伤骨折及脊柱退变性疾病的诊断与治疗。苏继承传承工作室二期学员。

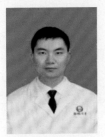

　　于嘉隆，男，1986年10月出生，籍贯辽宁海城。山东中医药大学中医基础专业毕业，硕士研究生，主治中医师。现任职于海城市正骨医院康复推拿科。苏继承传承工作室二期学员，跟师4年。

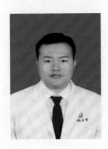

　　苑井宽，男，1987年7月出生，籍贯吉林。硕士研究生，主治中医师。硕士毕业于广西中医药大学，中西医结合骨伤专业。现任职于海城市正骨医院创伤手足外科，曾在复旦大学附属华山医院骨科进修学习，擅长四肢、手足创伤骨科、足踝疾患的诊治。苏继承传承工作室一期学员，跟师8年。

海城苏氏正骨编写专家简介

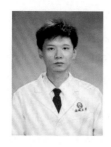

苑真毓，男，1987年9月出生，籍贯辽宁。硕士研究生，主治中医师。本科毕业于湖南中医药大学，针灸推拿（骨伤）专业；硕士毕业于辽宁中医药大学，中医骨伤专业。现任职于海城市正骨医院脊柱科，苏继承传承工作室二期学员，跟师3年。

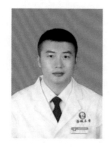

杨志超，男，1989年2月出生，籍贯吉林通化。硕士研究生，主治中医师。硕士毕业于长春中医药大学，中医骨伤专业，指导老师为苏继承教授。现任职于海城市正骨医院脊柱科，擅长脊柱创伤骨折及脊柱退变性疾病的诊断与治疗。苏继承传承工作室一期学员，跟师6年。

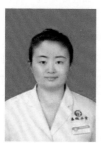

雷丽，女，1989年6月出生，籍贯吉林。主治中医师，本科毕业于长春中医药大学，针灸推拿专业，海城市正骨医院康复推拿科医生。长期跟随苏继承教授出诊，先后发表了《苏继承益气御精法治疗骨延迟愈合临床初探》《苏继承治疗项痹病临床用药规律的探讨》等论文多篇。

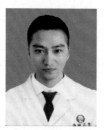

金利强，男，1990年出生，籍贯吉林四平。硕士研究生，主治中医师，硕士毕业于长春中医药大学，中医骨伤科学方向。现任职于海城市正骨医院正骨科。苏继承传承工作室二期学员，跟师4年。

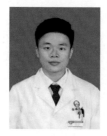

艾新法，男，1991年11月出生，籍贯辽宁。硕士研究生，主治中医师。本科毕业于辽宁中医药大学，中西医结合临床专业；硕士毕业于长春中医药大学，方剂学专业。现任海城市正骨医院创伤骨科医师，苏继承传承工作室二期学员，跟师4年。

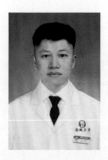

　　吴坤鸿，男，1991 年 12 月出生，籍贯吉林。硕士研究生，主治中医师。硕士毕业于长春中医药大学，中医骨伤科学专业，指导老师为苏继承教授。现任职于海城市正骨医院膝痹病科，擅长膝关节周围疾病、常见四肢骨折、儿童骨折的诊治。苏继承教授第二批传承弟子，跟师 6 年。

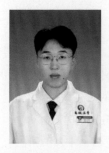

　　张雷，男，1992 年 4 月出生，籍贯吉林。硕士研究生，毕业于长春中医药大学，中医骨伤科学专业，指导老师为苏继承教授。现任职于海城市正骨医院创伤手足外科。擅长手外科疾病、腕部疾患、糖尿病足、慢性创面，以及四肢骨折的诊治。苏继承传承工作室二期学员，跟师 5 年。

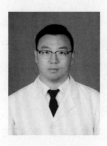

　　刘学刚，男，1993 年 3 月出生，籍贯辽宁。硕士研究生，毕业于辽宁中医药大学，中医骨伤专业，现任海城市正骨医院小儿骨科医师，擅长儿童四肢骨折、膝关节相关疾病的诊治。苏继承传承工作室二期学员，跟师 3 年。

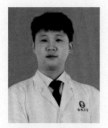

　　马文韬，男，1993 年 11 月出生，籍贯黑龙江。硕士研究生，毕业于辽宁中医药大学，中医骨伤科学专业。现任职于海城市正骨医院传统苏氏骨科。辽宁省中医药学会第七届骨伤科专业委员会青年委员；海城市医学会骨质疏松与骨矿盐疾病分会秘书兼委员。擅长各类骨伤科疾病的诊治。

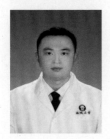

　　王俊锋，男，1995 年 5 月出生，籍贯辽宁大连。硕士研究生，硕士毕业于辽宁中药大学，中医骨伤专业。现任职于海城市正骨医院，创伤手足外科医师。苏继承传承工作室二期学员，发表核心期刊论文 4 篇。

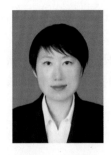

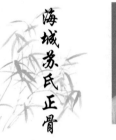

苏悦，1986 年 11 月出生，硕士研究生。现任海城市卫生健康局党工委委员。苏悦出生于医学世家，现为海城苏氏正骨第 4 代传承人，对苏氏正骨流派传承有较深研究，一直致力于苏氏正骨技艺的推广和非遗的保护工作。

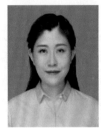

苏名扬，海城苏氏正骨第 4 代传承人，代表海城市正骨医院参加了商务部在上海举办的以"匠心传承，创新发展"为主题的大会，着力推进了海城苏氏正骨的对外发展与交流。一直致力于苏氏正骨"老字号"建设和非遗保护工作。

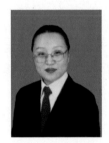

梁君，女，中共党员，现任海城市正骨医院非遗办公室执行主任。承担申报 2012 年辽宁省著名商标、2014 年"中医正骨疗法——海城苏氏正骨"国家级非物质文化遗产代表性项目，2018 年辽宁省商务厅的"辽宁老字号"工作，同时设计了运用至今的"苏氏正骨"传统用药外包装盒的图案，多年致力于苏氏正骨非遗保护工作，主抓医院科研、教学等工作 20 余年。

后 记

　　海城苏氏正骨（中医正骨疗法）在入选国家级非物质文化遗产代表性名录以来，一直坚持不懈推广和宣传苏氏传统正骨疗法，组织老中青三代人致力于苏氏正骨技艺的深入挖掘，使得传统中医正骨技艺得以薪火相传，传承百年而不衰。

　　本次整理了苏氏正骨第三代传承人即苏继承名老中医的学术思想，以能更好地贯彻国家对非物质文化遗产抢救和保护工作的精神。苏继承作为海城苏氏正骨的第三代掌舵人，自幼跟随祖父苏相良先生、父亲苏玉新先生学习正骨技术，敏而好思，勤而好学。青年时代早早掌握了苏氏正骨技艺"手摸心会、法从手出、分神复位"的精髓。在处理骨折筋伤的时候，以手法整复为第一要务，临床效果立竿见影，充分体现了苏氏正骨的优越性。

　　苏继承虽秉承家学，但为人谦逊好学，渴望新知，青年时期，遍求名医，曾先后求学于刘元禄教授、金鸿滨教授、孟和教授、刘柏龄教授，博学强识，汇通中西。把微创骨科理念及微创技术与传统苏氏正骨手法相结合，使得传统的正骨技艺焕发新的气象，蓬勃发展，福泽惠及了许许多多前来求治的广大民众。

　　在本书即将付梓之际，特别感谢长春中医药大学冷向阳校长为本书撰序；感谢中国中医药出版社李昆编辑给予的指导；感谢编委会的全体同仁们不辞辛劳，夜以继日的辛勤付出。由于编写时间仓促，书中不足之处，敬待读者及广大的医护同仁批评与斧正。

编　者